SpringerWienNewYork

Niels Peter Rygaard

Schwerwiegende Bindungsstörung in der Kindheit

Eine Anleitung zur praxisnahen Therapie

SpringerWienNewYork

Dr. Niels Peter Rygaard
Klinischer Psychologe, bevollmächtigt von der D.P.A., Aarhus C, Dänemark

Übersetzt von Prof. Dr. Monika Pritzel, Department of Psychology,
University of Landau, Im Fort 7, 76829 Landau, Germany

N. P. Rygaard, L'enfant abandonné.
Guide de traitement des troubles de l'attachement.
© de Boeck & Larcier s.a., 2005, 1ᵉ edition
Editions De Boeck Université, Rue des Minimes 39, 1000 Bruxelles, Belgium

Das Werk ist urheberrechtlich geschützt.
Die dadurch begründeten Rechte, insbesondere die der Übersetzung, des Nachdruckes, der Entnahme von Abbildungen, der Funksendung, der Wiedergabe auf photomechanischem oder ähnlichem Wege und der Speicherung in Datenverarbeitungsanlagen, bleiben, auch bei nur auszugsweiser Verwertung, vorbehalten.

© 2006 Springer-Verlag/Wien
Printed in Austria
SpringerWienNewYork ist ein Unternehmen von
Springer Science + Business Media
springer.at

Die Wiedergabe von Gebrauchsnamen, Handelsnamen, Warenbezeichnungen usw. in diesem Buch berechtigt auch ohne besondere Kennzeichnung nicht zu der Annahme, dass solche Namen im Sinne der Warenzeichen- und Markenschutz-Gesetzgebung als frei zu betrachten wären und daher von jedermann benutzt werden dürfen. Produkthaftung: Sämtliche Angaben in diesem Fachbuch/wissenschaftlichen Werk erfolgen trotz sorgfältiger Bearbeitung und Kontrolle ohne Gewähr. Insbesondere Angaben über Dosierungsanweisungen und Applikationsformen müssen vom jeweiligen Anwender im Einzelfall anhand anderer Literaturstellen auf ihre Richtigkeit überprüft werden. Eine Haftung des Autors oder des Verlages aus dem Inhalt dieses Werkes ist ausgeschlossen.

Druck: Druckerei Theiss GmbH, 9431 St. Stefan, Österreich
Gedruckt auf säurefreiem, chlorfrei gebleichtem Papier – TCF
SPIN: 11572039

Mit 3 Abbildungen

Bibliografische Informationen der Deutschen Bibliothek
Die Deutsche Bibliothek verzeichnet diese Publikation in der
Deutschen Nationalbibliografie; detaillierte bibliografische Daten
sind im Internet über http://dnb.ddb.de abrufbar.

ISBN-10 3-211-29706-5 SpringerWienNewYork
ISBN-13 978-3-211-29706-3 SpringerWienNewYork

INHALTSVERZEICHNIS

Allgemeine Einführung

Was versteht man unter „Bindung"?	2
Was versteht man unter einer „Bindungsstörung"?	5
Frühe Bindung: Eine weltweite Herausforderung	8
Was geschieht, wenn sie heranwachsen?	14
Es ist nicht allein ein Problem des Individuums, sondern eines, das uns alle betrifft	15
Unsere unbewussten grundlegenden Vorstellungen von Kindern und Kindheit	15
Meine eigenen Vorstellungen	20
Realismus: Dies ist eine Benachteiligung wie jede andere auch	21
Begrifflichkeiten	22
Was kann dieses Buch Ihnen vermitteln?	24

Teil I
AD-Entwicklung von der Empfängnis bis zum Erwachsenenalter

Kapitel 1
Ursachen und Symptome

Zwei Hauptgründe für die Zerrüttung des Sozialverhaltens	27
Normale frühe Kontakte; Selbstorganisation und Konstanz	31
Die Bedeutung des Kontakts in der kindlichen Entwicklung	31
Die Organisation des Selbst	33
Die Entwicklung von Konstanz	33

Kapitel 2
Stadien der Selbstorganisation

Stadien der Selbstorganisation	37
Stadium I: Physische Selbstorganisation	37
Stadium II: Sensorische Integration	38
Stadium III: Senso-motorische Organisation und Bewegung	40
Stadium IV: Aufbau der Persönlichkeit	41

Stadium V: Soziale Organisation 43
Entwicklung und Diagnose 44

Kapitel 3
Kontaktunterbrechung vor dem zweiten Lebensjahr –
Symptome körperlicher Instabilität

Kontaktstörungen und der vergebliche Versuch, Konstanz zu schaffen ... 47
Das AD-Kind und die Kontaktstörung 49
Abnormaler Kontakt zwischen Mutter und Kind – Ergebnisse von
Untersuchungen 51
Der genetische Hintergrund 52
Der Verlauf der Schwangerschaft 53
Der Verlauf der Geburt 55

Kapitel 4
Kontaktstörung und die Entwicklung des Nervensystems

Entwicklung des Zentralnervensystems (ZNS) 59
   Neurologische Dysfunktionen bei AD: Eine Hypothese 62
Das „Reptiliengehirn": Regulation des grundlegenden Aktivitätsniveaus . 62
Das emotionale und soziale Gehirn (das limbische System):
Verbindung von sensorischen und emotionalen Reaktionen 64
Das corticale Gehirn: Kontrolle und Fokussierung 66
Prüfliste für depressive Symptome bei Babys 67
Unzureichendes Bindungsverhalten und Fehlen von Reaktionen 67
Depression – herabgesetzter Muskeltonus 68
Nicht-stabilisierte elementare Körperrhythmen 68
Vermindertes oder dauerhaft unter Stress stehendes Immunsystem 69

Kapitel 5
Abnormale senso-motorische Entwicklung beim Kleinkind

Empfindung, Aufmerksamkeit, Emotion, Gestaltbildung:
Die Grundlagen der Lernfähigkeit 71
Bewegung und motorische Entwicklung 73
Phasen der motorischen Entwicklung 75
   Die Phase reflektorischer Bewegungen (0–4 Monate, Kodierung
   sensorischer Information) 75
   Die informationsverarbeitende Phase (5–12 Monate,
   Reflexunterdrückung, Intention) 76
   Die primitive Phase der Bewegung (12–24 Monate, der Kontrollphase
   vorausgehend, Gewohnheiten werden automatisiert) 77
   Die grundlegende Bewegungsphase (12–24 Monate, Erwerb einer
   dynamischen Balance) 77
   Die eigentliche Bewegungsphase (2–7 Jahre, einfache Betätigungen) .. 79
   Phasen des Übergangs (7–10 Jahre) und der Spezialisierung
   (11–13 Jahre) 80
Schlussfolgerungen bezüglich der motorischen Entwicklung 80

Inhaltsverzeichnis **VII**

Prüfliste für AD-Symptome bei Vorschulkindern 81
    Fernwahrnehmung 81
    Nahsinne 82
    Körperwahrnehmung 83

Kapitel 6
Hemmung der emotionalen Persönlichkeitsentwicklung

Persönlichkeitsentwicklung: Die Beziehung zum Objekt (der Mutter) als
Schlüssel zur Welt. Erlangung von Objektkonstanz 85
Die ersten Stadien bei der Erlangung von Objektkonstanz 86
Stadien I und II: Elementare Bindung und grundlegende
Angstbewältigung 87
    I. Atmosphärische Konstanz (0–6 Monate), elementare Bindung 87
    II. Konstanz der Randbedingungen (6–12 Monate), Angstbewältigung . 87
Ein Beispiel: Geringe elementare Bindung 88
Ein Beispiel: Paradoxe Bindung und geringe Angstbewältigung 89
Stadien III und IV: Elementare Verinnerlichung der Konstanz von Eltern
und sozialer Umgebung 92
    III. Unveränderlichkeit in Internalisierung und Identität
    (12–36 Monate) 92
    IV. Unveränderlichkeit in der sozialen Rolle (36 Monate bis 6 Jahre) . 93
Beständigkeit des Selbst und traumatische Trennungserfahrungen 93
Emotionale und kognitive Defizite beim Verharren in den Stadien I
und II 95
Prüfliste für eine AD-Persönlichkeit vom Vorschulkind bis zum
Jugendlichen 95
    1. Sinn für Verhältnismäßigkeit, Zeit, Raum und Emotion 95
    2. Unterscheidung von Realität und internen Phantasien/Wünschen . 96
    3. Begriffsbildung des Ganzen, Elemente des Ganzen und ihre
    Beziehung 96
    4. Figur und Hintergrund 96
    5. Unterscheidungsfähigkeit 97
    6. Reorganisation 97
Der soziale Hintergrund von AD-Kindern 98
Schlussfolgerungen über den Hintergrund:
Die allgemeine Risiko-Prüfliste für AD-Kinder 99
    Punkte, die die Familie betreffen 99
    Punkte, die für eine organische Dysfunktion sprechen 100
    Punkte, die das emotionale Verhalten betreffen 101
    Verhalten und Leistungsprofil bei Testsituationen 102

Teil II
Therapie

Kapitel 7
Wie lässt sich Milieutherapie durchführen?

Einige allgemeine Prinzipien der Milieutherapie 107
Was unterscheidet Psychotherapie und Milieutherapie? 107

Äußere Konstanz ersetzt den Mangel an innerer Konstanz 110
  1. Reduzieren Sie die Anzahl von Kontakt unterbrechenden
    Ereignissen 111
  2. Schälen Sie die Zwiebel: Misslingt der Kontakt auf einer Ebene, . .
    wechseln Sie zu einer tiefer gelegenen 112
  3. Verlängern und erweitern Sie den Kontakt andauernd 112
  4. Verschieben Sie alle gewohnten Entwicklungsschwellen 113
  5. Finden Sie Unterstützung für sich selbst – behalten Sie Ihren
    eigenen Bezugsrahmen 113
  6. Machen Sie deutlich, worauf es Ihnen ankommt 113

Kapitel 8
Milieutherapie während Schwangerschaft und der Zeit nach der Geburt bis zum Alter von 3 Jahren

Therapie vor der Befruchtung 115
Eugenische (genetische) Therapie 115
    Ziele 115
    Methoden 115
    Hindernisse 115
Regressionstherapie während der Schwangerschaft und nach der Geburt
bis zum Alter von drei Jahren 116
    Ziele 116
    Methoden 116
    Hindernisse 117
Regressionstherapie nach der Geburt bis zum dritten Lebensjahr 119
    Ziele 119
    Methoden 120
Regression und Adoption 126

Transiente Bindungsprobleme und Bindungsstörung bei adoptierten Kindern

Teil I: Transiente Probleme bei neuen Eltern 127
    Verschiedene Reaktionsmuster in verschiedenen Stadien des
    Entwicklungsalters 128
    Psychologische Verteidigungs- und Überlebensmechanismen in
    verschiedenen Stadien der Entwicklung 130
    Körperliche Belastungssymptome in der Übergangsperiode 133
    Regression ist notwendig 134
    Die Krise der Adoptiveltern 135
Teil II: Kinder mit andauernden Bindungsstörungen 135

Kapitel 9
Milieutherapie für das Vorschulkind

Milieutherapie für das Vorschulkind 139
Beobachtungen durch geschultes Personal 139
Verhalten in Kindergruppen 140

Inhaltsverzeichnis

Verhalten beim Lernen oder Üben 140
    Ziele 141
Methoden: Arbeiten Sie auf einer angemessenen Entwicklungsebene 141
    1. Verhalten dem Kind gegenüber: Teilen Sie dessen Lebensalter
       durch zwei, drei oder vier 141
    2. Einen Verhaltensbaustein sorgfältig ausführen lernen: Seien Sie
       das Spiegelbild 141
    3. Die Verhaltenskette. Bauen Sie aus einer Reihe von
       Verhaltensbausteinen „ein Haus" (eine Verhaltensfolge) 143
    4. Gespür für Beziehungen und Gespür für Übungssituationen 144
    5. Seien Sie sich der „geistigen Beziehung" und der
       „Arbeitsbeziehung" bewusst. 146
    6. Seien Sie präsent – arbeiten Sie nur im Hier und Jetzt und mit
       Blick auf die unmittelbare Zukunft 147
    7. Zeigen Sie Autorität und machen Sie Grenzen deutlich 148

Kapitel 10
Milieutherapie für das Schulkind

Milieutherapie für das Schulkind (7–12 Jahre) 149
    Ziele 150
    Methoden 150

Das bindungsgestörte Kind in der Klasse

Die Beziehung zwischen Lehrer und AD-Kind verstehen lernen 151
    Wie und unter welchen Bedingungen wird grundlegend gelernt,
    „wie man lernt"? 152
Wie findet man das Subjekt in einem Satz 156
Der Lehrer als Vermittler und Organisator von Beziehungen 157
Seien Sie ein eindeutig erkennbares Beziehungsobjekt für das Kind 159
Tragen Sie die volle Verantwortung 160
Unterricht in Phase I. Herstellung von Objekt und Hintergrund 160
Benutzen Sie zur Begriffsbildung multisensorische
    Wirkungszusammenhänge 162
Eine Methode zum Erlernen der sozialen Selbstwahrnehmung beim
    Kind 163
    Phase I: Aufzeichnen von abnormalen Verhaltensmustern 163
    Phase II: Lenkung der Aufmerksamkeit auf bestimmte
       Verhaltensmuster 164
    Phase III: Wiedererkennen von Verhaltensmustern 165
    Phase IV: Verwenden Sie etwas, womit Sie das Verhalten steuern
       können 167
    Phase V: Das Klassenzimmer als „Versuchsraum zur Einübung
       alternativen Verhaltens" 168
    Phase VI: Übertragung der „Laborsituation" auf das allgemeine Leben
       in der Klasse 169
    Phase VII: Anderen zeigen, was im Unterricht gemacht wird 170
Ethische Aspekte 170
Wie soll man beginnen? 171

Zusammenfassung: Wichtige Ziele/erfolgreiche Kriterien 171
Notwendige Organisationsstruktur 173
Ergebnisse 174

Kapitel 11
Das Alltagsleben in der Familie, der Pflegefamilie oder der Pflegeeinrichtung

Das Alltagsleben in der Familie, der Pflegefamilie oder der
Pflegeeinrichtung 175
    Ziele 176
    Methoden 176
Reduzieren Sie die Belastung 177
    Belastung Nr. 1: Entscheiden, auswählen, streiten, vereinbaren und
    motivierend sein 177
    Belastung Nr. 2: Veränderungen des Hintergrundes 178
    Belastung Nr. 3: Komplexe soziale Beziehungen und Kontakte 180
    Belastung Nr. 4: Beschuldigt oder ausgeschimpft werden, wenn etwas
    schief geht 181
    Belastung Nr. 5: Eltern, die zu sehr aufs Tempo drücken 181
Erwerb neuer Fähigkeiten in sechs Schritten 182
    Erster Schritt: Seien Sie unmittelbares Spiegelbild im Verhalten 183
    Zweiter Schritt: Ihre Stimme hilft, Verhaltensabläufe zu planen 183
    Dritter Schritt: Die Stimme des Kindes als Ordnungsmoment 183
    Vierter Schritt: Arbeiten in Parallelpositionen 184
    Fünfter Schritt: Außer Sichtweite sein 184
    Sechster Schritt: Ich kann es allein! 184
Das AD-Kind und andere Kinder in der Familie 184

Kapitel 12
Milieutherapie für den Jugendlichen

Der Weggang von Zuhause mit leichtem Gepäck 187
    Ziele 188
    Methoden 189
    Eine milde Form von Pubertätsproblemen 190
    Ein schwieriger Fall von Pubertätsproblemen 191
Einige Überlegungen zur Therapie von Eltern und AD-Jugendlichen 193

Kapitel 13
Bindungsstörung, Probleme im Sexualverhalten und sexueller Missbrauch

Bindungsstörung, Probleme des Sexualverhaltens und sexueller
Missbrauch 199
Stammesgeschichtlich und biologisch begründete Theorien des
Überlebens: Sexuelle Präferenzen als „emotionale Prägungen" 201
Neurologische Theorien 203
Theorie der Objektrelation: Unausgereifte Verteidigungsmechanismen bei
der missbrauchten und der missbrauchenden Person: Drei Schweregrade
einer zum Stillstand gekommenen Persönlichkeitsentwicklung 205

Sexualität nach dem Zufallsprinzip: Missbrauch im Stadium I 206
Projektion des schwachen Selbst: Missbrauch im Stadium II 207
Das einsame, verschlossene Kind: Missbrauch im Stadium III 208
Sozialpsychologische Theorien: Häufigkeit des Missbrauchs in
Abhängigkeit der Zugänglichkeit 208
Definition des sexuellen Missbrauchs 209
   A. Alter des Missbrauchs 210
   B. Ausmaß des Missbrauchs und der physischen Einschüchterung .. 210
   C. Anzahl der Begebenheiten 210
   D. Das Ausmaß der Nähe zwischen dem Kind und der
      missbrauchenden Person 210
   E. Der Grad der Nähe zwischen missbrauchender Person und
      Eltern 211
   F. Grad der Verleugnung, der Verheimlichung und der
      Stigmatisierung 211
   G. Grad der Identifikation mit dem Angreifer 211
Methodische Probleme bei der Untersuchung der Häufigkeit des
Auftretens 212
Klinische Beobachtungen von Verhaltensänderungen und verändertem
körperlichen Zustand bei missbrauchten Kindern 212
Auswirkungen des Kindesmissbrauchs im Erwachsenenalter 213
Prävention: Unterstützung des missbrauchten Kindes, damit es nicht
selbst Missbrauch treibt 214
   Möglichkeiten des Missbrauchs unterbinden 215
   Unterstützung des Personals beim Umgang mit Problemen des
   Missbrauchs 215
   Ein wichtiges Element der Bindung: Seien Sie in den Augen des
   Kindes stärker als die es missbrauchende Person 216
   Grenzen des Verhaltens festlegen: Wo kann man was machen? 216
   Sensorische Integrationstherapie und kontrollierte Berührung 216
   Biofeedback als eine Möglichkeit 217
   Hilfsangebote bei Erkennung missbrauchsverdächtiger Situationen .. 217
Schlussfolgerung 218

Teil III
Leitlinien zur Gestaltung des therapeutischen Milieus

Kapitel 14
Die persönliche Entwicklung des AD-Betreuers

Einleitung 221
Entwicklungsphasen des einzelnen AD-Mitarbeiters, Ziele des
Supervisionsprozesses 221
Im Besitz des „Zauberstabs" 222
Ziele des Mentors 223
Ein Tiefpunkt in der Realität des Lebens 223
Ziele des Mentors 224
Autoritätsgewinn und innere Reorganisation 225
Ziele des Mentors 226

Kapitel 15
Die Entwicklung eines professionell arbeitenden AD-Teams

Entwicklungsphasen des AD-Teams und Führungsqualität 227
1. Aufnahme – Schaffung einer gesicherten Grundlage und Identität 228
2. Kontrolle: Sich bewusst werden, dass wir unterschiedlich sind 230
3. Offenheit/Zuneigung – wechselseitiger Austausch von Gedanken 233

Kapitel 16
Methoden für die AD-Teamarbeit

Einige Hilfsmittel für die Team-Entwicklung 235
„Aufzeichnung" des „Bindungsproblems" im Team 235
Die Ohren „offen halten" 237
Ein Interview zur „gegenseitigen Supervision" 238
Handeln lernen – ein Hilfsmittel für die Verhaltensanalyse und für die
Entwicklung von alternativen Lösungsansätzen 239
Schlussfolgerung bezüglich der Organisation des therapeutischen
Milieus 240

Post Skriptum und Danksagungen 241

Literatur 243

Allgemeine Einführung

Unserer Gesellschaft ist es bislang nicht in überzeugender Weise gelungen, Störungen in der Bindungsfähigkeit (fortan als AD bezeichnet in Abkürzung des englischen Begriffes *attachment disorder*) zu verhindern, und zwar weder in ihren Bemühungen im Allgemeinen noch in der Entwicklung therapeutischer Methoden für einzelne betroffene Individuen. Es scheint, dass es dann, wenn die ersten Beziehungen im Leben gescheitert sind, sehr schwierig wird, diesen Verlust später auszugleichen. Die Fähigkeit zur Bindung entwickelt sich im Rahmen einer Art Zeitfenster, das zum Zeitpunkt der Geburt weit offen steht und sich bis etwa zum dritten Lebensjahr hin mehr oder weniger schließt.

Ich hoffe, dem Leser und der Leserin eine wirklichkeitsgerechte Annäherung an das Problem zu ermöglichen und die theoretischen und praktischen Vorgehensweisen dieses anspruchsvollen Forschungsgebietes in ganzer Breite darzulegen. Hierbei bitte ich darum, Wert auf eine Differenzierung zu legen, nämlich dass der vorliegende Text den Fällen einer schweren AD gewidmet ist – das bedeutet, dass Kinder, die lediglich singuläre traumatische Lebensereignisse erfahren haben, nicht Gegenstand der Betrachtung sein werden, denn sie haben eine weitaus günstigere Prognose. Es geht im Folgenden vielmehr um Kinder, die multiple traumatische Erfahrungen hinter sich haben, eventuell auch an Hunger litten, und die während der ersten Lebensjahre ein überdauerndes Fehlen elterlicher Betreuung erfuhren. Wesentlich ist auch, sich im Klaren darüber zu sein, dass die Kinder, um die es geht, im Prinzip ganz gewöhnliche Kinder sind, deren abnormes Verhalten durch eine abnorme frühe Entwicklung verursacht wurde.

Es wird in diesem Buch viel Mühe darauf verwendet werden, das AD-Verhalten verständlich und entmystifizierend darzulegen. Dies geschieht aus der Überzeugung heraus, dass man ein Problem nicht lösen kann, ehe man dessen Natur nicht tiefgehend verstanden hat – und AD-Probleme haben die Tendenz, unser Gefühl für die Angemessenheit in der Behandlung von Fragen zu verzerren. Durch eine Vielzahl von alltäglichen Beispielen werden deshalb Symptome, Theorie und Praxis illustriert.

Wenn es mir gelungen ist, was ich erreichen wollte, dann sollte es nicht schwierig sein, den jeweiligen Inhalten zu folgen. Die praktische Arbeit mit AD-Kindern hingegen bleibt eine stetige Herausforderung an Grundüberzeugung und Verantwortungsgefühl des Lesers bzw. der Leserin. Das Buch fungiert hier lediglich als Ratgeber, der versucht, einige der am häufigsten gestellten Fragen zu beantworten, die die Menschen bewegen, die mit Kindern und Jugendlichen arbeiten, welche an AD leiden. Dazu gehören z. B. die folgenden:

1. Warum gibt es eine zunehmende Anzahl von AD-Kindern?
2. Welches sind die Ursachen für eine AD-Entwicklung bei Kindern?
3. Wie zeigt sich AD im Verhalten und der Persönlichkeit?
4. Wie vollzieht sich die Behandlung oder Therapie in verschiedenen Stadien während der Kindheit?
5. Was geschieht mit den einzelnen Menschen, Gruppen oder Institutionen, die mit diesen Kindern arbeiten?
6. Wie entwickelt und gewährleistet man therapeutische Haltung und Behandlungsstruktur?

Zunächst soll eine allgemeine Einleitung in den Problemkreis der AD gegeben werden. Ich möchte hier zunächst eine kurze Einführung in die Problematik der AD im Allgemeinen geben.

Was versteht man unter „Bindung"?

Die Bindungstheorie wurde, kurz gesagt, von den 50er Jahren des vergangenen Jahrhunderts an von John Bowlby (1969, 1973, 1988) entwickelt. Bowlby nahm an, dass frühe Bindung (0–3 Jahre) bei Primaten und insbesondere bei Menschen ein angeborenes Verhaltensprogramm beinhaltet. Bowlbys Hauptgedanke war dabei, dass sich ein bindungssicherndes Verhaltenssystem entwickeln musste, um Schutz und Überleben der Kinder wahrscheinlicher zu machen. Diese Schutzfunktion basiert hauptsächlich auf körperlicher Nähe zwischen Mutter und Kind während der ersten paar Jahre. Wird die Nähe gestört oder behindert, so entwickeln sich sowohl bei den Eltern als auch bei den Kindern eine Reihe charakteristischer Verhaltensweisen, wie etwa Schreien, Suche nach dem anderen, Jammern etc.

Das System wird folglich durch Trennung aktiviert und scheint bereits bei Einjährigen stabilisiert zu sein.

Mary Ainsworth (1978) entdeckte in ihrem „Fremde-Situationen-Test" drei charakteristische Reaktionsmuster (oder auch Strategien, um Nähe aufrechtzuerhalten), sobald die Mutter den Raum verließ; später wurde noch ein viertes Verhaltensmuster entdeckt. In diesem einfachen, aber genial durchdachten Test werden die Mutter und ihr einjähriges Kind in ein Untersuchungszimmer mit interessantem Spielzeug gebracht. Die Mutter verlässt während des Tests zweimal für eine Dauer von drei Minuten den Raum, und es wird erhoben, wie das Kind auf Trennung und Wiedervereinigungssituation reagiert. Diese Verhaltensmuster, die man im Alter von einem Jahr beobachten kann, überdauern bei 70% der Kinder bis ins Erwachsenenalter und scheinen durch das Bindungsverhalten der Pflegeperson auch von einer Generation auf die nächste übertragen zu werden.

Die vier Reaktionsmuster sind folgende:

- **Zuversichtlich/Autonom**

Das Kind reagiert, wenn die Mutter weggeht, aber beginnt nach einer Weile den Raum zu erkunden, es sucht wieder Kontakt mit der Mutter und ist beruhigt, dann beginnt es erneut das Zimmer zu erforschen. Zwischen Mutter und Kind besteht Nähe und wechselseitige Freude im Kontakt miteinander.

- **Vermeidend**

Das Kind reagiert augenscheinlich nicht auf die Abwesenheit der Mutter und ist damit beschäftigt, die Objekte, die sich im Raum befinden, zu untersuchen. Wenn die Mutter zurückkehrt, widmet diese ebenfalls ihr Interesse eher zunächst den Gegenständen als dem Kind. Studien belegen, dass das Kind tatsächlich aber durch die Abwesenheit der Mutter sehr angespannt ist und dass diese Anspannung länger anhält als bei einem zuversichtlichen Kind. Das Kind scheint zu wissen, dass ein angemessener Gefühlsausdruck auf die Trennung zu einer Zurückweisung führen kann und deshalb kontrolliert es diesen. Es wird viel Energie darauf verwendet, die natürlichen bindungsbezogenen Reaktionen zu unterdrücken.

- **Unsicher/Ambivalent**

Das Kind klammert sich an die Mutter, es zeigt sich u. U. zornig oder kontrolliert sein Verhalten, noch ehe die Mutter das Zimmer verlassen hat. Es erkundet den Raum nicht, sondern ist ganz von der

Abwesenheit der Mutter gefangen und nimmt auch sein Spiel nicht wieder auf, nachdem die Mutter zurückgekehrt ist. Das Kind scheint sich einer ihm selbst unsicheren Nähe zu vergewissern. Das Bindungssystem ist gewissermaßen überaktiviert und lässt keinen Raum für die Erfüllung anderer Bedürfnisse.

- **Desorganisiert/Desorientiert**

Das Verhalten des Kindes enthält Elemente einer der vorstehend genannten Reaktionsweisen, aber es reagiert auf Trennung und Wiedervereinigung nicht durch ein in sich schlüssiges Verhaltensmuster. Es mag sein, dass es zittert und in einer versteiften Position verharrt, sich auf den Boden wirft, sich an die Mutter klammert und gleichzeitig das Gesicht von ihr wegdreht, etc. Es wurde festgestellt, dass dieses Verhaltensmuster – etwa 15% aller einjährigen Kinder zeigen es – in Beziehung zu später auftretenden Persönlichkeitsstörungen und anderen Schwierigkeiten steht. Manche (aber nicht alle) dieser Kinder entwickeln später eine Bindungsstörung.

Bemerkenswerterweise erlaubt es nur der zuversichtlich/autonome Bindungsstil den Kindern, sich die meiste Zeit mit der Erkundung und der Auseinandersetzung der Umgebung zu befassen. Die drei alternativ genannten Verhaltensmuster hingegen beanspruchen die Aufmerksamkeit und Energie des Kindes so sehr, dass Erkundung und Entwicklung beim Versuch, dem Bedürfnis für eine sichere Ausgangsbasis nachzukommen, vernachlässigt werden. Gemäß dem Ausspruch des griechischen Philosophen Archimedes: „Sagt mir einen Ort, wo ich stehen kann, und ich werde die Erde aus den Angeln heben" bildet eine sichere erste Beziehung Ausgangspunkt und Voraussetzung für die Bildung von Lebenserfahrung und Entwicklung.

Die Probleme eines desorganisierten Kontaktes darzustellen, ist Hauptanliegen dieses Buches. Diese sehr kurze Beschreibung der Bindungsmuster im Allgemeinen dient lediglich dazu, die Tradition aufzuzeigen, in die das Konzept der Bindungsstörung eingebettet ist. Für den Leser oder die Leserin, die an einem tiefgründigeren theoretischen Verständnis der Konzepte der Bindungstheorie interessiert sind, ist eine Lektüre des ausgezeichneten Handbuches von Shaver und Cassidy (1999) unumgänglich.

Was versteht man unter einer „Bindungsstörung"?

Kommt es zu Störungen, so resultiert dies in einer Reihe von charakteristischen Symptomen, und zwar sowohl bei beiden Elternteilen als auch beim Kind. Letzteres entwickelt später ein ganz charakteristisches Gefüge von Verhaltensreaktionen und Problemen, die mit abnormalen Sozialverhalten in Beziehung stehen. Eine Erörterung dieser Probleme ist das Hauptanliegen des Buches.

Ein grundlegendes Problem, das mit dem Schreiben dieses Buches in Beziehung steht, liegt darin, dass der Begriff der „Störungen der Bindungsfähigkeit" keine eindeutig definierte diagnostische Einheit bildet. Er wird viel diskutiert, aber es liegen nicht genügend wissenschaftliche Studien vor, um ihn klar zu beschreiben. Zwar gibt es eine wachsende Anzahl von Untersuchungen, die die normale Struktur des Bindungsverhaltens von Kindern und Zweierbeziehungen beschreiben, jedoch hat das abnormale Muster dieser Fähigkeit nur wenig Interesse gefunden. Dies trifft zu, auch wenn herausragende Ereignisse, wie etwa der Zweite Weltkrieg, die in einer großen Anzahl von verlassenen Kindern mit Bindungsproblemen resultierten, Anlass zu einer Phase verstärkter Forschungstätigkeit von AD-Fragestellungen waren. Man kann folglich von einer Ungleichverteilung von Studien hinsichtlich der Zeitabschnitte, in denen AD-Probleme von einer Gesellschaft negiert bzw. nicht übergangen werden können, sprechen.

Dieses Problem der Dokumentation lässt Eltern und Praktiker mit der ungelösten Frage zurück: Was tun mit den schwer gestörten Kindern im Hier und Jetzt? Denn Kinder mit entsprechenden Störungen stellen ein ganz konkretes Problem dar, das täglich sofortiger Lösungen bedarf. Um diese Lücke zwischen Theorie und Praxis zu überwinden, habe ich die offenen Problemstellungen durch Fallstudien dargestellt und für die Betreuer sowohl einige wesentliche Aspekte der notwendigen Einstellung als auch des nötigen Handwerkszeugs zusammengestellt, von denen jeweils bekannt ist, dass sie in der täglichen Praxis von Bedeutung sind. Dazu wurden auch Studien von verschiedenen Forschungsgebieten zusammengetragen. Der Titel des Buches, in dem die Schwere der AD hervorgehoben wird, zielt darauf ab, den Inhalt auf diejenigen Kinder zu begrenzen, die auf die beschriebene Art und Weise in einer frühen Entwicklungsphase so depriviert wurden, dass sie durch die eher traditionellen Behandlungsmethoden, etwa die Psychotherapie, nicht mehr erreichbar sind.

Das Kennzeichen von AD-Kindern ist eine sehr eingeschränkte Fähigkeit, sowohl emotional als auch sozial angemessen zu reagieren. AD beinhaltet, kurz gesagt, eine große Spannbreite von Verhaltensauffälligkeiten, die den Kindern gemeinsam sind, die während der ersten Lebensjahre nicht genug sorgfältige Pflege und Obhut erfuhren. Wie noch gezeigt werden wird, ist das AD-Problem zwar komplex, aber als Oberbegriffe genügen die folgenden wesentlichen Kriterien:

A. Antisoziales Verhalten während der gesamten Kindheit (einschließlich des Vorschulalters)

Einschüchterndes, impulsives gewalttätiges, aggressives Verhalten, geringe Fähigkeit, aus sozialer Erfahrung (einschließlich Strafen und Einschränkungen) zu lernen. Das Kind hat möglicherweise sadistische oder sozial destruktive Absichten, verletzt andere Kinder oder Tiere. Es zeigt einen Mangel an überdauernder Scham, Schuldgefühlen oder Reue und macht nur andere für Fehler verantwortlich. Es zeigt Angriff, Flucht oder Verharrung (Vagabundieren, anhaltende Konflikte, Widerspenstigkeit).

B. Unkritisches Bindungsverhalten

Das Kind verhält sich neu in sein Leben eintretenden Personen gegenüber freundlich, charmant und „vertraulich", wobei seine Auswahl an Kontaktpersonen eher zufällig ist. Das Kind ist unfähig, emotional zwischen bekannten und unbekannten Personen zu unterscheiden, und ist oft übermäßig anhänglich („klebrig"). Es zeigt ein unreifes Bindungsverhalten. (Es hat Verhaltensmuster eines persönlichen Kontaktes, welches zwischen sechs und 12 Monaten normal ist.) Das Kind zeigt nur kurz anhaltende und oberflächliche Kontaktmuster. Aus diesen Zufallsbekanntschaften resultiert keine anhaltende Beziehung.

Es sind viele individuelle Variationen dieser grundlegenden Verhaltensmuster einer gestörten Bindungsfähigkeit möglich, so wie es etwa bei sehr introvertierten, verschlossenen oder sich selbst verletzenden Kindern der Fall ist, die unfähig sind, soziale Bindungen einzugehen. Ähnliches gilt für das andere Extrem der Skala, etwa bei besonders extrovertierten, impulsiven oder aggressiven Kindern.

Das Wesentliche hierbei ist, dass diese Kinder unfähig sind, eine wechselseitige liebevolle und verpflichtende Beziehung mit anderen einzugehen. Ablehnende Reaktionen von anderen (Konflikte und Enttäuschungen) beeinträchtigen ihre alltägliche Entwicklung. Aus diesem Grunde kommt ihr geistiges Potenzial nicht richtig zum Tragen, und viele dieser Kinder entwickeln Sekundärprobleme, wie sie etwa bei kriminellen Aktivitäten oder Drogenmissbrauch deutlich werden.

Beim einzelnen Kind können starke frühe Belastungen und traumatische Erfahrungen weitere Probleme nach sich ziehen. So wird AD häufig im Zusammenhang beobachtet mit:

- posttraumatischen Belastungsstörungen (PTSD, vom Englischen „Post Traumatic Stress Disorder"), einem chronischen Stresszustand, der auf einzelne außerordentlich traumatisch wirkende Ereignisse zurückzuführen ist,
- mit Aufmerksamkeitsstörungen (ADHD = vom Englischen „Attention Deficit Hyperactive Disorder"), einem extrovertierten, unorganisierten Verhalten, das auf organische Probleme des Zentralnervensystems zurückgeführt wird, oder mit einem
- autistischen Syndrom, welches als Folge einer Institutionalisierung auftritt (PIAS vom Englischen „Post-Institutional Autistic Syndrome") und einen passiven-introvertiert-verharrenden Zustand kennzeichnet, der auf Vernachlässigung zurückgeführt wird.

Nur eine klinische Untersuchung des jeweiligen Kindes vermag aufzuzeigen, wie anderweitige Probleme mit einer gestörten frühen Bindung im Zusammenhang stehen. Leider aber sind die entsprechenden Untersuchungsmöglichkeiten in den meisten Fällen verschwindend gering.

Die Diagnose von AD und ihren Vorläufern wird häufig diskutiert und gefordert. Dies insbesondere, da von Fachleuten gezögert wird, so früh im Leben eine so schwerwiegende Diagnose zu stellen und weil außerordentlich extrem wirkende Methoden (entwickelt aus der Verzweiflung der emotionalen Unzugänglichkeit des Kindes heraus) mit der Diagnose in Verbindung gebracht werden. So etwa die „Festhaltetherapie" bei der das Kind durch einen Erwachsenen über Stunden festgehalten wird, um es davon zu überzeugen, die Autorität von Pflegeeltern oder Adoptiveltern zu akzeptieren. Es ist ein Fall bekannt, in dem ein Kind als Folge einer solchen „Therapie" an Sauerstoffmangel starb. Das hat die Diagnose natürlich noch umstrittener gemacht.

Ich möchte versuchen, dem Leser und der Leserin sowohl eine ausgewogene Sicht der Dinge als auch eine Reihe von Methoden darzustellen, die ebenso begründet wie praktisch umsetzbar sind. In absehbarer Zeit wird hoffentlich auch in der Wissenschaft eine ausführlichere Dokumentation zur Verfügung stehen und werden bessere Behandlungsmethoden entwickelt.

Wie entsteht eine AD im Großen und Ganzen? Hier meine persönliche Ansicht dieses Problems.

Frühe Bindung:
Eine weltweite Herausforderung

Wir Menschen haben mehrere Millionen Jahre damit verbracht, die frühe Mutter-Kind-Beziehung zu verbessern – es bedurfte lediglich 15 Jahre, um sie zusammenbrechen zu lassen.

Vom Zweiten Weltkrieg an und mit einer beschleunigenden Entwicklung bis Anfang der sechziger Jahre begann eines der größten sozialen Experimente, die je in der westlichen Welt unternommen wurden: Mütter von Vorschulkindern und Säuglingen gingen außer Haus und damit räumlich entfernt von ihren Kindern der Arbeit nach. Dadurch veränderte sich nicht nur die gesamte Kultur – die religiösen Überzeugungen, das Muster des Familienlebens, die Traditionen, Essgewohnheiten, die Kinderzahl und das Familieneinkommen –, es brach damit auch die traditionelle Mutter-Kind-Beziehung auf, und es entstand eine vollkommen neue Form der Bindung. Die Bedingungen, die es braucht, um durch frühe Beziehungen in der Kindheit zu einem menschlichen Wesen zu reifen, wurden auf den Kopf gestellt. Heute gehören wir vermutlich zu der einzigen Spezies von Säugetieren, bei der Mutter und Kind während der ersten zwei oder drei Jahre nach der Geburt keine unauflösliche Einheit bilden. Man möge bei Gorillas oder Blauwalen nachfragen und erfahren, dass sie verwundert die Köpfe schütteln.

In meinem Heimatland Dänemark brauchte es nur 15 Jahre (1960 bis 1975) um etwa 80% aller Frauen während des Tages in Fabriken und Bürohäuser zu verbannen. Die tragenden Stabilisationsfaktoren der Gesellschaft – die Kultur der Arbeiterklasse und des ländlichen Lebens – verschwanden praktisch über Nacht. Die Familie, der kulturelle Dreh- und Angelpunkt, wurde in einzelne Mitglieder aufgeteilt, die sich hin und wieder zwischen verschiedenen anderen Aktivitäten trafen. Eines der ersten sichtbaren Ergebnisse davon war, dass die Anzahl der Kinder, die als Hausgeburten und nicht in einer Klinik zur Welt kamen, von 85% im Jahre 1955 auf weniger als 1% im Jahre 1975 sank. Der erste Körperkontakt des Neugeborenen war nicht Folge der Entscheidung der Eltern, sondern oblag der Entscheidung des Krankenhauspersonals. Die Eltern agierten eher als Zuschauer, manchmal sogar durch eine Glaswand vom Kind getrennt.

liche Besuche einer Gemeindeschwester für das
...dheitswesen erwarten darf. Laut Aussagen dieser
...) fühlen sich im Allgemeinen etwa 80% der Kinder
...en Sinne wohl und entwickeln sich gut. Sie können
...ner stabilen Beziehung und eines relativ harmoni-
...ses auf viele Sozialkontakte gut einstellen. Für die
... Ganzes betrachtet liegen somit bisher keine Zustän-
...ir mit Panik reagieren müssen. Jedoch, und dieser
...t schwerwiegend genug, zeigen 15% der Kinder dieser
...geringfügige Anzeichen von Deprivation, so wie etwa
...rung (Fettsucht, Magerkeit, Vitaminmangel) oder An-
... Unsicherheit, die sie daran hindern, die Umwelt als
...g einzustufen, um darin Erfahrungen zu machen. Sie
...iele Trennungen, zu viele neue Institutionen und wech-
...sonen erlebt, um ihr Leben als glücklich zu betrachten.
...hschnellender Ausgaben für schulische Einrichtungen, die
... Staat bezahlt werden, betrachtet sich ein Drittel aller
...änger als Verlierer des Systems. Diese Menschen haben dann
...eine geringe Selbstachtung. In den letzten zehn Jahren stieg
...zentsatz für besondere Schulklassen für Kinder mit sozio-
...nalen Problemen gemäß der offiziellen Statistik um 300% an.
...a 5% aller dänischen Kinder zeigen eindeutige Anzeichen
...ausgeprägten Deprivation, d. h., sie weisen einen ernst zu
...enden Mangel an Kontaktfähigkeit auf und leiden unter den
...ologischen Folgeerscheinungen von Gewalt, sexuellem Miss-
...ch, Mangelernährung etc. Diese Kinder wachsen praktisch im-
... als Menschen auf, die an einer Zusammensetzung von schweren
...sönlichkeitsstörungen oder Psychosen leiden.

Wäre diese Veränderung in der Art und Weise der Kindererziehung
...cht so schnell eingetreten, so hätten wir die Schwierigkeiten besser
...uffangen können oder uns daran anpassen. Ein plötzlicher Bruch
...ersönlicher Bindung resultiert nämlich vermutlich nicht allein aus
...der Tatsache, dass Veränderungen eintreten (in manchen alten Kulturkreisen werden Kinder sehr erfolgreich in der Gruppe aufgezogen),
sondern hat auch mit dem Tempo zu tun, mit dem dies geschieht,
denn dadurch wird eine allmähliche Anpassung an diese neue
Lebensbedingung vereitelt.

Ich möchte diesen Gedanken an einem Beispiel ausführen, das die
Erfahrungen des englischen Anthropologen Turnbull (1987) wiedergibt: Dieser lebte gemeinsam mit dem Stamm der Ik im Hochland
von Uganda und traf dort auf Menschen, die einander bestahlen, wo
sie die Alten und Kinder missachteten, wo die Menschen einander

Hierbei war die Entscheidungsfindung des Personals zumindest nicht immer weise, so dass heute viele Erwachsene unter den Folgen der frühen Trennung leiden. Das gleiche trifft auch für deren Mütter zu. Eine erzwungene frühe Trennung schafft somit nicht nur gestörte Kinder, sondern bringt auch die Eltern durcheinander. Mütter, die körperlich von ihren Neugeborenen getrennt werden, und sei es auch nur für kurze Zeit, machen oft die lang dauernde ausgeprägte Erfahrung irrationaler Schuldgefühle. Sie neigen dazu, sich dem Neugeborenen gegenüber beziehungslos und entfremdet zu empfinden und als unfähig und unsicher in der Beurteilung der kindlichen Signale und Bedürfnisse. Sie sind auch unsicher in ihrer Entscheidung darüber, wie sie sich dem Kind gegenüber verhalten sollen. Dies ruft natürlich häufig eine wechselseitige Verkettung von Missverständnissen und unerfüllten Bedürfnissen zwischen Mutter und Kind hervor. Ganz zu schweigen davon, wie der Vater, der von Geburtserfahrung und Körperkontakt mit dem Baby ausgeschlossen ist, seine Hingabe gegenüber seinem Kind zum Ausdruck bringen soll, das lange nach der Geburt aus der Klinik kommt.

Das nächstfolgende Resultat der Veränderungen im Arbeitsleben war die etwa fünf Jahre später (parallel zu der Zeit, da Frauen der Arbeit wegen das Haus verließen) in die Höhe schießende Anzahl von Scheidungen, welche in den o. g. dänischen Familien ein neues Rollenbild schuf: das der schutzlosen überarbeiteten allein erziehenden Mutter. In vielerlei Hinsicht übte diese Entwicklung eher einen zerstörerischen Einfluss auf viele Familien aus, als einer angemessenen Neuorientierung und einer aussichtsreichen Erneuerung der Lebensart Ausdruck zu verleihen. Die materielle Absicherung, die dadurch gewährleistet war, dass beide Elternteile arbeiteten, führte zu einer Armut in punkto Reproduktion. Heutzutage stellen die Europäer 25% der Weltbevölkerung, in 20 Jahren werden es nur noch 17% sein. Die heutigen Eltern sind auch verhältnismäßig alt, wenn sie ihr erstes Baby erwarten. Sie waren niemals verantwortlich für kleinere Geschwister, sie hatten in einer frühen Lebensphase eine ganze Reihe von neuen Begegnungen, sie sahen aber weder ihre Eltern noch ihre Großeltern besonders häufig. Wenn sie selbst ihr erstes Kind in den Armen halten, wissen sie nicht, was zu tun ist, außer sich selbst und des Kindes wegen sehr ehrgeizige Ziele zu verfolgen.

Die Probleme, die Kinder in ihrer Persönlichkeitsentwicklung zeigen, haben sich verändert. Die neurotische Persönlichkeit (sehr bindungsbezogen, aber im Alter zwischen drei und fünf Jahren in den Konflikt zwischen Selbstverwirklichung und streng genommenem Über-Ich verwickelt) ist mit der sich auflösenden Familie und deren

Moralvorstellungen verschwunden und wurde durch das intelligente, verzogene, emotional unsichere Kind ersetzt, das über wenig fest gefügte Rollenvorbilder verfügt und das dazu neigt, seinem eigenen Kopf zu folgen und sich durch Erzieher nicht beeindrucken lässt. Später dann neigen diese Kinder dazu, wie besessen „Mensch-ärgere-dich-nicht" zu spielen, sind narzisstisch, machen sechs Stunden täglich Dauerlauf oder erschöpfen sich in übertriebenem Ehrgeiz und Illusionen ewiger Jugend.

Der theoretische Ansatz in der Kinderpsychologie folgt dieser Veränderung nur zögerlich. In der Tat sind unsere weltanschaulichen Grundlagen der Behandlung, unsere Methoden (so wie etwa Spieltherapie und Gesprächstherapie) und unsere allgemeinen Vorstellungen davon, was Kinder brauchen, immer noch im Wesentlichen an Problemen neurotischen Verhaltens orientiert. Und traurig genug sind diese Methoden häufig ausgesprochen anti-therapeutisch in ihrer Wirkung, wenn sie auf die verhältnismäßig kleine Anzahl von Kindern mit schwerwiegender AD angewendet werden. Wir erwarten, dass Kinder während des Tages ihre eigenen Entscheidungen fällen, soziale Initiativen ergreifen und in unterschiedlichen Gruppen tätig sind. Diese Erwartung ist bei der großen Mehrzahl der Kinder gerechtfertigt, die Unterstützung durch ihre Eltern erfahren, aber sie ist viel zu hoch gesteckt für Kinder, die von Haus aus dieses Grundvertrauen in ihre Fähigkeiten nicht besitzen.

Heutzutage verbringen z.B. in Dänemark 80% aller Kinder im Alter zwischen 6 und 36 Monaten den Tag in einer Kinderkrippe oder einem Kindergarten. Im Jahre 1948 beliefen sich die Ausgaben für Kinder auf etwa 25% des Familieneinkommens. Derzeit stellen Kinder gleichermaßen Kostenfaktor, Problem und Luxus dar, den man sich „leistet". Deshalb haben wir so wenige Kinder und bekommen sie so spät im Leben.

Heute muss ein Kind von früher Jugend an mit einer mehr oder wenig vorhersagbaren Anzahl von Erwachsenen und anderen Kindern, deren Zusammensetzung sich oft im Laufe des Tages ändert, umgehen können.

Der Wissenschaft verdanken wir die Erkenntnis, dass ein Kind unter günstigen Umständen vor dem dritten Lebensjahr mit vier oder fünf Personen eine Beziehung eingehen und sich zu einem geistig gesunden Erwachsenen entwickeln kann. Die Tagesstätte ist sehr erfolgreich in Ergänzung der elterlichen Bemühungen (vermutlich weil sie dem familiären Rahmen ähnelt), aber man macht sich Sorgen darüber, ob es auch für ein sehr kleines Kind gut ist, den ganzen langen Tag in einer Einrichtung mit vielen anderen Kindern und nur

Frühe Bindung: Eine weltweite Herausforderung

offensichtlich betrogen und wo Täuschungsmanöver als eine Form der Kunst galten. Nur ein einziges Mädchen versuchte, sich persönlich zu binden. Ihre Eltern jedoch sperrten sie ein, weil sie glaubten, dieses Verhalten sei in hohem Maße abnormal. Sie starb schließlich, und ihre Eltern warfen ihren Leichnam den Tieren zum Fraß vor. Im Allgemeinen wuchsen Kinder vom dritten Lebensjahr an ohne Rollenvorbilder in Banden auf und stahlen vom zweiten Lebensjahr an Nahrungsmittel, um zu überleben. Man könnte nun einwenden, dass dieses sich weitab von uns zuträgt, Turnbull indes wollte etwas Wesentliches herausfinden, nämlich warum diese Kultur so viele AD-Mitglieder aufweist. Er befasste sich mit ihrer Geschichte und stellte fest, dass sie 40 Jahre zuvor aus einer großen Gruppe von freundlichen sozialen Menschen bestanden hatte, die sich aus Jägern und Sammlern zusammensetzte. Von heute auf morgen aber gingen sie aufgrund eines Regierungsbeschlusses ihrer Jagdgründe verlustig und konnten sich an die neue Umgebung, eine Bergwelt, die sie zuvor nur als temporäres Rückzugsgebiet verwendet hatten, nicht anpassen. Die Kultur als Ganzes verfiel.

Ein weiteres Beispiel: In Grönland hatten sich die Eskimo-Stämme im Verlauf von Tausenden von Jahren an das Leben im Rahmen von kleinen küstennahen Jagdgemeinschaften angepasst. Sie verfügten über eine wohl ausgeformte Tradition im Betreuen und Großziehen von Kindern. Dazu gehörte auch, dass der ganze Stamm im Frühjahr einen dreitägigen Ausflug mit Picknick in die Berge unternahm, wo jene Kinder, die im Winter geboren worden waren, laufen lernen konnten und alle ungelenken Gehversuche von der Stammesgemeinschaft gepriesen wurden. Um 1960 herum zwang die dänische Regierung fast alle Eingeborenen in neu erbaute Städte. Fünfzehn Jahre später litt die nachfolgende Generation zu einem enormen Prozentsatz an falsch angepasstem, alkoholisiertem, psychotischem, seiner Identität beraubtem Nachwuchs mit sprunghaft ansteigender Selbstmordrate.

Der Zusammenbruch der kommunistisch geprägten Gesellschaften in Russland, Rumänien und anderen Ländern wurde zu einer Keimzelle von verlassenen Kindern, die in Straßenbanden überlebten, und von adoptierten Kindern, die zahllose Adoptiveltern zur Verzweiflung bringen. Denn Letztere hatten geglaubt, dass Zuneigung die Wunden heilen würde, und wurden stattdessen selbst verletzt. Ich erinnere mich an eine Frühstückspause während der Arbeit im Jahre 1988, wo einer der Mitarbeiter den Vorschlag in Umlauf brachte, eine neue Abteilung für rumänische Kinder von Adoptiveltern einzurichten. Dieser Vorschlag erwies sich, wie eine biblische Vision, im

Großen und Ganzen als richtig. Es war Hoksbergen (2004), der eine ausführliche Studie über ausländische Kinder anstellte, die in Holland adoptiert wurden, dazu gehörten insbesondere 74 rumänische Kinder.

Am anderen Ende der Skala zwischen „Veränderung und Tradition" gibt es Gesellschaften, die zugunsten einer Stabilität auf Entwicklungen verzichtet haben, so wie etwa die Amischen von Nordamerika, die aufgrund ihrer gleich bleibenden Lebensform praktisch keine Mitglieder mit offen zu Tage tretenden AD- oder Persönlichkeitsstörungen aufweisen. Auch jene Psychopathen, die es den Regeln der Wahrscheinlichkeit folgend geben sollte, sind in Traditionen und soziale Regeln des täglichen Lebens eingebunden.

Diese Beispiele verdeutlichen die Auffassung, dass jede rasche Veränderung in einer Gesellschaft in vielen Familien und Individuen die Fähigkeit zur Anpassung unmöglich machen kann und dass dies in manchen Fällen in der Nachfolgegeneration zu einigen leicht erkennbaren physischen Symptomen und Persönlichkeitsstörungen führt.

Was geschieht, wenn sie heranwachsen?

Die Statistik lehrt uns, dass etwa 15 bis 20 Jahre nach der oben erwähnten radikalen Veränderung bezüglich des Arbeitsplatzes dänischer Mütter – also dann, wenn die Kinder, die als Säuglinge Zufallskontakte mit Menschen hatten, die nicht ihre Eltern waren, das Jugendalter erreichen – die nachfolgend aufgeführten Probleme Heranwachsender einen großen Zuwachs zeigen:

- Persönlichkeitsstörungen (antisoziale Persönlichkeit, Borderline-Störungen);
- schwerwiegende Identitätsprobleme, das Gefühl von Bedeutungslosigkeit und ein Mangel an Lebensfreude;
- depressive Verstimmungen und Selbstmordversuche (Dänemark hat trotz ausgeglichenen Einkommensverhältnissen und einem gut ausgebauten System der sozialen Unterstützung eine der höchsten Selbstmordraten in der Welt; das gilt besonders für Mädchen);
- selbstverletzendes Verhalten, sozialer Rückzug, aggressive oder stereotype, bedeutungsarme Verhaltensweisen;
- Suchtprobleme;
- veränderte Aktivierungszustände (Hyper- oder Hypoaktivität);
- Essstörungen (Anorexie, Bulimie);

– Autoimmunerkrankungen (so wie bestimmte Formen von Ausschlag, Arthritis und Asthma).

Symptome dieser Art waren schon immer Teil der Pubertätskrise, nun aber zählen auch viel mehr jüngere Kinder zu dieser Gruppe und geraten in einen Regelzustand der Dysfunktion, der dringende Hilfe notwendig macht.

Gerade diese aufgezählten Störungsbilder während der Jugend haben ein gemeinsames Merkmal: Sie sind identisch mit den Reaktionen von Säuglingen, die zu lange von ihren Müttern getrennt wurden! Ist es denkbar, dass jene Kinder, die klar umgrenzte Symptome der Verlassenheit während der Kindheit zeigten, diese in verstärkter Form im nächsten kritischen Lebensabschnitt während der Pubertät wieder ausbilden? Ist es ferner möglich, dass diese Krise, statt eine Transformation in die Welt der Erwachsenen einzuleiten, eine Art Domino-Wirkung der Unausgeglichenheit und nachfolgenden Regression auslöst? Ich glaube, dass dem so ist.

Es ist nicht allein ein Problem des Individuums, sondern eines, das uns alle betrifft

Ich möchte den beunruhigten Leser, der ein AD-Kind unter seiner Obhut hat, daran erinnern, dass er weder allein dasteht noch allein die volle Verantwortung dafür trägt. Jeder Erzieher sieht sich auch einem allgemeinen Problem der Gesellschaft gegenüber, das darf weder verborgen werden noch allein der Privatsphäre überlassen bleiben. Ich sage dies, weil die praktische Erfahrung als Mentor mir gezeigt hat, dass Menschen, die mit diesen Kindern zu tun haben (insbesondere Adoptiveltern ohne vorausgehende Erfahrung mit AD), dazu neigen, sich mit Vorwürfen, überbordenden Illusionen im Hinblick auf mögliche Wunder, mit Gefühlen von Ärger, Hoffnungslosigkeit und Inkompetenz zu quälen. In anderen Worten: Sie fallen der gleichen emotionalen Dynamik anheim wie die Kinder, die ihnen anvertraut sind, und sind deshalb für sie nur von geringem Nutzen.

Unsere unbewussten grundlegenden Vorstellungen von Kindern und Kindheit

Bei der Therapie eines AD-Kindes bildet der Therapeut selbst das größte Hindernis. Ein AD-Kind wird dieser Ansicht sofort zustimmen, und auch der Therapeut wird es erleben, denn unsere gewöhnlich angewandten Methoden greifen nicht mehr. Diese Anfangserkenntnis wirkt sich zusätzlich belastend auf die Tatsache aus, dass Erfolg aus Fehlern entsteht. Seien Sie deshalb geduldig sich selbst gegenüber, wenn Sie frustriert sind (vom Lateinischen frustrare = zum Narren halten, täuschen, enttäuschen etc.), und seien Sie bereit, Ihre emotionalen, kognitiven und weltanschaulichen Einstellungen neu zu verorten.

Wenn man von der schwersten Form der AD spricht, die manchmal zu einer Psychopathologie im erwachsenen Alter führt, stellen wir uns gewöhnlich entweder eine hochintelligente, widerspenstige, betrügerische Person der Wall Street vor, oder einen angeberischen Muskelprotz, der sich genötigt fühlt, jeden zusammenzuschlagen, der ihn herausfordert.

Was wir nicht tun, ist diese Gedanken an AD mit dem Begriff der der „Unschuld" der Kindheit zu verbinden. Unsere allgemeine Vorstellung der Kindheit beinhaltet eine unbewusste persönliche Erfahrung des Geliebt- und Umsorgtseins. Erwachsene Psychopathen hingegen haben mit ihrem Leben irgendwo da begonnen, wo weder Liebe noch umsorgende Pflege selbstverständlich waren. Manchmal ist niemand da, der dies vermitteln könnte, manchmal kann das Kind aufgrund eines angeborenen Mangels die angebotenen Gaben nicht annehmen. Der Mutter-Kind-Mythos ist ein vielfach mit religiösen, moralischen und emotionalen Grundstrukturen verwobenes Gefüge, und als Therapeuten gelingt es uns oft nicht, die Kehrseite dieser Strukturen zu verstehen: Wie kann man ein Kind begreifen, dessen Mutter-Kind-Erfahrungen darin bestehen, dass es mit glühenden Zigaretten verbrannt, von widerwärtigen Erwachsenen geschlagen wurde, oder das während des ersten Lebensjahres in einem Brutkasten isoliert lebte oder völlig ignoriert wurde. Und wenn Sie sich vorstellen können, dass so etwas möglich ist, wie, glauben Sie dann, sollte dann das Kind in seinem späteren Leben auf einen innigen Kontakt reagieren?

Wir neigen dazu, besonders wenn wir mit Kindern arbeiten, unseren Beruf als geeignet zu betrachten, dem Kind die Liebe und Sorgfalt zukommen zu lassen, die es zuvor in seinem Leben vermisste. Aber bereits von einem sehr frühen Alter an (meiner Erfahrung nach vom ersten bis dritten Lebensjahr) kann sich diese Absicht *manchmal* als hoffnungsloses Unterfangen herausstellen. Wenn es um Kinder geht, verhalten sich Sozialarbeiter und Therapeuten auch ein wenig wie ein Größenwahnsinniger, der glaubt, dass jeder durch die magische Berührung eines therapeutischen Zauberstabes gesund, liebenswert und vertrauenswürdig werden könne. Viele solcher falschen Vorstellungen stammen aus tief verwurzelten Überzeugungen, die durch unsere eigenen positiven Erfahrungen vor dem dritten Lebensjahr geprägt sind. „Wenn die gegebene Liebe nicht genügt, dann müssen wir mehr geben" scheint die zugrunde liegende Idee zu sein. Aber möglicherweise ist die Frage der Liebe nicht die erste, die man angehen muss.

Welches sind die Grundbausteine, die die Fähigkeit der Liebe und gegenseitigen Wertschätzung bilden? Ich möchte zur Beantwortung dieser Frage ein Gedankenexperiment aus der Philosophie anführen. Stellen Sie sich ein neugeborenes Kind vor, das Schwierigkeiten hat, sensorische Informationen zu ordnen (Hör- und Sehvermögen, Geruch, Berührung, Veränderungen im Gleichgewicht etc.).Wenn die sensorische Entwicklung verlangsamt ist, wird das Kind auch daran gehindert, Begrifflichkeiten zu bilden, die es braucht, um die damit in Beziehung stehenden lebenserhaltenden Kontakte zu begreifen: Etwa die Botschaft, dass es jemanden gibt, der es liebt und für es sorgen möchte. Viele Kinder, die später AD erfahren, leiden auch an sensorischen Defiziten oder Defiziten der sensorischen Integration in früher Kindheit. Stellen Sie sich nun des Weiteren vor, dass dieses Baby eine Mutter hat, die, ob sie nun ihr Kind liebt oder nicht, jedenfalls nicht in der Lage ist, ihr Kind häufig genug auf die einem Säugling angemessene Art zu berühren und physischen Kontakt und Pflege zu vermitteln. Und wenn sie es tut, so ist sie nicht in der Lage, die Signale des Säuglings zu verstehen, überstimuliert oder depriviert ihn. Sie überlässt das Baby oft und zufällig anderen Personen, wie etwa Nachbarn, die das Kind nicht kennt, und bittet diese, auf es zu achten. Oder stellen Sie sich ein Baby vor, das den ganzen Tag im Waisenhaus in seiner Wiege liegt und nur etwa fünf Minuten pro Tag menschlichen Kontakt erfährt. Stellen sie sich vor, dass a) der Vater entweder abwesend ist, b) gewalttätig oder auf andere Weise für das Kind gefährlich ist oder c) dass er immer wieder durch neue „Väter" ersetzt wird.

Wird dieses Kind fähig sein, sich zu irgendjemandem hingezogen zu fühlen oder eine tiefer gehende Beziehung im späteren Leben zu bilden?

Anders ausgedrückt, die Hypothese, die diesem Buch zugrunde liegt, besagt, dass die Fähigkeit zu lieben und sich zu anderen Personen hingezogen zu fühlen, sehr stark vom physischen (und deshalb emotionalen) Kontakt abhängt, der einem Menschen in einem frühen Lebensabschnitt zuteil wurde (und der in der Lage war, diesen zu erfahren).

Das AD-Kind hat somit entweder wenig Kontakt gehabt oder war unfähig, diese Beziehung in einem Ausmaß zu erleben, das es ihm ermöglichte, lang andauernde wechselseitige Beziehungen einzugehen. Das ist möglicherweise der Grund dafür, dass die normalerweise durchgeführte Psychotherapie (die auf einer wechselseitigen Beziehung zwischen Klient und Therapeut beruht) bei dieser Klientel fehlschlägt.

Ein Anfänger auf diesem Gebiet, der den kühnen Versuch unternimmt, zu den Emotionen des Kindes „durchzudringen", vergeudet unvermeidlich gute, weil notwendige Zeit. Der Preis für diese Niederlage besteht, so kann man hoffen, in ein wenig mehr Geduld (auch dem eigenen unbeholfenen Selbst gegenüber), einer professionelleren Haltung – und der verblüffend einfachen Einsicht, dass nicht jeder so fühlt, handelt und lebt, wie wir selbst es tun.

Die Therapie mit AD Kindern besteht nur in seltenen Fällen darin, den Frosch zu küssen und zuzuschauen, wie er sich in einen wahrhaften Prinzen verwandelt. Sie ist eher eine Frage des Anerkennens der Tatsache, dass eine frühe Deprivation die psychologische und soziale Entwicklung eines Kindes verlangsamen oder zum Stillstand bringen kann. Jedoch kann ein Kind, das in einer frühen Phase dieser Entwicklung verharrt, entsprechend dem bestehenden Therapieangebot Fortschritte machen. Diese Veränderung ist das Resultat einer Entwicklung, die bereits angelegt ist, und ist nicht das Produkt der eher trügerisch erscheinenden Anstrengung, die Realität an unser eigenes Maß der Dinge und unsere eigenen Erwartungen anzupassen.

Indem man mit Kindern arbeitet, wird offenkundig, dass sie sich nach ganz eigenem Muster entwickeln und zwar trotz der Mühe, die wir aufwenden, sie zu verändern oder vorherzubestimmen. Bei der Arbeit mit AD-Kindern wird auf geradezu schmerzhafte Weise klar, dass diese nur dann Entwicklungsfortschritte machen, wenn der Therapeut in der Lage ist, ihr Naturell zu erfassen und ihnen dabei hilft, sich langsam aus dem Zustand mangelnder Reife zu befreien. Jeder, der erwartet, dass AD-Kinder Dankbarkeit zeigen oder das professionelle Selbstbild dadurch bestätigen, dass sie sich rasch ändern, wird zum Opfer seines Klienten und dieser wiederum wird das seiner eigenen Beschränkungen.

Der Begriff der „Therapie" kommt vom Griechischen „theraps" und bedeutet „Diener", und in der Tat sorgt ein professionell arbeitender Therapeut für eine Umgebung, die der Entwicklung des Kindes dient. Gemäß dem Philosophen Kirkegaard kann man einem anderen nicht helfen, es sei denn man versucht zu verstehen, wie die

Hierbei war die Entscheidungsfindung des Personals zumindest nicht immer weise, so dass heute viele Erwachsene unter den Folgen der frühen Trennung leiden. Das gleiche trifft auch für deren Mütter zu. Eine erzwungene frühe Trennung schafft somit nicht nur gestörte Kinder, sondern bringt auch die Eltern durcheinander. Mütter, die körperlich von ihren Neugeborenen getrennt werden, und sei es auch nur für kurze Zeit, machen oft die lang dauernde ausgeprägte Erfahrung irrationaler Schuldgefühle. Sie neigen dazu, sich dem Neugeborenen gegenüber beziehungslos und entfremdet zu empfinden und als unfähig und unsicher in der Beurteilung der kindlichen Signale und Bedürfnisse. Sie sind auch unsicher in ihrer Entscheidung darüber, wie sie sich dem Kind gegenüber verhalten sollen. Dies ruft natürlich häufig eine wechselseitige Verkettung von Missverständnissen und unerfüllten Bedürfnissen zwischen Mutter und Kind hervor. Ganz zu schweigen davon, wie der Vater, der von Geburtserfahrung und Körperkontakt mit dem Baby ausgeschlossen ist, seine Hingabe gegenüber seinem Kind zum Ausdruck bringen soll, das lange nach der Geburt aus der Klinik kommt.

Das nächstfolgende Resultat der Veränderungen im Arbeitsleben war die etwa fünf Jahre später (parallel zu der Zeit, da Frauen der Arbeit wegen das Haus verließen) in die Höhe schießende Anzahl von Scheidungen, welche in den o.g. dänischen Familien ein neues Rollenbild schuf: das der schutzlosen überarbeiteten allein erziehenden Mutter. In vielerlei Hinsicht übte diese Entwicklung eher einen zerstörerischen Einfluss auf viele Familien aus, als einer angemessenen Neuorientierung und einer aussichtsreichen Erneuerung der Lebensart Ausdruck zu verleihen. Die materielle Absicherung, die dadurch gewährleistet war, dass beide Elternteile arbeiteten, führte zu einer Armut in punkto Reproduktion. Heutzutage stellen die Europäer 25% der Weltbevölkerung, in 20 Jahren werden es nur noch 17% sein. Die heutigen Eltern sind auch verhältnismäßig alt, wenn sie ihr erstes Baby erwarten. Sie waren niemals verantwortlich für kleinere Geschwister, sie hatten in einer frühen Lebensphase eine ganze Reihe von neuen Begegnungen, sie sahen aber weder ihre Eltern noch ihre Großeltern besonders häufig. Wenn sie selbst ihr erstes Kind in den Armen halten, wissen sie nicht, was zu tun ist, außer sich selbst und des Kindes wegen sehr ehrgeizige Ziele zu verfolgen.

Die Probleme, die Kinder in ihrer Persönlichkeitsentwicklung zeigen, haben sich verändert. Die neurotische Persönlichkeit (sehr bindungsbezogen, aber im Alter zwischen drei und fünf Jahren in den Konflikt zwischen Selbstverwirklichung und streng genommenem Über-Ich verwickelt) ist mit der sich auflösenden Familie und deren

Moralvorstellungen verschwunden und wurde durch das intelligente, verzogene, emotional unsichere Kind ersetzt, das über wenig fest gefügte Rollenvorbilder verfügt und das dazu neigt, seinem eigenen Kopf zu folgen und sich durch Erzieher nicht beeindrucken lässt. Später dann neigen diese Kinder dazu, wie besessen „Mensch-ärgere-dich-nicht" zu spielen, sind narzisstisch, machen sechs Stunden täglich Dauerlauf oder erschöpfen sich in übertriebenem Ehrgeiz und Illusionen ewiger Jugend.

Der theoretische Ansatz in der Kinderpsychologie folgt dieser Veränderung nur zögerlich. In der Tat sind unsere weltanschaulichen Grundlagen der Behandlung, unsere Methoden (so wie etwa Spieltherapie und Gesprächstherapie) und unsere allgemeinen Vorstellungen davon, was Kinder brauchen, immer noch im Wesentlichen an Problemen neurotischen Verhaltens orientiert. Und traurig genug sind diese Methoden häufig ausgesprochen anti-therapeutisch in ihrer Wirkung, wenn sie auf die verhältnismäßig kleine Anzahl von Kindern mit schwerwiegender AD angewendet werden. Wir erwarten, dass Kinder während des Tages ihre eigenen Entscheidungen fällen, soziale Initiativen ergreifen und in unterschiedlichen Gruppen tätig sind. Diese Erwartung ist bei der großen Mehrzahl der Kinder gerechtfertigt, die Unterstützung durch ihre Eltern erfahren, aber sie ist viel zu hoch gesteckt für Kinder, die von Haus aus dieses Grundvertrauen in ihre Fähigkeiten nicht besitzen.

Heutzutage verbringen z. B. in Dänemark 80% aller Kinder im Alter zwischen 6 und 36 Monaten den Tag in einer Kinderkrippe oder einem Kindergarten. Im Jahre 1948 beliefen sich die Ausgaben für Kinder auf etwa 25% des Familieneinkommens. Derzeit stellen Kinder gleichermaßen Kostenfaktor, Problem und Luxus dar, den man sich „leistet". Deshalb haben wir so wenige Kinder und bekommen sie so spät im Leben.

Heute muss ein Kind von früher Jugend an mit einer mehr oder wenig vorhersagbaren Anzahl von Erwachsenen und anderen Kindern, deren Zusammensetzung sich oft im Laufe des Tages ändert, umgehen können.

Der Wissenschaft verdanken wir die Erkenntnis, dass ein Kind unter günstigen Umständen vor dem dritten Lebensjahr mit vier oder fünf Personen eine Beziehung eingehen und sich zu einem geistig gesunden Erwachsenen entwickeln kann. Die Tagesstätte ist sehr erfolgreich in Ergänzung der elterlichen Bemühungen (vermutlich weil sie dem familiären Rahmen ähnelt), aber man macht sich Sorgen darüber, ob es auch für ein sehr kleines Kind gut ist, den ganzen langen Tag in einer Einrichtung mit vielen anderen Kindern und nur wenigen Betreuungspersonen zu verbringen. Die NICHD-Studie über Tagesstätten (2003) kommt zu dem Schluss, dass diese Form der Betreuung für Kinder zwar angemessen ist, dass aber diejenigen darunter, die jünger als zwei Jahre sind und dort den ganzen Tag verbringen, zu Verhaltensauffälligkeiten neigen. Obwohl die Studie nicht ausführlich genug ist, um die genauen Gründe dafür aufzuzeigen, gibt sie Anlass zur Sorge darüber, welches Ausmaß an Trennung kleine Kinder ertragen können.

Auch in den ehemals sozialistischen Ländern, in denen der Staat für kostenfreie Pflege der Kinder sorgte, während die Mütter arbeiteten, macht man sich nun Gedanken darüber, dass sich heute viele Eltern keine qualifizierte Tagesbetreuung ihrer Kinder leisten können, da sie beide zwei oder drei Beschäftigungsverhältnisse brauchen, nur um überleben zu können.

Eine der kostspieligsten Errungenschaften der heutigen Gesellschaft besteht in der Tat darin, sich während der vielen Stunden, da die Eltern arbeiten, eine qualifizierte Kinderbetreuung leisten zu können. Der Preis dafür steigt zunehmend, da diese Betreuung weder rationalisiert noch durch Einsatz von Computern verbilligt werden kann, so wie dies bei vielen anderen Aufgaben unserer Gesellschaft der Fall ist, denn sie basiert auf persönlichem Kontakt.

Ich spreche hierbei mit Sicherheit nicht „von der guten alten Zeit" der Kinderbetreuung vergangener Tage. Unsere Gesellschaft basiert heute auf einer vollzeitigen Integration der Frauen in das Erwerbsleben, und es muss deshalb auch eine gesellschaftliche Pflicht sein, die Familie und insbesondere die Mütter während der ersten Lebensjahre ihrer Kinder zu unterstützen; und zwar durch eine verlängerte Auszeit vom Arbeitsleben nach der Geburt, durch weit gefächerte und billige Möglichkeiten einer sicheren Säuglings- und Kleinkinderbetreuung während die Eltern arbeiten, sowie durch eine kostenfreie Ausbildung und Nachschulung für die Mütter, sobald diese ins Berufsleben zurückkehren. Dies ist ein geringer Preis, den eine Gesellschaft zu entrichten hat, gemessen an dem Mehr an Wohlstand, das durch die Frauenarbeit in die Gesellschaft einfließt. Eine solche Forderung ist umso nachdrücklicher in jenen Ländern zu erheben, in denen die Industrialisierung rasch voranschreitet und die Mütter sowohl einen außerordentlich langen Arbeitstag haben als auch dafür so gut wie nicht entlohnt werden.

Wie viele Kinder verloren diese sichere Geborgenheit bei plötzlich eintretender Veränderung während der ersten Bindungsphase? Wählt man erneut Dänemark als ein Beispiel, so ist man hier in ein System eingebunden, in dem jede Mutter von Kindern bis zu drei Jahren mehrere unentgeltliche Besuche einer Gemeindeschwester für das öffentliche Gesundheitswesen erwarten darf. Laut Aussagen dieser Schwestern (1992) fühlen sich im Allgemeinen etwa 80% der Kinder im psychologischen Sinne wohl und entwickeln sich gut. Sie können sich aufgrund einer stabilen Beziehung und eines relativ harmonischen Elternhauses auf viele Sozialkontakte gut einstellen. Für die Gesellschaft als Ganzes betrachtet liegen somit bisher keine Zustände vor, wo wir mit Panik reagieren müssen. Jedoch, und dieser Sachverhalt ist schwerwiegend genug, zeigen 15% der Kinder dieser Altersgruppe geringfügige Anzeichen von Deprivation, so wie etwa Mangelernährung (Fettsucht, Magerkeit, Vitaminmangel) oder Anzeichen der Unsicherheit, die sie daran hindern, die Umwelt als sicher genug einzustufen, um darin Erfahrungen zu machen. Sie haben zu viele Trennungen, zu viele neue Institutionen und wechselnde Personen erlebt, um ihr Leben als glücklich zu betrachten. Trotz hochschnellender Ausgaben für schulische Einrichtungen, die alle vom Staat bezahlt werden, betrachtet sich ein Drittel aller Schulabgänger als Verlierer des Systems. Diese Menschen haben dann generell eine geringe Selbstachtung. In den letzten zehn Jahren stieg der Prozentsatz für besondere Schulklassen für Kinder mit sozioemotionalen Problemen gemäß der offiziellen Statistik um 300% an.

Etwa 5% aller dänischen Kinder zeigen eindeutige Anzeichen einer ausgeprägten Deprivation, d. h., sie weisen einen ernst zu nehmenden Mangel an Kontaktfähigkeit auf und leiden unter den psychologischen Folgeerscheinungen von Gewalt, sexuellem Missbrauch, Mangelernährung etc. Diese Kinder wachsen praktisch immer als Menschen auf, die an einer Zusammensetzung von schweren Persönlichkeitsstörungen oder Psychosen leiden.

Wäre diese Veränderung in der Art und Weise der Kindererziehung nicht so schnell eingetreten, so hätten wir die Schwierigkeiten besser auffangen können oder uns daran anpassen. Ein plötzlicher Bruch persönlicher Bindung resultiert nämlich vermutlich nicht allein aus der Tatsache, dass Veränderungen eintreten (in manchen alten Kulturkreisen werden Kinder sehr erfolgreich in der Gruppe aufgezogen), sondern hat auch mit dem Tempo zu tun, mit dem dies geschieht, denn dadurch wird eine allmähliche Anpassung an diese neue Lebensbedingung vereitelt.

Ich möchte diesen Gedanken an einem Beispiel ausführen, das die Erfahrungen des englischen Anthropologen Turnbull (1987) wiedergibt: Dieser lebte gemeinsam mit dem Stamm der Ik im Hochland von Uganda und traf dort auf Menschen, die einander bestahlen, wo sie die Alten und Kinder missachteten, wo die Menschen einander offensichtlich betrogen und wo Täuschungsmanöver als eine Form der Kunst galten. Nur ein einziges Mädchen versuchte, sich persönlich zu binden. Ihre Eltern jedoch sperrten sie ein, weil sie glaubten, dieses Verhalten sei in hohem Maße abnormal. Sie starb schließlich, und ihre Eltern warfen ihren Leichnam den Tieren zum Fraß vor. Im Allgemeinen wuchsen Kinder vom dritten Lebensjahr an ohne Rollenvorbilder in Banden auf und stahlen vom zweiten Lebensjahr an Nahrungsmittel, um zu überleben. Man könnte nun einwenden, dass dieses sich weitab von uns zuträgt, Turnbull indes wollte etwas Wesentliches herausfinden, nämlich warum diese Kultur so viele AD-Mitglieder aufweist. Er befasste sich mit ihrer Geschichte und stellte fest, dass sie 40 Jahre zuvor aus einer großen Gruppe von freundlichen sozialen Menschen bestanden hatte, die sich aus Jägern und Sammlern zusammensetzte. Von heute auf morgen aber gingen sie aufgrund eines Regierungsbeschlusses ihrer Jagdgründe verlustig und konnten sich an die neue Umgebung, eine Bergwelt, die sie zuvor nur als temporäres Rückzugsgebiet verwendet hatten, nicht anpassen. Die Kultur als Ganzes verfiel.

Ein weiteres Beispiel: In Grönland hatten sich die Eskimo-Stämme im Verlauf von Tausenden von Jahren an das Leben im Rahmen von kleinen küstennahen Jagdgemeinschaften angepasst. Sie verfügten über eine wohl ausgeformte Tradition im Betreuen und Großziehen von Kindern. Dazu gehörte auch, dass der ganze Stamm im Frühjahr einen dreitägigen Ausflug mit Picknick in die Berge unternahm, wo jene Kinder, die im Winter geboren worden waren, laufen lernen konnten und alle ungelenken Gehversuche von der Stammesgemeinschaft gepriesen wurden. Um 1960 herum zwang die dänische Regierung fast alle Eingeborenen in neu erbaute Städte. Fünfzehn Jahre später litt die nachfolgende Generation zu einem enormen Prozentsatz an falsch angepasstem, alkoholisiertem, psychotischem, seiner Identität beraubtem Nachwuchs mit sprunghaft ansteigender Selbstmordrate.

Der Zusammenbruch der kommunistisch geprägten Gesellschaften in Russland, Rumänien und anderen Ländern wurde zu einer Keimzelle von verlassenen Kindern, die in Straßenbanden überlebten, und von adoptierten Kindern, die zahllose Adoptiveltern zur Verzweiflung bringen. Denn Letztere hatten geglaubt, dass Zuneigung die Wunden heilen würde, und wurden stattdessen selbst verletzt. Ich erinnere mich an eine Frühstückspause während der Arbeit im Jahre 1988, wo einer der Mitarbeiter den Vorschlag in Umlauf brachte, eine neue Abteilung für rumänische Kinder von Adoptiveltern einzurichten. Dieser Vorschlag erwies sich, wie eine biblische Vision, im

Großen und Ganzen als richtig. Es war Hoksbergen (2004), der eine ausführliche Studie über ausländische Kinder anstellte, die in Holland adoptiert wurden, dazu gehörten insbesondere 74 rumänische Kinder.

Am anderen Ende der Skala zwischen „Veränderung und Tradition" gibt es Gesellschaften, die zugunsten einer Stabilität auf Entwicklungen verzichtet haben, so wie etwa die Amischen von Nordamerika, die aufgrund ihrer gleich bleibenden Lebensform praktisch keine Mitglieder mit offen zu Tage tretenden AD- oder Persönlichkeitsstörungen aufweisen. Auch jene Psychopathen, die es den Regeln der Wahrscheinlichkeit folgend geben sollte, sind in Traditionen und soziale Regeln des täglichen Lebens eingebunden.

Diese Beispiele verdeutlichen die Auffassung, dass jede rasche Veränderung in einer Gesellschaft in vielen Familien und Individuen die Fähigkeit zur Anpassung unmöglich machen kann und dass dies in manchen Fällen in der Nachfolgegeneration zu einigen leicht erkennbaren physischen Symptomen und Persönlichkeitsstörungen führt.

Was geschieht, wenn sie heranwachsen?

Die Statistik lehrt uns, dass etwa 15 bis 20 Jahre nach der oben erwähnten radikalen Veränderung bezüglich des Arbeitsplatzes dänischer Mütter – also dann, wenn die Kinder, die als Säuglinge Zufallskontakte mit Menschen hatten, die nicht ihre Eltern waren, das Jugendalter erreichen – die nachfolgend aufgeführten Probleme Heranwachsender einen großen Zuwachs zeigen:

- Persönlichkeitsstörungen (antisoziale Persönlichkeit, Borderline-Störungen);
- schwerwiegende Identitätsprobleme, das Gefühl von Bedeutungslosigkeit und ein Mangel an Lebensfreude;
- depressive Verstimmungen und Selbstmordversuche (Dänemark hat trotz ausgeglichenen Einkommensverhältnissen und einem gut ausgebauten System der sozialen Unterstützung eine der höchsten Selbstmordraten in der Welt; das gilt besonders für Mädchen);
- selbstverletzendes Verhalten, sozialer Rückzug, aggressive oder stereotype, bedeutungsarme Verhaltensweisen;
- Suchtprobleme;
- veränderte Aktivierungszustände (Hyper- oder Hypoaktivität);
- Essstörungen (Anorexie, Bulimie);

- Autoimmunerkrankungen (so wie bestimmte Formen von Ausschlag, Arthritis und Asthma).

Symptome dieser Art waren schon immer Teil der Pubertätskrise, nun aber zählen auch viel mehr jüngere Kinder zu dieser Gruppe und geraten in einen Regelzustand der Dysfunktion, der dringende Hilfe notwendig macht.

Gerade diese aufgezählten Störungsbilder während der Jugend haben ein gemeinsames Merkmal: Sie sind identisch mit den Reaktionen von Säuglingen, die zu lange von ihren Müttern getrennt wurden! Ist es denkbar, dass jene Kinder, die klar umgrenzte Symptome der Verlassenheit während der Kindheit zeigten, diese in verstärkter Form im nächsten kritischen Lebensabschnitt während der Pubertät wieder ausbilden? Ist es ferner möglich, dass diese Krise, statt eine Transformation in die Welt der Erwachsenen einzuleiten, eine Art Domino-Wirkung der Unausgeglichenheit und nachfolgenden Regression auslöst? Ich glaube, dass dem so ist.

Es ist nicht allein ein Problem des Individuums, sondern eines, das uns alle betrifft

Ich möchte den beunruhigten Leser, der ein AD-Kind unter seiner Obhut hat, daran erinnern, dass er weder allein dasteht noch allein die volle Verantwortung dafür trägt. Jeder Erzieher sieht sich auch einem allgemeinen Problem der Gesellschaft gegenüber, das darf weder verborgen werden noch allein der Privatsphäre überlassen bleiben. Ich sage dies, weil die praktische Erfahrung als Mentor mir gezeigt hat, dass Menschen, die mit diesen Kindern zu tun haben (insbesondere Adoptiveltern ohne vorausgehende Erfahrung mit AD), dazu neigen, sich mit Vorwürfen, überbordenden Illusionen im Hinblick auf mögliche Wunder, mit Gefühlen von Ärger, Hoffnungslosigkeit und Inkompetenz zu quälen. In anderen Worten: Sie fallen der gleichen emotionalen Dynamik anheim wie die Kinder, die ihnen anvertraut sind, und sind deshalb für sie nur von geringem Nutzen.

Unsere unbewussten grundlegenden Vorstellungen von Kindern und Kindheit

Bei der Therapie eines AD-Kindes bildet der Therapeut selbst das größte Hindernis. Ein AD-Kind wird dieser Ansicht sofort zustimmen, und auch der Therapeut wird es erleben, denn unsere gewöhnlich angewandten Methoden greifen nicht mehr. Diese Anfangserkenntnis wirkt sich zusätzlich belastend auf die Tatsache aus, dass Erfolg aus Fehlern entsteht. Seien Sie deshalb geduldig sich selbst gegenüber, wenn Sie frustriert sind (vom Lateinischen frustrare = zum Narren halten, täuschen, enttäuschen etc.), und seien Sie bereit, Ihre emotionalen, kognitiven und weltanschaulichen Einstellungen neu zu verorten.

Wenn man von der schwersten Form der AD spricht, die manchmal zu einer Psychopathologie im erwachsenen Alter führt, stellen wir uns gewöhnlich entweder eine hochintelligente, widerspenstige, betrügerische Person der Wall Street vor, oder einen angeberischen Muskelprotz, der sich genötigt fühlt, jeden zusammenzuschlagen, der ihn herausfordert.

Was wir nicht tun, ist diese Gedanken an AD mit dem Begriff der der „Unschuld" der Kindheit zu verbinden. Unsere allgemeine Vorstellung der Kindheit beinhaltet eine unbewusste persönliche Erfahrung des Geliebt- und Umsorgtseins. Erwachsene Psychopathen hingegen haben mit ihrem Leben irgendwo da begonnen, wo weder Liebe noch umsorgende Pflege selbstverständlich waren. Manchmal ist niemand da, der dies vermitteln könnte, manchmal kann das Kind aufgrund eines angeborenen Mangels die angebotenen Gaben nicht annehmen. Der Mutter-Kind-Mythos ist ein vielfach mit religiösen, moralischen und emotionalen Grundstrukturen verwobenes Gefüge, und als Therapeuten gelingt es uns oft nicht, die Kehrseite dieser Strukturen zu verstehen: Wie kann man ein Kind begreifen, dessen Mutter-Kind-Erfahrungen darin bestehen, dass es mit glühenden Zigaretten verbrannt, von widerwärtigen Erwachsenen geschlagen wurde, oder das während des ersten Lebensjahres in einem Brutkasten isoliert lebte oder völlig ignoriert wurde. Und wenn Sie sich vorstellen können, dass so etwas möglich ist, wie, glauben Sie dann, sollte dann das Kind in seinem späteren Leben auf einen innigen Kontakt reagieren?

Wir neigen dazu, besonders wenn wir mit Kindern arbeiten, unseren Beruf als geeignet zu betrachten, dem Kind die Liebe und Sorgfalt zukommen zu lassen, die es zuvor in seinem Leben vermisste. Aber bereits von einem sehr frühen Alter an (meiner Erfahrung nach vom ersten bis dritten Lebensjahr) kann sich diese Absicht *manchmal* als hoffnungsloses Unterfangen herausstellen. Wenn es um Kinder geht, verhalten sich Sozialarbeiter und Therapeuten auch ein wenig wie ein Größenwahnsinniger, der glaubt, dass jeder durch die magische Berührung eines therapeutischen Zauberstabes gesund, liebenswert und vertrauenswürdig werden könne. Viele solcher falschen Vorstellungen stammen aus tief verwurzelten Überzeugungen, die durch unsere eigenen positiven Erfahrungen vor dem dritten Lebensjahr geprägt sind. „Wenn die gegebene Liebe nicht genügt, dann müssen wir mehr geben" scheint die zugrunde liegende Idee zu sein. Aber möglicherweise ist die Frage der Liebe nicht die erste, die man angehen muss.

Welches sind die Grundbausteine, die die Fähigkeit der Liebe und gegenseitigen Wertschätzung bilden? Ich möchte zur Beantwortung dieser Frage ein Gedankenexperiment aus der Philosophie anführen. Stellen Sie sich ein neugeborenes Kind vor, das Schwierigkeiten hat, sensorische Informationen zu ordnen (Hör- und Sehvermögen, Geruch, Berührung, Veränderungen im Gleichgewicht etc.).Wenn die sensorische Entwicklung verlangsamt ist, wird das Kind auch daran gehindert, Begrifflichkeiten zu bilden, die es braucht, um die damit in Beziehung stehenden lebenserhaltenden Kontakte zu begreifen: Etwa die Botschaft, dass es jemanden gibt, der es liebt und für es sorgen möchte. Viele Kinder, die später AD erfahren, leiden auch an sensorischen Defiziten oder Defiziten der sensorischen Integration in früher Kindheit. Stellen Sie sich nun des Weiteren vor, dass dieses Baby eine Mutter hat, die, ob sie nun ihr Kind liebt oder nicht, jedenfalls nicht in der Lage ist, ihr Kind häufig genug auf die einem Säugling angemessene Art zu berühren und physischen Kontakt und Pflege zu vermitteln. Und wenn sie es tut, so ist sie nicht in der Lage, die Signale des Säuglings zu verstehen, überstimuliert oder depriviert ihn. Sie überlässt das Baby oft und zufällig anderen Personen, wie etwa Nachbarn, die das Kind nicht kennt, und bittet diese, auf es zu achten. Oder stellen Sie sich ein Baby vor, das den ganzen Tag im Waisenhaus in seiner Wiege liegt und nur etwa fünf Minuten pro Tag menschlichen Kontakt erfährt. Stellen sie sich vor, dass a) der Vater entweder abwesend ist, b) gewalttätig oder auf andere Weise für das Kind gefährlich ist oder c) dass er immer wieder durch neue „Väter" ersetzt wird.

Wird dieses Kind fähig sein, sich zu irgendjemandem hingezogen zu fühlen oder eine tiefer gehende Beziehung im späteren Leben zu bilden?

Anders ausgedrückt, die Hypothese, die diesem Buch zugrunde liegt, besagt, dass die Fähigkeit zu lieben und sich zu anderen Personen hingezogen zu fühlen, sehr stark vom physischen (und deshalb emotionalen) Kontakt abhängt, der einem Menschen in einem frühen Lebensabschnitt zuteil wurde (und der in der Lage war, diesen zu erfahren).

Das AD-Kind hat somit entweder wenig Kontakt gehabt oder war unfähig, diese Beziehung in einem Ausmaß zu erleben, das es ihm ermöglichte, lang andauernde wechselseitige Beziehungen einzugehen. Das ist möglicherweise der Grund dafür, dass die normalerweise durchgeführte Psychotherapie (die auf einer wechselseitigen Beziehung zwischen Klient und Therapeut beruht) bei dieser Klientel fehlschlägt.

Ein Anfänger auf diesem Gebiet, der den kühnen Versuch unternimmt, zu den Emotionen des Kindes „durchzudringen", vergeudet unvermeidlich gute, weil notwendige Zeit. Der Preis für diese Niederlage besteht, so kann man hoffen, in ein wenig mehr Geduld (auch dem eigenen unbeholfenen Selbst gegenüber), einer professionelleren Haltung – und der verblüffend einfachen Einsicht, dass nicht jeder so fühlt, handelt und lebt, wie wir selbst es tun.

Die Therapie mit AD Kindern besteht nur in seltenen Fällen darin, den Frosch zu küssen und zuzuschauen, wie er sich in einen wahrhaften Prinzen verwandelt. Sie ist eher eine Frage des Anerkennens der Tatsache, dass eine frühe Deprivation die psychologische und soziale Entwicklung eines Kindes verlangsamen oder zum Stillstand bringen kann. Jedoch kann ein Kind, das in einer frühen Phase dieser Entwicklung verharrt, entsprechend dem bestehenden Therapieangebot Fortschritte machen. Diese Veränderung ist das Resultat einer Entwicklung, die bereits angelegt ist, und ist nicht das Produkt der eher trügerisch erscheinenden Anstrengung, die Realität an unser eigenes Maß der Dinge und unsere eigenen Erwartungen anzupassen.

Indem man mit Kindern arbeitet, wird offenkundig, dass sie sich nach ganz eigenem Muster entwickeln und zwar trotz der Mühe, die wir aufwenden, sie zu verändern oder vorherzubestimmen. Bei der Arbeit mit AD-Kindern wird auf geradezu schmerzhafte Weise klar, dass diese nur dann Entwicklungsfortschritte machen, wenn der Therapeut in der Lage ist, ihr Naturell zu erfassen und ihnen dabei hilft, sich langsam aus dem Zustand mangelnder Reife zu befreien. Jeder, der erwartet, dass AD-Kinder Dankbarkeit zeigen oder das professionelle Selbstbild dadurch bestätigen, dass sie sich rasch ändern, wird zum Opfer seines Klienten und dieser wiederum wird das seiner eigenen Beschränkungen.

Der Begriff der „Therapie" kommt vom Griechischen „theraps" und bedeutet „Diener", und in der Tat sorgt ein professionell arbeitender Therapeut für eine Umgebung, die der Entwicklung des Kindes dient. Gemäß dem Philosophen Kirkegaard kann man einem anderen nicht helfen, es sei denn man versucht zu verstehen, wie die andere Person die Welt sieht. Ein AD-Kind kann sein Gegenüber durchaus als einen leichtgläubigen Gegner betrachten, der einfach und durch die trivialste Lüge übertölpelt werden kann, der hart arbeitet, anstatt die anderen für sich arbeiten zu lassen, und der schließlich durch Furcht, Gewissen, Liebe und andere nachrangige Gefühle eingeengt wird, die allesamt einer unmittelbaren Bedürfnisbefriedigung entgegenstehen. Er oder sie betrachtet einen Therapeuten möglicherweise gar nicht als eine Person, sondern eher als eine Sache, so wie ein Spielzeug oder ein Handwerkszeug, und zieht ihn nur zum Spaß auf seine Seite bzw. unternimmt bizarre Versuche mit dessen hochgeschätzten Gefühlen:

> Ein 12-jähriger Junge kommt in das Dienstzimmer des Personals und sagt „Ich habe gerade Thomas umgebracht!" Wir hasten hinaus, um nach den Überresten von Thomas zu forschen, aber der streicht ganz glücklich einen Zaun. Wir gehen zum Jungen zurück und dieser sagt: „Ich habe ihm überhaupt nichts getan – ich wollte einfach nur wissen, wie Sie reagieren würden."

Die häufigste erste Reaktion auf solch ein unerfreuliches Zusammentreffen ist Abscheu, Wut, Argwohn und kopfloser Aktionismus seitens des Therapeuten. Es kommt, kurz gesagt, zu einer temporären Regression, die durch das Gefühl, ins Herz getroffen zu sein, ausgelöst wird, und dieses Gefühl resultiert zum Teil aus der Realität. (Wenn man andauernd den Psychopathen mit therapeutischen Forderungen verärgert, um eine emotionale Reaktion zu provozieren, könnte er den Wunsch erfüllen, indem er gemeinsam mit dem Therapeuten einen Wutausbruch erlebt).

Eine andere eher diffuse Bedrohung leitet sich aus der Erfahrung ab, dass man, provoziert durch den Klienten, eine beängstigende Tiefe an Inhumanität erlebt und dass die professionelle oder elterliche Identität und Werteüberzeugung im Laufe dieses Prozesses in Frage gestellt werden.

In Reaktion auf die verloren gegangenen Illusionen einer therapeutischen Allmächtigkeit und die daraus resultierende Hoffnungslosigkeit kommt es eventuell zu einem verbesserten Gefühl für die Realität und wir sehen uns deshalb in der Lage, interessantere und ergiebigere Fragen zu stellen. So wie etwa: Wie übernimmt man Verantwortung für eine andere Person (und damit auch für sich selbst), wie schafft man eine Umwelt, in der ein AD-Kind verhältnismäßig gelassen und sicher agieren kann, und wie hilft man einer benachteiligten Person, indem man die Natur des Handicaps als solche anerkennt, statt versucht, es auszulöschen?

Meine eigenen Vorstellungen

Viele Jahre lang habe ich die meiste Zeit in einer Pflegestelle mit AD-Kindern gearbeitet, wodurch natürlich meine Ansichten mehrmals verändert wurden. So z. B. als ein Junge mitten im Winter den vereisten Kamin eines dreistöckigen Hauses emporkletterte und in seiner Verzweiflung drohte, herunterzuspringen. In einem Tränenausbruch schrie er, dass sein Leben sinnlos sei, dass er seine Mutter vermisse, das Personal lieblos sei und dass er sterben wolle. Nach einigem Zögern kletterte ich tapfer hinauf, um ihn zu retten, jedoch nur, um auf halbem Wege festzustellen, dass er diese Szene gestellt hatte, um sich und seine zwanzig Gefährten unten zu unterhalten. Zuvor hatte er mit den anderen Kindern gewettet, ob er mich auf das Dach würde lotsen können oder nicht! Danach sammelte der kleine Buchmacher ungerührt sein Geld von den anderen ein, während ich mich in mein Büro zurückzog, über die Wesensart des AD nachdachte und darüber, wie ich den von paranoiden Kontrollphantasien besessenen Mitarbeitern helfen könnte.

Ein anderes Beispiel betrifft ein kleines sechsjähriges Mädchen mit blonden Haaren und blauen Augen, das mich voller Begeisterung davon unterrichtete, dass es „die neue Lehrerin dazu bringen kann, die Hautfarbe zu ändern!" Ich bat sie, das zu tun. Wir setzen uns zusammen mit der Lehrerin hin, und das Mädchen weist auf mich und sagt: „Dieser üble Mensch hat gerade eben seine Hand in meine Hose gesteckt!" Unsere neue Lehrerin wird rot, während sie diese interessante neue Botschaft verdaut. Das Mädchen lächelt glücklich, schaut sie dann streng an und sagt: „Ich weiß, was du gestern mit Tommy gemacht hast – ich könnte den Erwachsenen alles darüber erzählen." Die nun blass gewordene Frau hatte vergessen, ein Kind an der Bushaltestelle abzuholen, und es war ihr zu peinlich gewesen, es den anderen Mitarbeitern zu erzählen. So fuhr das Kind mit Erzählen fort, drehte sich nach einer Weile zu mir um, um triumphierend und mit unschuldigem Enthusiasmus zu verkünden: „Du siehst, ich kann sie jederzeit dazu bringen, ihre Hautfarbe zu ändern!" Ich sagte dem Mädchen, es solle aufhören die Frau zum Narren zu halten und stattdessen mit seinem Fahrrad spielen, während ich die Frau wieder aufrichtete. Dieses Mädchen ist sechs Jahre alt und kann immer noch nicht eine Person von einer Sache unterscheiden. Für es ist ein Mitglied des Betreuungspersonals ähnlich wie ein etwas weiter entwickelter Automat. Eine Woche später bringt mir das Mädchen ein totes Spielkaninchen, welches es gerade zuvor mit einer Schere in vier Stück geschnitten hatte, und sagt unbeteiligt: „Es funktioniert nicht mehr und blutet die ganze Zeit. Kannst du es nicht wieder zusammensetzen?" So viel zum Thema „glückliche Kindheit".

Realismus: Dies ist eine Benachteiligung wie jede andere auch

Was hier zu sagen ist, verdichtet den Eindruck, dass diese Kinder wahrhaftig benachteiligt sind – sie leiden an einer tief gehenden sozialen und emotionalen Unreife bis zur vollkommenen Ausblendung. Stellen Sie sich vor, Sie hätten keine Fähigkeit zur Hemmung von Verhaltensweisen. Jedes Gefühl, jede Laune oder Angewohnheit würde dann in einer endlosen Kette von Wiederholungen bis ins Chaos hinein verstärkt. Vielleicht sind Sie der Ansicht, New York sei ein sympathischer Ort, und plötzlich befinden Sie sich bereits in einem Bus, der dorthin fährt (vorausgesetzt, Ihr Interesse wurde auf dem Weg zur Bushaltestelle durch nichts anderes abgelenkt). Oder es ärgert Sie eine arglose Bemerkung von jemandem, und Sie steigern sich darüber schnell in einen Wutanfall. Oder es spricht der Lehrer mit einschläfernder Stimme, so dass Sie bereits nach zwei Minuten einnicken. Ein AD-Kind ist dergestalt benachteiligt. Es verfügt nicht oder kaum über die Fähigkeit, Empfindungen oder Handlungsimpulse zu unterdrücken oder zu ändern, sobald diese von ihm Besitz ergriffen haben. Es kann emotionale Energie weder lange halten noch festigen. Als Folge dieser Beeinträchtigung wird der Sinn für Zeit, Raum, Verhältnismäßigkeit und Zielorientierung nur auf einem sehr niedrigen Niveau entwickelt und sicherlich nicht in dem Maße, das von der Gesellschaft erwartet wird.

Angesichts dieses Auseinanderklaffens zwischen Fähigkeit und Anforderungen entwickelt das Kind gewöhnlich die Strategie einer geschickten Verteidigung in Form von nachempfundenen Verhaltensmustern, die diese Lücke schließen sollen. Manchmal bildet diese Abwehrhaltung nicht nur einen Teil der Persönlichkeit, sondern füllt diese vollkommen aus. Das Kind lernt, jede beliebige Rolle, jedes Verhaltensmuster und jede Gefühlsregung ohne innere Anteilnahme nachzuahmen. Es ist geradezu besessen davon, die von ihm als garstig wahrgenommene Welt unter seine Kontrolle zu bringen, ähnlich wie diese Rolle bei Shakespeare der Herzog von Gloucester spielte (der es nebenbei gesagt zum König und Serienmörder brachte, so wie auch heute nicht wenige Herrscher).

Begrifflichkeiten

Der Begriff der „AD" beinhaltet in gewisser Weise (wenn auch mit negativem Vorzeichen) die enttäuschte oder anderweitig beeinträchtigte Vorstellung über persönliche Bindungen. In schwersten Fällen von AD hat das Kind allerdings keinen Begriff davon. Lassen Sie mich als Beispiel das oben erwähnte Mädchen anführen. Sie hatte völlig normale Eltern, aber eine sehr schwere Geburt und war darüber hinaus mit einer Hautkrankheit geboren, die eine Sauerstoffaufnahme verhinderte. Die ersten 12 Monate verbrachte sie in einem Brutkasten, und zwar in den siebziger Jahren, als das Personal nicht wusste, wie wichtig der menschliche Kontakt für das Neugeborene ist. Sie kam folglich während ihres Aufenthaltes im Krankenhaus mit kaum jemandem in Berührung. Die alten Brutkästen machten für den Außenstehenden ein summendes Geräusch, das im Innenraum bei manchen Modellen etwa 110 dB erreicht. Dies entspricht, so kann man sich vorstellen, der Lautstärke, der man ausgesetzt ist, wenn man unter einem Jumbo-Jet steht, dessen Motoren zum Aufwärmen angelassen werden.

Betrachtet dieses Kind Menschen in irgendeiner anderen Art und Weise wie all die anderen Dinge seines Umfeldes? Hasst oder liebt sie irgendjemanden (nichts in ihrem Verhalten deutet darauf hin)? Hat sie sentimentale Empfindungen, wenn es einen Ventilator hört? Dieses Beispiel völliger Deprivation ist nicht so ausgefallen, wie Sie vielleicht annehmen. Stellen Sie sich z. B. nur einige der rumänischen Pflegekinder vor, die ich in einem ähnlichen Umfeld erlebt habe. Das eben erwähnte Mädchen wurde, nachdem es aus dem Brutkasten kam, von ihren Pflegeeltern intensiv animiert und zu allem Möglichen angespornt. Wäre dies nicht geschehen, wäre sie vermutlich eher psychotisch erschienen, statt AD-Symptome aufzuweisen. Als Sechsjährige hatte sie zumindest ein gut strukturiertes intellektuelles Fassungsvermögen.

Selbstverständlich gibt es unterschiedliche Ausprägungsgrade von AD, das vollkommen bindungsunfähige Kind, das Kind mit widersprüchlichem Bindungsverhalten, das von Hass und Sehnsucht gleichermaßen geprägt ist, das Kind mit unsicherer Bindung, das an einem geringen Selbstwertgefühl leidet und sich entsetzlich allein und verlassen fühlt, wobei die letztgenannten Fälle einer AD-Diagnose nur nahe kommen.

Vom Standpunkt der Gesellschaft aus gesehen, verhält sich ein AD-Kind antisozial. Aus der Sicht eines Klinischen Psychologen, so wie ich es bin, reift ihre Persönlichkeit nicht bis zu einem Maße aus, wo sie erkennen können, was als sozial erfahren wird und was nicht, wobei die schweren Fälle eher als präsozial denn als bewusst antisozial zu verstehen sind. Die Bezeichnung einer „präsozialen Persönlichkeit" (das Fehlen eines sozialen Verständnisses) trifft auf diese Kinder am besten zu.

Sie müssen darum kämpfen, die Komplexität auch nur der kleinsten Gruppe zu erfassen, und bei der Kontrolle ihrer eigenen Kräfte sind sie so hilflos wie ein Säugling im Umgang mit einem Moped. Es bedarf eines gewissen Maßes an Reife, um sich selbst in einem sozialen System zu wissen (und zu erkennen, dass man ein Teil davon ist). Mit durchschnittlicher Intelligenz und einer unreifen Persönlichkeitsstruktur verhaften Lösungsversuche nach zwischenmenschlichem Kontakt oft an einer pseudo-sozialen Oberfläche, d. h. der Klient kann jede zufällig vorgegebene soziale Rolle und jedes Verhalten übernehmen bzw. annehmen.

Viele gute Gründe sprechen dafür, sich mit der Natur des AD-Klienten vertraut zu machen. Einer davon ist, dass sie uns vieles über die Krankheitsanfälligkeit unserer Gesellschaft im Allgemeinen verraten, ein anderer, dass unsere Erkundungen darüber zu einer unendlich sprudelnden Quelle des Verständnisses von Bedingungen und Grenzen einer gesunden Bindungsfähigkeit werden, und zwar für das gesamte Leben.

Im laufenden Text wird das Wort „Mutter" zwar oft, aber eigentlich nur als eine Art Verkürzung des Gemeinten verwendet, denn in vielen Familien tragen der Vater, die Großeltern oder andere stabile Beziehungspersonen, so wie etwa die Pflegeeltern oder Tagesmütter, ganz erfolgreich zum Bemühen der Mutter bei, ein sicheres emotionales Beziehungsgefüge für den Säugling bereitzustellen. Der Begriff der „Mutter" bezieht sich auf eine Funktion und nicht notwendigerweise auf ein biologisch begründetes Gefolgschaftsverhältnis. Mit diesem Ausdruck ist die Person gemeint, die während der ersten beiden Jahre hauptsächlich für das Kind verantwortlich ist und an die sich das Kind, oft auch in Verbindung mit anderen Rollenmodellen, binden kann.

Allgemeiner Auffassung nach vermag ein Säugling mit Erfolg mit vier bis fünf stabilen Bezugspersonen eine Bindung aufnehmen, z. B. mit der Mutter, dem Vater, der Tagespflege-Person, einer Schwester und einem Bruder oder einer anders zusammengesetzten Gruppe, die „mütterliches" Verhalten übernimmt. Diese „Mutter"-Funktion besteht somit in der Tat in einem „kleinen, kohärenten, behütenden, das Kind sorgfältig beschützenden sozialen System".

Was kann dieses Buch Ihnen vermitteln?

Der TEIL I ist der THEORIE, URSACHENFORSCHUNG und SYMPTOMATIK gewidmet: Was braucht man an grundlegenden theoretischen Kenntnissen, um dieses Buch zu lesen? Was kann den Kontakt zwischen dem Kind und seiner Umgebung abbrechen lassen? Was bedeutet es, Kontakt zu haben, und zwar nicht nur im psychologischen Sinne, sondern auch in verschiedenen physiologischen Entwicklungsstufen zwischen Embryonalstadium und Geburt? Der Text orientiert sich an der Chronologie kindlicher Entwicklung. Es wird Datenmaterial aus der Genetik, der Embryologie, der Neurologie und Pädiatrie herangezogen, um Ursachen und Symptome zu beschreiben.

Der TEIL I enthält des Weiteren eine Reihe von Prüflisten für AD-Symptome in verschiedenen Altersstufen. Diese sind als Checklisten für eine mit Risiken behaftete Entwicklung zu verstehen, nicht als diagnostische Manuale, obwohl sie auch als Richtlinie dienen und bei der Entscheidung behilflich sein können, ob professionelle Hilfe vonnöten ist.

Im TEIL II wird die THERAPIE in verschiedenen Entwicklungsstadien beschrieben. In frühen Phasen (z. B. während der Schwangerschaft) kann sie darin bestehen, die Mutter vom Trinken abzuhalten, in einer späteren Phase mag die Therapie dem Kind helfen, sensorische Grundfunktionen einzurichten und zu stabilisieren, und noch später dazu beitragen, die Anforderungen der sozialen Umwelt zu meistern. Ein Kind wandelt im Verlauf von Schwangerschaft und Kindheit mehrmals seine innere, seine physiologische Organisation, und jedes Mal muss auch die Therapie gewandelt und angepasst werden. Methoden, die zu einem bestimmten Zeitpunkt der Entwicklung angemessen sind, können zu anderen Zeiten sinnlos, wenn nicht in ihren Auswirkungen sogar verheerend sein.

Für jedes kindliche Entwicklungsalter finden Sie ZIELE, METHODEN und UMSTÄNDE, die hinderlich sind (sowie Vorschläge zur Vorgehensweise), um Ihre eigenen praktischen Planungen zu erleichtern.

Im TEIL III werden Richtlinien zusammengestellt, die helfen, das therapeutische Milieu vorzubereiten. Es werden emotionale, physische und soziale Rahmenbedingungen angesprochen, damit das therapeutische Vorgehen besser geplant werden kann. Die persönliche Entwicklung und die Schwierigkeiten von Personen, die beruflich mit AD-Problemen zu tun haben, werden ebenso beschrieben wie die allgemeinen Aufgaben des Mentors. Auf Ebene der Gruppenarbeit werden Vorschläge zur Entwicklung und Führungsarbeit gemacht, die zur Unterstützung des Teamgeistes notwendig sind.

TEIL I

AD-ENTWICKLUNG VON DER EMPFÄNGNIS BIS ZUM ERWACHSENENALTER

Ursachen und Symptome

Ein systemischer Blickwinkel der Beziehung zwischen Mutter und Kind

Kontakt, Selbstorganisation und Entwicklung von Konstanz

Konsequenzen der Unterbrechung einer Verbindung

„Meine Liebe ist vergleichbar mit einem Raben an meinem Fenster, dessen Flügel gebrochen ist."

Bob Dylan (aus „Love Minus Zero")

KAPITEL 1

URSACHEN UND SYMPTOME

Zwei Hauptgründe für die Zerrüttung des Sozialverhaltens

Im Allgemeinen gibt es zwei zerstörerisch wirkende Umstände, die mit dem frühen Lebensalter und der zwischenmenschlichen Kontaktaufnahme eines AD-Kindes interferieren.

A. Eine Dysfunktion des Nervensystems nach der Geburt, die es nicht wirklich erlaubt, dass ein Kind sensorische Informationen wahrnimmt bzw. diese zu stabilen handlungsleitenden Mustern und emotionalen Empfindungen umformt. Dies wird oft durch erschwerende Bedingungen während der Schwangerschaft und Geburtskomplikationen verursacht.

B. Ein Mangel an kontinuierlicher liebevoller Pflege, von Nahrung und Anregung durch einen oder zwei Erwachsene vor dem zweiten Lebensjahr. Möglicherweise ist auch die Mutter nicht in der Lage, diese Fürsorge angedeihen zu lassen. Dies ist meistens der Fall, weil entweder aufgrund ihrer eigenen unstabilen Persönlichkeit oder aufgrund externer Faktoren (Krieg, Armut oder Hungersnot) der regelmäßige tägliche Kontakt abbricht.

Manchmal mag einer dieser Faktoren genügen, um die Entwicklung zum Stillstand zu bringen, gewöhnlich aber interagieren diese und vergrößern in ihrer Kombination ihre verheerenden Wirkungen. Das kann dazu führen, dass sich das Kind emotional und sozial gesehen viel langsamer entwickelt als andere Kinder des gleichen Alters. Soweit bekannt ist, müssen die Grundpfeiler emotionaler und sozialer Fähigkeit vor dem zweiten Lebensjahr gelegt werden. Geschieht das nicht, kann die Entwicklung gehemmt werden. Emotional betrachtet wird das Kind im Alter von 14 Jahren dann immer noch so reagieren, wie dies, sagen wir, im Alter von der Geburt bis zum zweiten Lebensjahr der Fall war.

Diese Verzögerung muss nicht notwendigerweise auf andere Entwicklungsgebiete übertragen werden, also etwa auf motorische oder intellektuelle Fähigkeiten. Die Fähigkeiten, die wir gewöhnlich als „Intelligenz" oder als „Sprache" bezeichnen, entwickeln sich neurologisch betrachtet allein von der „Geh-Lernphase" aus bis zum 14. Lebensjahr und können deshalb verhältnismäßig unbeeinflusst bleiben, wenn das Kind während der genannten Phase eine verhältnismäßig normale Umgebung hatte. Die geistigen Fähigkeiten werden jedoch in einer ziemlich primitiven Art und Weise umgesetzt, da das Kind die hierbei unterliegende gefühlsbezogene und soziale Bedeutung, etwa die emotionale Tragweite der benutzten Worte (Williamson 1991), nicht versteht. Das schlechteste aller Resultate ist ein intelligenter Psychopath. Auch er kann es zu einem geschickten Broker bringen oder zu einem Arzt, aber möglicherweise treibt er viele Firmen in den Ruin oder verstößt ganz ungerührt gegen das Berufsethos.

Der springende Punkt dabei ist zu erkennen, dass die Ursachen dafür viel früher zu suchen sind, als es die sozialen Symptome oder die Beziehungsabbrüche vermuten lassen. Eine Behandlung liegt deshalb außerhalb jeder Möglichkeit, denn man kann zwar versuchen, einem Fünfjährigen Sozialverhalten beizubringen, indem man altersgemäße Methoden anwendet, wie etwa an das Gewissen appellieren oder ihn ins Gebet nehmen. Das Kind ist jedoch, emotional betrachtet, nicht älter als ein Jahr und reagiert deshalb auf Ihre Worte entweder negativ oder überhaupt nicht. Er oder sie wird Sie entweder einfach nicht verstehen, oder nicht fähig sein, sich auf Ihre Kommunikation einzulassen. Um komplexe soziale Fähigkeiten zu entwickeln, bedarf es solider Grundlagen in einer frühen Entwicklungsphase. Es ist deshalb unerlässlich, festzustellen, was mit dem Kind vor dem zweiten Lebensjahr geschah und auf welche Weise dies zu einer unreifen Persönlichkeit beitragen konnte.

Die sozialen Symptome, die nach dem dritten Lebensjahr zunehmend deutlich werden, weisen nur darauf hin, dass vorausgehende Entwicklungsphasen nicht zu einer zweckentsprechenden Wirksamkeit ausgereift sind. Die Grundlage sozialer Fähigkeiten ist deshalb zu zerbrechlich, um dem Kind die Entwicklung von Eigenschaften wie etwa der Empathie, der Errichtung vertraulicher Beziehungen, der Frustrationstoleranz oder der ausreichenden Selbstgewissheit, die nötig ist, um sich auf Neues einzulassen etc., zu erlauben.

Im Weiteren werde ich mich tiefer gehend mit der Problematik befassen, was eine Bindungsstörung bei einem Menschen verursacht, der als Konsequenz dieser Störung sich sein Leben lang mit Problemen herumschlagen muss, die ein normales dreijähriges Kind bereits gelöst und hinter sich gelassen hat.

Was geschieht also, wenn die frühen Phasen der Entwicklung nicht genügend zur Ausreifung kamen?

Hier ein häufig vorkommender Fall eines AD-Verhaltens, der mir von gleichermaßen selbstlosen wie erschöpften Pflegeeltern berichtet wurde:

> Jack kam zu uns, als er 18 Monate alt war. Seine Mutter, die an Alkoholproblemen litt, war schließlich damit einverstanden, dass er mindestens für einen Zeitraum von zwei Jahren bei uns leben dürfe. Nach dem ersten Monat sahen wir sie nie wieder. Wir verbrachten viel Zeit damit, auf Jack einzugehen, und so wurde aus einem übersensiblen, zurückgezogenen Säugling, der stundenlang schrie, wenn er gefüttert oder gewickelt wurde, allmählich ein aktives Kind, das, wie andere auch, allmählich Wörter verstand und krabbeln konnte. Je älter er wurde, desto offenkundiger wurde aber auch, dass er ruhelos war. Er geriet zu einem immer aktiveren Kind, das sich mit nichts lange befassen konnte. Er war überall im Haus zu finden, in Schubkästen und Wandschränken, wobei er oft Dinge kaputtmachte oder zerriss und dann zu Gunsten von etwas Neuem das Interesse daran verlor. Wenn er schlief, dann für fünf Minuten, um danach für Stunden, auch in der Nacht, wieder hyperaktiv zu sein.
>
> Er war sehr impulsiv und hatte einen sehr eingeschränkten Aufmerksamkeitsfokus: Im Alter von vier Jahren konnte es sein, dass er vor ein Auto lief, weil er gerade auf der anderen Straßenseite etwas gesehen hatte. Manchmal lief er ohne Vorwarnung fort und wir fanden ihn dann bei den Nachbarn, wo er um Kekse oder sonst etwas bettelte. Es war schwierig, ihn im Zaum zu halten, denn er war sehr liebenswürdig und sprach mit jedermann, als seien sie alte Freunde. Er war jedermanns Liebling und verstand es, diese Rolle bis zur äußersten unmittelbaren Befriedigung auszukosten.
>
> Er war sehr klug, und wenn wir ihm Vorhaltungen machten oder über die Einhaltung von Regeln sprachen, wusste er sie schnell auswendig, aber er erinnerte sich daran in der praktischen Anwendung nicht, sondern vergaß alles, was man ihm gesagt hatte, sobald er sich nur umdrehte. Er leugnete auch Fakten und erhob gegenüber anderen Personen Verdächtigungen, und zwar beides auf eine unschuldig wirkende Art.
>
> Wir waren verwirrt – auf der einen Seite konnten wir ihm nicht widerstehen, auf der anderen waren wir zunehmend frustriert und verärgert. Wir hatten große Zweifel darüber, wie wir mit ihm umgehen sollten. Offensichtlich verstand er nur uneingeschränkte, strenge und einfache Anweisungen. Mit der Zeit gerieten wir immer mehr durcheinander. Jack konnte unserer Tochter gegenüber, die ein wenig jünger war, sehr liebenswürdig und liebevoll sein, aber er wurde oft eifersüchtig und beschuldigte uns, sie zu bevorzugen und ihn zu vernachlässigen, obwohl es sich gerade anders-

herum verhielt. Eines Tages lag sie schreiend mit roten Striemen am Hals da. Jack bestritt stundenlang, damit etwas zu tun zu haben, und als wir ihn dazu zwangen, es zuzugeben, beschuldigte er sie, ihm im Wege gewesen zu sein. Zwei Minuten später hatte er alles vergessen und bat sie, mit ihm etwas zu spielen. Einmal hatten wir ihm etwas verboten, und fünf Minuten später versuchte er, das Auto in Brand zu stecken. Wir entdeckten auch, dass Jack viele Dinge weggenommen hatte, etwa Geld, glänzende Objekte und Nahrungsmittel, die er alle im Keller versteckte hielt. Als wir versuchten, mit ihm darüber zu reden, leugnete er erbittert oder bot eine abenteuerliche Erklärung. Wenn wir weiter darüber sprechen wollten, warf er uns vor, dass wir böse seien und ihn verletzen wollten. Er wusste ganz genau, wie er unsere Schwachpunkte finden konnte.

Als Jack in die örtliche Privatschule kam, wiederholte sich dies alles immer wieder. Die Lehrer mochten ihn und verneinten, dass es in der Klasse irgendwelche Probleme gebe. Wir begannen bereits, uns zu beruhigen, als wir plötzlich hörten, dass er in eine Beobachtungsklasse gekommen war. Später hörten wir, dass andere Eltern damit gedroht hatten, ihre Kinder aus der Schule zu nehmen, falls Jack nicht wegkäme. Andere Kinder wieder himmelten ihn an und waren bereit, für ihn Verbotenes zu tun. Wieder andere fürchteten seine Wutanfälle. Eine junge Lehrerin, die trotz unserer Warnung Zuneigung zum ihm empfunden hatte, musste eines Tages erleben, dass er von hinten mit einem Stuhl auf sie einschlug. Sie lag zwei Monate im Krankenhaus. Er schien jeden zu hassen, der ihm zu nahe trat. Die Schule schlug uns vor dem Hintergrund eines unausgesprochenen Vorurteils, dass unsere Ehe unharmonisch verlaufen müsse, was sich auf Jacks Verhalten auswirke, eine Paartherapie vor. Niemand schien uns zu verstehen, und wir zogen uns allmählich aus dem sozialen Leben unserer Gemeinde zurück.

Im Alter von 11 Jahren hatte sein Hang zum Davonlaufen zugenommen, und Leute, die meilenweit entfernt von uns lebten, riefen uns mitten in der Nacht mit der Frage an, ob wir unseren Sohn „vergessen" hätten. Eines Morgens war alles Geld aus dem Haus verschwunden und mit ihm auch Jack. Er kam dann zu einer anderen Familie, so wie er es schon jahrelang gewollt hatte, blieb dort aber nur sechs Monate lang. Die neuen Pflegeeltern berichteten uns, dass er uns nur erwähnt habe, wenn er einer Anforderung ihrerseits entgehen wollte, sonst nicht. Wir waren nahe daran, uns scheiden zu lassen, und mussten in eine andere Gemeinde umziehen. Wir fühlten uns schuldig, weil wir so erlöst waren, dass wir ihn im Guten losgeworden waren. Wir trafen nie jemanden, der uns nicht im Stillen für schuldig befand, außer den Eltern, die selbst solche Kinder hatten. Heute ist er 17 Jahre alt und schon mehrfach wegen Betrugs, versuchtem Raub und Gewalttätigkeit eingesperrt worden. Sie sollten ihn sehen, wie er einen Richter durch seine Geschichte über seine schrecklichen und grausamen Pflegeeltern zum Schmelzen bringen kann. Was haben wir falsch gemacht?

Die Antwort auf die letzte Frage ist natürlich: „Nichts, außer, dass Sie ein seltenes Problem nicht erkannt haben." Es gibt in der Tat nur sehr wenig Menschen, die mit AD umgehen können, und deshalb werden die Symptome in einem falschen Bezugsrahmen gesehen.

Normale frühe Kontakte; Selbstorganisation und Konstanz

Im Folgenden möchte ich die Güte einer Beziehung zwischen dem Kind und seiner Umgebung von der Konzeption an betrachten. Ich gehe davon aus, dass eine Beziehung mehrere Kriterien erfüllen muss, um dem Kind eine gefühlsmäßige Konstanz zu vermitteln (also die Fähigkeit zur Ausprägung bringt, eine bestimmte Rolle einzunehmen, obwohl sich die Umgebung ändert). Der Begriff der „Kontaktunterbrechung" beschreibt Ereignisse und Kontaktformen, die diesen Gütekriterien nicht entsprechen oder den Aufbau eines stabilen emotionalen Systems verzögern. Der Ausdruck „Selbstorganisation" bezieht sich eine ausgeglichene Funktionstüchtigkeit auf jedem beliebigen Entwicklungsniveau.

Die Bedeutung des Kontakts in der kindlichen Entwicklung

Der Begriff „Kontakt" bedeutet eigentlich „durch berühren" etwas erreichen. (lat. con = mit, *tactile* = Hautkontakt, der Sinn für Berührung). In der hier benutzten Bedeutung bezeichnet Kontakt jede Beziehung zwischen dem Kind und seiner Umgebung. Er bezieht sich besonders auf die Mutter und auf physische Nähe. Für Kontakt braucht es immer zwei Seiten: Aktion und Reaktion, und zwar von beiden. Das bedeutet, beide müssen agieren und so versuchen, aktiv für Rückmeldung über Aktion oder Reaktion zu sorgen, d. h. zu kommunizieren. Das Kind versucht, sich bewegenden Objekten zu folgen, die Mutter antwortet, indem sie versucht, die Aufmerksamkeit auf sich zu ziehen, z. B. indem sie Geräusche macht oder den Blickkontakt verlängert. Das Kind schreit, die Mutter füttert und wiegt es. Kurz gesagt, Kontakt braucht gegenseitige Zuwendung von Aufmerksamkeit.

Im Laufe der Entwicklung stellt sich die Frage des Kontaktes als ein andauernder mehr oder weniger gelungener Austausch zwischen dem Kind und seiner Umgebung dar. Dieser Austausch entwickelt sich im Sinne eines „Schneckenhauses", wobei jede neue Funktion auf bereits vorhandene aufbaut: Von der Befruchtung an (dem Kontakt zwischen zwei genetischen Codes) zur physischen Zuordnung (der Kontakt zwischen Embryo und Mutterleib), durch die Phase der Schwangerschaft hindurch (Kontakt zwischen Fötus und Mutterleib via Nabelschnur), den Geburtsvorgang betreffend (von dauerndem

Hautkontakt und Muttermilch-Fütterung zu intermittierenden Kontakten) und hin zu sensorischem Kontakt (das Kind lernt aufgrund der täglichen Routine und der mütterlichen Aufmerksamkeit sensorische Reizmuster zu unterscheiden), sensomotorischem Kontakt (das Kind lernt seine aufmerksamkeitsbezogenen Antworten zu strukturieren) und schließlich weiter zu psychologischem (Entwicklung einer Bindung und Bildung einer internen Vorstellung der Mutter, bei zunehmender Unabhängigkeit von ihrer physischen Präsenz) und sozialem Kontakt fortschreitend (Entwicklung der Selbstwahrnehmung, Erlernen von sozialen Beziehungsmustern, Lösen innerer Konflikte zwischen persönlichen und sozialen Bedürfnissen, Erlernen der Rollen der Familienmitglieder und Erreichen von Selbstvertrauen), entstehen immer neue aufeinander aufbauende Formen der Bindung.

Die natürliche Entwicklung der Kontaktbildung scheint allmählich fortzuschreiten. Der Kontakt beginnt mit einem noch ununterbrochenen physischen Kontakt und außenbestimmter Abhängigkeit und entwickelt sich weiter zur Interaktion mit sich selbst (innerer Dialog zwischen Gefühlen, Aufmerksamkeit, Gedanken, Gedächtnis, Sprache, bestimmten Verhaltensmustern) und damit zu einer relativen Unabhängigkeit von augenblicklicher Umgebung. Im Alter von zwei Jahren ist ein normal entwickeltes Kind in der Lage, vom Grundsatz her zu unterscheiden und auszuwählen, womit und mit wem es physisch und psychisch Kontakt aufnehmen möchte. Es kann entscheiden, dass es dies oder jenes essen möchte, manchen Spielzeugen sein Interesse zuwenden will, anderen nicht, mit manchen Menschen eine Beziehung sucht, andere vermeidet und dass es eine nichtanwesende Person vermisst bzw. sich freut, dass sie anwesend ist.

Der Kontakt scheint sich auch von einem symbiotischen in einen gegensätzlichen bzw. konfliktreichen Zustand zu wandeln. Diese Wandlung hilft dem Kind, sich zu trennen, physische und psychische Grenzen zu errichten und schließlich zu einer eigenständigen Person mit ausgeglichenem Geist und ausgeglichener Psyche zu werden. Ohne anfänglichen Kontakt kann sich ein Kind nicht trennen und eigenständig funktionsfähig sein, und dieser Mangel an Initialkontakt ist ein Kennzeichen eines späteren AD-Kindes. Es bleibt vollkommen von der augenblicklichen Umgebung und von einer starken und andauernden Rückkoppelung durch andere abhängig.

Interne Funktionen wurden nicht fest genug aufgebaut, und deshalb kann es möglich sein, dass immer Unterstützung von außen notwendig sein wird.

Die Organisation des Selbst

Der Begriff „organ" kommt aus dem Griechischen und bedeutet „Werkzeug". Im vorliegenden Text ist mit Selbstorganisation die genetisch angelegte, einem Kind innewohnende Tendenz gemeint, Gefühle, Verhaltensmuster, Fähigkeiten, Selbstregulationssysteme und Formen der Anpassung zu entwickeln, die allmählich von einer Abhängigkeit von äußeren Anregungen zu einer selbst gesteuerten Regulation und Anpassung übergehen. Diese „Werkzeugentwicklung" erfordert eine interne Arbeitsteilung, ähnlich wie sich in der Embryonalphase einzelne Zellverbände funktional spezialisieren oder die beiden Hirnhemisphären sich die Aufgabe der Informationsverarbeitung teilen.

Eines der Hauptanliegen beim Erziehen von Kindern besteht darin, eine bestimmte Fähigkeit in ein Verhalten umzumünzen, welches das Kind verstehen kann, und dieses Verhalten unter verschiedenen äußeren Bedingungen so lange zu wiederholen, bis es internalisiert wurde.

Ein gutes Beispiel dafür ist das Lesenlernen: Man überträgt seine Fähigkeit auf für das Kind gedachte Verhalten. Es lernt Körperhaltung und Worte nachzuahmen, während man liest, und allmählich begreift es, welche Art der Transformation nötig ist, um etwas Gesehenes in etwas Gesprochenes zu übertragen. Dann hat es sein eigenes Kodierungssystem errichtet und kann ohne Zuwendung oder Unterstützung lesen. Man hat somit gemeinsam eine selbst gesteuerte Lesefunktion im Kind aufgebaut. Ein ähnlicher Ablauf wiederholt sich beim Lernen wie man isst, trinkt, sich bewegt, lacht, liebt, spielt und sozialisiert wird.

Die Entwicklung von Konstanz

Verglichen mit einem Erwachsenen kann man ein Kind mit einem Wort charakterisieren: seiner Instabilität. Der Begriff „Konstanz" (aus dem Lateinischen: „vor etwas bestehen") wird von Psychologen benutzt, um das Ausmaß an innerer Stabilität zu beschreiben, das in verschiedenen frühen Entwicklungsstadien besteht. Eine wichtige Form ist die *Objektkonstanz*, das bedeutet, das Kind ist allmählich in der Lage, die Mutter wieder zu erkennen und sich ihrer zu erinnern (als Objekt der Aufmerksamkeit), es entwickelt eine innere Repräsentation von ihr, die mit der Zeit von ihrer physischen Präsenz unabhängig wird. Alte Menschen, die viele frühe Kontakte mit ihrer

Mutter hatten, sprechen von ihr unter Umständen mit großer Liebe, obwohl sie schon seit Jahrzehnten gestorben sein mag – ein ausgeprägtes emotionales Gedächtnis von ihr leitet ihre Handlungen und bildet ein Modell für alle späteren Beziehungen.

Konstanz lässt sich definieren als die Fähigkeit, eine bestimmte Verhaltensweise angesichts wechselnder äußerer Umstände beizubehalten.

> Sie bitten z. B. ein zweijähriges Kind, aus der Küche eine Tasse zu bringen. Auf dem Weg dorthin wird das Kind durch eine Menge interessanter Objekte abgelenkt, vielleicht spricht jemand mit ihm über irgendetwas. Die Frage ist, wie viel Ablenkung kann das Kind verkraften, um immer noch an die Tasse zu denken und mit ihr zurückzukommen? Oder Sie verstecken sich hinter einer Tür und lassen das Kleinkind Sie finden – es entwickelt dann eine Zeit überdauernde Vorstellung Ihrer Existenz.

Man sollte sich in Erinnerung behalten, dass eine Konstanz beibehalten wird, obwohl man beständig neue Informationen verarbeitet. Gerade so wie unser leibliches Ich ganz offensichtlich im Laufe des Lebens durch metabolische Vorgänge keinen Identitätsverlust erfährt (dank des genetischen Codes), genau so wird der zufällige Strom an Informationen aus unserer Umgebung durch das Phänomen der Konstanzbildung auf eine besondere Weise geordnet (den psychologischen Code).

Diese Konstanz kann man sich als eine Art Mechanismus vorstellen, der unaufhörlich mit der Wiederherstellung seiner selbst befasst ist und dabei beständig neuen Ereignissen und belastenden Herausforderungen widerstehen muss. Schon ein kleines *coli bacterium* zeigt eine ihm innewohnende Tendenz zur Konstanzerhaltung: Wird ein Gen zur Bildung von Insulin in seine DNA eingeschleust, dann produziert es anfangs gehorsam Insulin, aber nach einiger Zeit wird es das eingefügte DNA-Stück entfernen und wieder zum guten alten *coli bacterium* werden. Das bedeutet für uns Konstanz! Man kann sagen, dass der Konstanzmechanismus das Herzstück unserer Identität bildet (lat: *idens* = das Gleiche sein).

Die Zellwand ist als eine semipermeable Membran zu verstehen, die sowohl eine Beibehaltung der inneren Beständigkeit als auch einen kontrollierten Austausch mit der Umgebung gewährleistet. Die Embryonalzelle, die ihre innere Unveränderlichkeit bewahrt und doch eine Interaktion mit dem umgebenden Mutterleib gestattet, übt somit die erste Konstanzfunktion im Leben eines Menschen aus.

Die internalisierte Konstanz eines Kindes hängt von der anfänglichen äußeren Beständigkeit ab, das heißt, die unmittelbare Umgebung muss ein gewisses Maß an Stabilität, Regelhaftigkeit und

Vorhersehbarkeit aufweisen, ehe sich das Kind an Veränderungen anpassen kann und ein eigenes unabhängiges internes Schema bilden kann. Beliebige Antworten führen in diesem Fall zu ebenso beliebigen internalisierten Funktionen. Wenn z. B. die Mutter ihr Kind nicht regelmäßig anregt, wird es Schwierigkeiten haben, eine Konstanz in Körpertemperatur, Herzschlag und Atmung zu entwickeln. In späteren Entwicklungsphasen wird es lange nicht lernen, sich eines Objektes (seines Interesses) bewusst zu sein.

KAPITEL 2

STADIEN DER SELBSTORGANISATION

Stadien der Selbstorganisation

Welche internalisierten funktionalen Systeme sind für die Entwicklung entscheidend? Die therapeutischen Bemühungen betreffend sind zwei Fragen lebenswichtig:

A: Welches sind die elementarsten Funktionen, die ein Kind noch nicht zu festigen vermochte – wo ist die Beständigkeit noch nicht hinreichend?

B: Wie kann es gelingen, ein therapeutisches Umfeld herzustellen, in dem das Kind diese Funktionen in ein System, ein bedeutungsvolles Ganzes, einbinden kann?

Stadium I: Physische Selbstorganisation

Der genetische Vorgang der Konzeption, das Leben im Mutterleib und die Geburt stellen eine Aufeinanderfolge von physischen Organisationsformen dar, wobei es insbesondere um die Organisation des Nervensystems geht.

Als Resultat einer normal verlaufenden physischen Entwicklung kann der Fötus während der Schwangerschaft auf Reize reagieren, denn er kann sich bewegen und so in das System, in dem er lebt, integrieren, seine Form verändern und zum Ende der Schwangerschaft bzw. unmittelbar nach der Geburt auf Stimulation ansprechen.

Ein Individuum mit einem normal entwickelten Nervensystem wird durch dieses auch versuchen, mit der Mutter oder einer vergleichbaren Person nach der Geburt Kontakt aufzunehmen. Das Neugeborene hat die Fähigkeit zu kommunizieren, kann auf primitive Art und Weise Informationen empfangen, wahrnehmen und antworten.

Das Ergebnis der physischen Entwicklung kann man als *organische Konstanz* bezeichnen. Das bedeutet, es lernt allmählich mittels regelmäßiger Anregungen seine körperlichen Aktivitätsmuster zu stabilisieren, so z. B. Gehirnwellen, Schlaf- und Wachzyklen, Aufmerksamkeitsvorgänge, Atmung, Verdauung und Herzschlag, Köpertemperatur, Reaktionen auf Reizung und Abwehrmechanismen gegen Infektionen.

> Wie kann man eine Umgebung schaffen, die die Mutter ermutigt, für den Fötus während der Schwangerschaft optimale körperliche Bedingungen herzustellen, damit es eine organische Beständigkeit entwickelt?

Stadium II: Sensorische Integration

Das Baby verbringt die meiste Zeit seines Wachzustandes damit, die Sinneseindrücke zu einem bedeutungsvollen, wieder erkennbaren Ganzen zusammenzufügen. Im Gehirn beginnen verschiedene sensorischen Areale, wenn sie angemessen stimuliert werden, ein internes Kommunikationsnetzwerk aufzubauen. Die erste Aufgabe, die sich dem Baby stellt, besteht darin, ein in sich geschlossenes sensorisches System aufzubauen, irrelevante Informationen zu unterdrücken und die Aufmerksamkeit auf nützliche Botschaften zu richten. Die getrennt arbeitenden sensorischen Fähigkeiten (Gesichtssinn, Gehör, Geruch, Geschmack, vestibuläre Informationsverarbeitung, taktile Informationsverarbeitung, Verarbeitung von Informationen aus inneren Organen, Muskeln und Gelenken) werden durch die tägliche Routine stimuliert, wobei die Mutter als konstanter, stabilisierender Filter gegenüber der Außenwelt agiert. Sie unterbindet allzu heftige sensorische Eindrücke und sorgt für externe Stimulation, wenn die Umgebung zu trostlos ist, damit eine sensorische Deprivation vermieden wird.

Sie bringt dem Kind allmählich bei, mit Frustrationen fertig zu werden (Hunger, Schmerz, Durst etc.), indem sie unmerklich den Zeitpunkt von Sättigung und Erleichterung hinausschiebt. Zu den Verhaltensfunktionen, die das Kind entwickelt, gehört die Fähigkeit, innere und äußere Signale voneinander zu trennen und zu unterscheiden, welche woher kommen (die erste Grenze liegt hierbei in der Sensorik), verschiedene Sinneseindrücke unter Zuhilfenahme von Außenreizen zu einem sinnvollen Ganzen zu verbinden (z. B. einen bestimmten Geruch, Geschmack, eine bestimme Kontur, eine Stimme, Berührung oder Bewegung in ein kohärentes, wieder erkennbares

Konzept der Mutter zu integrieren). Kurz gesagt: Das Kind versetzt sich selbst in die Lage, seine eigenen inneren Bedürfnisse, seine Grenzen nach außen und wesentliche Aspekte seiner Umgebung (Reize, deren Erfüllung wesentlich ist) in einen geordneten Zusammenhang zu bringen.

Die Lernstrategien in diesem Alter bestehen darin, mit ein und derselben Reizquelle, Bewegungsart oder Figur immer wieder zu experimentieren (so z. B. mit dem Saugen an der Brust).

Das Resultat dieser Entwicklung kann man als *sensorische Konstanz* bezeichnen. Damit sind gemeint: die Fähigkeit der Figur-Hintergrund-Differenzierung, der Ignorierung irrelevanter Reize, um überlebenswichtige Signale nicht zu verpassen, und die Unterscheidung äußerer und innerer Signale. (Später in der Entwicklung gelingt es, die Mutter von der Umgebung zu trennen, Phantasie von freier Erfindung zu unterscheiden und eigene Gefühle von denen anderer zu differenzieren.) Es bildet sich die Fähigkeit heraus, sich auf etwas zu konzentrieren, diese Aufmerksamkeit zu halten und Proportionen wahrzunehmen. (Das Auge der Mutter gehört zu ihrem Gesicht und ist kleiner als dieses.) Manche Emotionen sind tiefgründig und ernsthaft, andere entspringen aus dem Augenblick, manche Dinge sind groß, andere klein. Die sich entwickelnde Fähigkeit der simultanen Wahrnehmung des Ganzen einer Figur und ihrer Teile (Elemente, die das Ganze bilden), die Fähigkeit der perspektivischen Betrachtung (ein Gegenstand wird auch erkannt, wenn er aus verschiedenen Winkeln oder mittels eines anderen Sinnes betrachtet wird, z. B. wenn man ein Spielzeug im dunklen Zimmer durch Berührung erkennt) versetzen das Kind später in die Lage, die Ansichten oder Gefühle anderer Menschen zu verstehen.

Nach und nach braucht das Kind nur noch geringfügige sensorische Stimulation, um alle fehlenden sensorischen Eingangsinformationen selbst einzusetzen – es hört seine Mutter, wie sie sich in einem anderen Zimmer bewegt, und sofort setzen sich alle Teile des ganzen Bildes der Mutter zusammen. Später kann es mit repräsentationalen Systemen und Symbolen arbeiten, wie Wörtern oder Gesten, und ein ganzes Konzept aus einem einzigen Hinweisreiz entwickeln.

Diese Fähigkeiten sind bei einem AD-Kind schwach ausgeprägt, denn es erhielt von der Geburt an von der Mutter oder anderen Pflegepersonen unzureichende Antworten.

Die sensorische Konstanz aber ist genau die Fähigkeit, die man braucht, um einen relevanten Brennpunkt der Aufmerksamkeit zu entwickeln.

Die Frage, die sich dem Therapeuten stellt, wird also sein:

> Wie kann man eine Umgebung schaffen, die das Kind dazu anregt, sensorische Informationen zu einem sinnvollen Ganzen zusammenzufügen?

Stadium III:
Senso-motorische Organisation und Bewegung

Die angeborenen Systeme der Bewegungsreflexe und Empfindungsverarbeitung arbeiten von Geburt an aufgrund von Erfahrung zusammen. Am Anfang geschieht das durch Aufmerksamkeit und richtet sich allmählich auf die Handlung als Erfüllerin von Bedürfnissen.

Folgt man White (1959), so wird das Kind mit einer ganz besonderen Kompetenz geboren: Es unternimmt laufend Versuche mit seiner unmittelbaren Umgebung, und probiert so, seine eigene Beziehung zur Umwelt in Griff zu bekommen. Wenn ein Baby mit einer Flasche klappert oder aufschreit, führt es eine neue Art von Experiment aus: Was wird die Reaktion sein? Das Kind lernt, die immerwährenden Empfindungen zu analysieren, um ein Ziel zu orten, und bringt dann zwischen 6 und 700 relevante Muskeln in eine Bewegungsfolge, um dieses Ziel zu erreichen. So etwa, wenn es die Brust erreichen, ein Spielzeug aufheben oder ein Bild malen will, um ein Lob und ein Lächeln von der Mutter zu erhalten.

Ein Hindernis besteht darin, dass, während sich das Kind bewegt, viele neue sensorische Informationen eintreffen. Es versucht z. B. ein Spielzeug zu erreichen und verliert dabei die Balance. Deshalb muss es die vestibulären Informationen richtig bewerten, die Körperhaltung korrigieren und von der neuen Position aus wieder einen Greifversuch machen. Sein Leben stellt in dieser Entwicklungsstufe eine endlose Kette von Versuch und Irrtum dar und endet schließlich damit, dass es eine dynamische, angepasste Balance halten kann, dass es manche Muskeln aktiv anspannt und andere hemmt und allmählich Rückmeldeschleifen zwischen Empfindung und Bewegung aufbaut. Natürlich hängt eine erfolgreich verlaufende motorische Entwicklung auch von äußerer Motivation, Anleitung und Ermunterung ab.

Es gehört zu den normalen Strategien in dieser Entwicklungsstufe, Verhaltenssequenzen auswendig zu lernen und nachzuahmen, und zwar ohne deren Bedeutung oder Absicht zu verstehen.

Dieses Stadium führt zur zu einer *senso-motorischen Konstanz*. Das Kind ist fähig, ein zielgerichtetes Verhalten aufrechtzuerhalten, indem es mehrere, meistens eher automatisierte motorische Verhaltensweisen benutzt. Unterschiedliche, veränderliche Empfindungen werden mit der Aktivierung unterschiedlicher Muskelgruppen in Beziehung gesetzt, um koordinierte Handlungen zu erreichen. Das Kind lernt, eine Unausgeglichenheit zu kompensieren und wieder ein gleich bleibendes andauerndes Gleichgewicht herzustellen.

Die psychologischen Fähigkeiten, die während des motorischen Stadiums entwickelt werden, stellen eine Art Grenze dar, die durch eine die Handlungen andauernde Kommentierung seitens der Erwachsenen geschieht. Das hilft dem Kind dabei zu verstehen, was „mein" und was „nicht mein" ist. Diese Phase beginnt damit, dass jedes unerfreuliche Gefühl auf andere projiziert wird (Mama ist schlecht/ärgerlich/böse) und das Kind lernt, dass es auch selbst Ereignisse auslösen kann und dass das Handeln zu unterschiedlichen Ergebnissen führt. Das Errichten von Grenzen ist das dritte Stadium in der Persönlichkeitsentwicklung und besteht gewöhnlich aus einer lebhaften von Widersprüchen gekennzeichneten Phase. Diese externen Konflikte (Kind und Umgebung) sind Vorbedingung für spätere innere Konflikte (Gewissen und Bedürfnisbefriedigung). Durch die Reaktionen des Erwachsenen lernt das Kind, wie es selbst später in solchen Situationen reagieren kann (Konflikte zu integrieren, widersprüchliche Gefühle zu akzeptieren oder eventuell selbst in einer scharfen und gespaltenen neurotischen Weise zu reagieren, etwa immer das Sagen haben müssen oder untertänig zu sein).

Senso-motorische Konstanz drückt die Fähigkeit aus, Wahrnehmung und Handlung zu integrieren.

> Wie können wir eine Umgebung herstellen, die das Kind ermutigt, seine senso-motorischen Verhaltensmuster in einen geordneten Zusammenhang zu bringen, es erkennen lassen, dass es tatsächlich auf die Umgebung einwirken kann, und wie können wir dem Kind eine in sich geschlossene, verstehbare Rückmeldung seiner Aktionen geben?

Stadium IV: Aufbau der Persönlichkeit

Von außen betrachtet entwickelt das Kind durch senso-motorisches Experimentieren sowohl ihm eigene Gewohnheiten als auch ein persönliches Verhaltensmuster. Es beginnt sich selbst als im Gegensatz zu anderen und zur Umgebung stehend zu betrachten.

Aufgrund vorausgehender Entwicklungen ist es in der Lage, auf symbolischer Ebene mit verschiedenen Repräsentationsformen der Welt umzugehen, es kann z. B. ein Tier auf einem Bild erkennen oder über etwas reden, das es währenddessen weder anfassen kann noch spielend erkunden.

Gefühle, Gedanken und Sprache, Gewohnheiten, Planungs- und Gedächtnisfunktionen unterscheiden sich und müssen koordiniert werden. Das Kind kann nun einfache Anweisungen verstehen und sein Verhalten aufgrund eines Gesprächs ändern oder anpassen. Das Spiel konzentriert sich nun auf die symbolische Repräsentation: Das Kind benutzt Rollenspiele mit Puppen und Spielzeugen, um schwierige sozial- und umgebungsbedingte Probleme zu lösen sowie Planung, Lernverhalten und Voraussicht zu üben und Verhalten und Reaktionen, die aus der Umgebung kommen, zu interpretieren.

In diesem Stadium wird die Fähigkeit geübt, innere Konflikte zwischen den oben aufgeführten Fähigkeiten zu lösen. Das Kind müht sich damit ab, widersprüchliche Bedürfnisse unter ein Dach zu bringen. Wenn es singen oder tanzen lernt, muss es seine Gefühle kontrollieren und diese in zielgerichtete Energie übertragen. Es muss fähig sein, über Bewegungsfolgen zu sprechen und zuzuhören, wenn sie erklärt werden. Es muss vorausgegangene Instruktionen im Gedächtnis behalten und nachfolgende Bewegungen planen und nicht zuletzt muss es lernen, das gesprochene Wort zu unterdrücken und stattdessen Handlungen durch inneres Sprechen vorzubereiten (in Gedanken planen). Sehr häufig kommt es dabei zu einem Ausfall der einen oder anderen Funktion, das heißt, das Kind vergisst etwas, wird wütend, schreit, verliert die Verbindung zwischen Gedanken und Handeln, führt inadäquate Bewegungen aus etc. In diesem widersprüchlichen Stadium ist das Kind von Rollenmodellen abhängig, die für Beruhigung, Instruktion, Entspannung der Lage und Möglichkeiten der Konfliktlösung sorgen, damit es sich umorientieren kann, wenn es enttäuscht war und damit seine Neugier wieder geweckt wird, um die Furcht zu besiegen.

Es genügt nicht mehr, einfach auswendig zu lernen und nachzuahmen. Das Kind muss mit Entscheidungsmöglichkeiten, die auf es zugeschnitten sind, ausgerüstet werden, und es muss die Bedeutung von bestimmten Verhaltensweisen verstehen können.

Dieses Entwicklungsstadium führt zu einer *Konstanz der Persönlichkeitseigenschaften*. Das Kind kann gleichzeitig Gefühle, Gedanken, Sprache, Gedächtnis und Handlungsplanungen aufeinander abstimmen. Es kann Verhaltensmuster an bestimmte Situationen anpassen und die Antworten der Umgebung auf seine Handlungen vorwegnehmen. Das Kind hat ein Gefühl für seine eigene Stellung in Raum, Zeit und im sozialen Gefüge entwickelt. Es hat gelernt, die Einsamkeit zu überwinden, wenn die Mutter nicht anwesend ist, und es kann aus eigener Kraft mit anderen Kindern auskommen.

Der Begriff der Persönlichkeitskonstanz bezeichnet die Fähigkeit, einen eigenen inneren Dialog in Gang zu halten und dadurch emotionale Konflikte zu lösen.

> Wie können wir eine Umgebung schaffen, die das Kind ermutigt, Gefühl, Sprache und Denken, Gedächtnis und Planung zu entwickeln und in Einklang zu bringen?

Stadium V: Soziale Organisation

Schließlich beginnt das Kind, das komplexeste aller möglichen Probleme zu erkunden und zu verstehen: Die Beziehung zwischen dem eigenen Ich und den anderen. Das Kind lernt, auch unter Druck innerhalb seiner Grenzen zu bleiben und Kompromisse zu schließen, wenn ein Gemeinschaftsunternehmen nötig wird. Die Grenzen entwickeln sich, abhängig von der Situation, vom Absoluten zum Relativen. Es werden wesentliche soziale Rollen geübt und Regeln, die in der Familie gelernt wurden, auf neue komplexe soziale Systeme übertragen, es werden Freundschaften geschlossen und Feindschaften erklärt und unterschiedliche soziale Rollen gelernt, wie z.B. ein „Linksaußen" beim Fußballspiel zu sein oder bei einem anderen Kind „Gast zu sein".

Die Komplexität sozialer Entwicklungen und Prozesse ist unendlich und erfordert deshalb den Gebrauch aller vorausgegangenen Fähigkeiten. Das Kind muss sich nicht nur in jedem Augenblick über seine eigene Lage, seine Gefühle und Absichten im Klaren sein, es muss auch lernen, die sich verändernden Haltungen, Gefühle und Absichten anderer nachzuempfinden und aufzunehmen. Es muss lernen, die Gefühle und Absichten anderer hinter dem sichtbaren konkreten Verhalten zu erkennen, die „zwischenmenschliche Unterwelt", wie William Schutz dies so treffend bezeichnete. Damit ist gemeint, es gilt nicht nur zu erkennen, was wir tun, sondern auch, was wir denken, meinen, beabsichtigen und empfinden, während wir es tun.

Die Lernstrategien während dieses Stadiums kann man als „seriell monogam" bezeichnen, sie unterliegen unmittelbarer Affektbeziehung, wozu auch gleichzeitige Konflikte mit dem einen oder anderen Kind oder Erwachsenen oder die gleichzeitige Durchführung paralleler Handlungen in einer Gruppe gehören. Der Spielplatz wird für „Feldstudien" in Sachen Trennung und Zuneigung benutzt. Allmählich lernt das Kind, mit mehreren Personen gleichzeitig auszukommen, und passt sich an veränderte soziale Situationen an, ohne die Identität zu verlieren.

Soziale Konstanz ist die Fähigkeit, zu interagieren und dennoch die eigenen Grenzen zu wahren, ohne die persönliche Identität zu verlieren.

Für die soziale Identität werden die Symptome der AD zu einem sichtbaren Problem. Meiner Ansicht nach sind die Ursachen dafür in einer gering ausgeprägten Entwicklung früher Entwicklungsstadien zu suchen.

> Wie können wir eine Umgebung schaffen, die es dem Kind ermöglicht, reziproke, unkomplizierte soziale Beziehungen auszuprobieren?

Entwicklung und Diagnose

Im wirklichen Leben entwickeln sich diese fünf Stadien gleichzeitig – selbst ein Neugeborenes verfügt in eingeschränktem Maße über soziale Fähigkeiten, so etwa die Bereitschaft zum Blickkontakt – mit zunehmendem Alter jedoch werden unterschiedliche Areale im Gehirn aktiviert, und das ist wahrscheinlich der Grund dafür, warum die Entwicklung mancher Aktivitäten in einem bestimmten Alter eher gefördert wird als die anderer. Diese Modellannahme ist von Bedeutung, um das Wesentliche der Therapie im Blick zu behalten und das AD-Kind aus fünf verschiedenen Aspekten heraus zu behandeln. Zur therapeutischen Zielvorstellung gehört folglich die Vielseitigkeit der Methoden.

> Ein Beispiel: Jack benimmt sich während des Essens destruktiv und chaotisch. Es gibt nun die o. g. fünf unterschiedlichen Blickwinkel und deshalb fünf unterschiedliche therapeutische Vorgehensweisen.
>
> *Hat Jack organische Probleme?*
> Kann er seine Aufmerksamkeit nicht unter Kontrolle bringen oder ist er nicht in der Lage zu erkennen, dass er Nahrung braucht? Hat er einzelne intermittierende epileptische Krämpfe (viele AD-Kinder haben dieses Problem)? Hört er schlecht, etwa aufgrund häufiger früherer Mittelohrentzündungen? Braucht er eine Brille? Ist er in einem normalen Wachzustand oder ist er hyper- oder hypoaktiv? Kann er seine Aufmerksamkeit auf wesentliche Ziele richten und wenn ja, wie lange? Hat er normale Reflexe und eine normale Muskelspannung?
>
> *Hat Jack sensorische Probleme?*
> Ist er durch Geräusche und Bewegungen so beeinträchtigt, dass er unfähig ist, sich auf das Essen zu konzentrieren? Juckt es ihn am ganzen Körper, weil er Hautreize nicht ausblenden kann? Ist er durch einen bitteren Geschmack verstört und will nur weiche und süße Nahrung zu sich nehmen? Spürt er, wenn er genug gegessen hat? Spürt er Schmerz, wenn er hinfällt oder sich schneidet?

Hat Jack senso-motorische Probleme?
Macht er alles auf eine unbeholfene, linkische Art, verschüttet er die Milch, kaut er, indem er die Zunge statt die Kiefer zu Hilfe nimmt? Kann er überhaupt auf irgendeinem Stuhl still sitzen? Kann er es schaffen, Messer und Gabel zu halten und tatsächlich zum Mund zu führen? Kann er eine normale Körperhaltung einnehmen und aufrechterhalten? Hat er Gleichgewichtsprobleme?

Hat Jack Persönlichkeitsprobleme?
„Kocht er bereits über", wenn es um eine ganz gewöhnliche Enttäuschung geht? Kann er sich erinnern, was der Betreuer, sein Rollenmodell über das Halten einer Gabel gesagt, und sich einige Zeit lang auch danach richten? Isst er zufriedener und beherrschter, wenn er nur mit einem Erwachsenen zusammen ist? Kann er eine Entscheidung darüber treffen, wie er sich benehmen soll und diese Entscheidung eine Zeit lang aufrechterhalten? Kann er die Probleme, die mit dem Gebrauch von Messer und Gabel auf ihn zukommen, vorhersehen und mit sich oder einem Erwachsenen darüber zu Rate gehen? Kann er seine Gefühle unter Kontrolle halten, wenn die Dinge sich nicht auf die gewünschte Weise entwickeln, und es mit einer anderen Strategie versuchen? Ahmt er den Ärger, den andere zum Ausdruck bringen, einfach nach, oder entwickelt er darüber hinaus eine davon unabhängige persönliche Absicht und Meinung? Bringt er jemals Sorgen, Kummer, Scham, Schuld, Zweifel oder Trennungs- bzw. Fremdenangst zum Ausdruck? Kann er sich merken, was in einer bestimmten Situation zu tun ist? Gibt es eine Beziehung zwischen Reden und Handeln, oder ahmt er papageienartig alles nach, ohne die Bedeutung seiner eigenen Aussagen zu verstehen?

Hat Jack soziale Probleme?
Ist er persönlich berührt, wenn er in eine neue Umgebung kommt? Versteht er, was in einer Gruppe vor sich geht? Bindet er sich an andere Erwachsene oder andere Kinder, oder geht er eher viele, kurzlebige, oberflächliche und schnell vergessene Kontakte ein? Hat er Angst, allein und verlassen zu sein? Mit wie vielen der sozialen Beziehungen bei Tisch kann er angemessen umgehen, und wie setzt er dieses Wissen ein – versucht er, andere Kinder zu manipulieren? Wie reagiert er, wenn andere Kinder traurig, schwach oder zornig sind? Kommt er mit Ihren Anweisungen zurecht, oder verharrt er in primitiver Opposition (Flucht oder Angriff), statt Lösungen auf dem Verhandlungsweg zu suchen? Verfügt er nur über einige wenige stereotype oder vielfältige und situationsgerecht veränderbare Verhaltensmuster? Kann er eine Situation oder einen Raum, in dem etwas stattfindet, wiedererkennen oder muss er das Ganze für jede neue Situation und jeden Platz wieder neu lernen? Kann er warten, bis er an der Reihe ist?

Fragen dieser Art müssen naturgemäß beantwortet werden, indem man Jacks Probleme mit einer normal verlaufenden Entwicklung vergleicht und ähnliche Diagnosen mit ähnlichen Symptomen ausschließt. Davon wird später die Rede sein.

Nur wenn ein Kind aus allen fünf Blickwinkeln heraus beschrieben ist, können wir entscheiden, was zu tun ist, und ein bestimmtes

Arbeitsmodell auswählen. Es ist so gut wie sinnlos, ein ungehorsames Kind durch Veränderung des Sozialverhaltens behandeln zu wollen, wenn es nicht hören kann oder sich nicht darauf zu konzentrieren vermag, was man sagt.

Ein Beispiel:

> In einer der therapeutischen Einheiten gab es immer Schwierigkeiten während der Mahlzeiten. Jeder prüfte sein eigenes Benehmen und seine eigenen Gefühle und die sozialen Beziehungen der Kinder auf der Suche nach den Quellen des Konflikts. Nichts half. Eines Tages kam der Physiotherapeut (der sich Problemen sensorischer Integration widmet) im Speisezimmer zu Besuch, und es fiel ihm sofort auf, dass die Wände weiß gekachelt waren. Er schlug vor, einige Tücher in neutralen Farben an die Wände zu hängen, um das Echo zu dämpfen. Bei der nächsten und allen späteren Mahlzeiten herrschte während des Essens ein normales Maß an Frieden. Es hatte sich um ein sensorisches, nicht um ein tiefgründig psychologisches Problem gehandelt. Um in der Intervention erfolgreich zu sein, muss man folglich auf angemessenem therapeutischem Niveau arbeiten.

Was diese Einsicht noch notwendiger erscheinen lässt, ergibt sich aus der Tatsache, dass ein AD-Kind unter Druck oft mit Regression reagiert, d. h. es versucht die Probleme auf einem niedrigeren Entwicklungsstadium zu lösen. Des Weiteren haben es diese Kinder mit dem Problem einer unausgewogenen Entwicklung zu tun. Sie können als normal entwickelt gelten, wenn man die Sprache zugrunde legt, sieben Jahre hinter der normalen Entwicklung hinterherhinken, wenn man die emotionale Entwicklung einschätzt, oder ein Jahr verzögert sein, wenn man andere Kriterien anlegt. Die Behandlung muss differenziert vonstatten gehen, und die Anforderungen müssen sich nach der jeweiligen Aufgabe und der Fähigkeit des Kindes richten. Man kann sich mit einem 12-jährigen AD-Jungen über intellektuelle Probleme ganz entspannt unterhalten, kommt man aber auf ein emotionales Thema zu sprechen, kann es sein, dass er augenblicklich wie ein Zweijähriger reagiert, spuckt und beißt und entsprechend behandelt werden muss. (Das kann heißen, dass man ihn auf sich draufsetzt, bis er sich wie ein Säugling ausreichend umschlungen fühlt.) Zwei Minuten später auf dem Spielplatz kann es sein, dass man mit ihm motorische Übungen machen muss, die für Sieben- bis Neunjährige gedacht sind.

Die Symptome der AD treten im sozialen Kontakt zutage, aber die Gründe des gestörten Sozialverhaltens müssen auf tiefer gelegenen funktionalen Entwicklungsstufen gefunden und behandelt werden. Das Sozialverhalten bildet die komplexeste aller Ebenen.

KAPITEL 3

KONTAKTUNTERBRECHUNG VOR DEM ZWEITEN LEBENSJAHR – SYMPTOME KÖRPERLICHER INSTABILITÄT

Kontaktstörungen und der vergebliche Versuch, Konstanz zu schaffen

Ich habe Kontakt als die anhaltende wechselseitige Kommunikation zwischen Mutter und Kind bezeichnet, zu der auch Nahrung und Sauerstoff während der Schwangerschaft und Geburt gehören. Der „Zweck" dieser Art von Kontakt besteht darin, dem Kind beim Aufbau seiner ersten grundlegenden internen funktionalen Systeme zu helfen. Je mehr das Kind selbst vollbringen kann, desto mehr entwickelt sich der Kontakt zu einer Phase der Ambivalenz, in der das Kind sich teilweise davon zu befreien vermag und zwischen Abhängigkeit und Selbstbezogenheit hin und her schwankt. Schließlich wird der Kontakt auf beiden Seiten zu einer Sache der freien Wahl, wenn auch nicht zu allen Zeiten, d. h. es bedarf zwar des Kontakts, aber er muss nicht beständig sein, um am Leben zu bleiben, da die Eigenschaften, die dadurch vermittelt wurden, internalisiert wurden. Das eigene Ich hat sich durch den Trägerprozess der externen Beständigkeit geordnet.

Meiner Ansicht nach trifft das auf den emotionalen Prozess, den Vorgang des Lernens und die Bildung psychologischer Grundeigenschaften zu: Um eine Vorstellung von der Mutter zu entwickeln, muss das Kind mit ihr stabile Beziehungen unterhalten: Um sprechen zu lernen, bedarf es senso-motorischer Zwiesprache, um wahrnehmen zu lernen, muss es gut ausgearbeitete, vereinfachte Wahrnehmungserfahrungen machen können. Um zu lernen, wie man Fahrrad fährt oder tanzt, bedarf es anfänglicher externer Anleitungsmethoden.

In einem fortgeschrittenen Modell besteht die Entwicklung der Beständigkeit aus drei Abschnitten (siehe Tabelle 1).

Auf diesem Modell basierend, kommt es zu einer Kontaktunterbrechung, wenn die äußere Umgebung während der ersten und zweiten Phase des Erwerbs o. g. internen Funktionen nicht konstant oder sicher genug ist, oder wenn aufgrund von internen Unzulänglichkeiten das Kind das externe Verhaltensmuster, welches ihm die Mutter zu vermitteln sucht (z. B. Gesten), nicht wahrnehmen kann.

Tabelle 1

Interne Funktionen (Kind)	Externe Umgebung (Mutter)
Phase I (Symbiose)	
wenig geordnet, geringe Konstanz	organisiert, ritualisiert, vorhersagbar
Lernbereitschaft aufgrund der Entwicklung des Nervensystems	Wiederholung eines bestimmten Musters mit geringen Veränderungen und mäßiger Differenzierung und Wechsel im Reizhintergrund
empfänglich für Kontakt	Schutz vor überfordernden und irrelevanten Reizen
Phase II (Übergang von externen auf interne Funktionen)	
Herstellung von Beständigkeit	geordnete, konstante, sich wiederholende Verhaltensmuster, wenn nötig auch statt des Kindes
unvorhersagbare und wechselnde Funktionen	Akzeptanz von widersprüchlichen Bedürfnissen
Verhalten auf Basis von Versuch und Irrtum	Angleichung und Korrektur
Ambivalenz im Kontakt	Angebot von Variationen
Phase III (Autonomie)	
Entwicklung von Beständigkeit	Schaffung von neuen Situationen, um die Konstanz des Kindes zu prüfen und weiterzuentwickeln
vorhersagbare Funktionen; es wird gelernt, in verschiedenen Situationen auf die gleichen Verhaltensmuster zurückzugreifen	
Entwicklung von Unabhängigkeit	
Kontakt, wenn nötig	Rückzug

Es wirkt sich z. B. auch auf die Aufmerksamkeit nachteilig aus, wenn die Mutter psychotisch ist und/oder das Neugeborene an leichten epileptischen Anfällen leidet. Dann ist die Kommunikation von beiden Seiten aus chronisch gestört und unpräzise, und die Wechselseitigkeit in der Kommunikation kommt zum Erliegen.

Der Begriff der „Kontaktstörung" sollte folglich auf Situationen beschränkt bleiben, in denen die normale wechselseitige Kommunikation nicht stattfindet und das Kind deshalb unfähig wird, in einem bestimmten Entwicklungsgebiet Beständigkeit zu entwickeln.

Eine wesentliche Folge des oben Gesagten ist, dass diese Kinder nur unter sehr einfachen und stabilen externen Bedingungen gut funktionierende Verhaltensweisen zeigen (so wie dies gewöhnlich in Phase 1 der Fall ist).

Ein Beispiel:

> Robert kam im Alter von 7 Jahren aus einem Milieu häuslicher Deprivation in unsere Einrichtung. Er war sehr hyperaktiv und kannte die einfachsten alltäglichen Verrichtungen nicht, so etwa Aufstehen, Anziehen, Zähne putzen und so weiter. Sechs Monate lang wurde mit Robert das Aufstehen geübt. Täglich weckte dieselbe Person zur gleichen Zeit, seine Kleider wurden immer genau auf dem Bett geordnet, dann wurde er ins Badezimmer begleitet und lernte allmählich, sich zu waschen und abzutrocknen, sich im Spiegel zu betrachten, um zu prüfen, wie er aussah. Nach dem Anziehen folgte man ihm an den Frühstückstisch, wo er die anderen Kinder seiner 10 Personen umfassenden Gruppe traf.
> Am Ende dieser sechs Monate hatte er allmählich gelernt, wie er das alles selbst schaffte. Ein Problem dieser Konstanz im Verhalten trat ganz plötzlich nach zwei Monaten auf: Er zerstörte eines Morgens alles, was im Badezimmer war.
> Der Grund dafür lag darin, dass jemand ein braunes Handtuch statt des gewohnten weißen ins Bad gelegt hatte. Diese kleine Veränderung führte dazu, dass Robert das Badezimmer als solches nicht mehr wiedererkannte und glaubte, auf dem Mond gelandet zu sein. Es kam zu einem unmittelbar einsetzenden psychotischen Schub, und es bedurfte einiger Erklärungen und Gespräche, ihn davon zu überzeugen, dass das Badezimmer das gleiche geblieben war, auch wenn das Handtuch gewechselt hatte.

Das zeigt, wie verletzlich manche AD-Kinder angesichts ihrer Vorstellung der „feindlichen" Welt um sie herum sind.

Das AD-Kind und die Kontaktstörung

Unter stabilen und bedeutungsvollen Bedingungen hat alles Lebendige die Tendenz, seine einzelnen Elemente zu immer komplexeren Mustern zusammenzufügen und damit die ihrem genetischen Code innewohnenden Möglichkeiten, die physischen Vorbedingungen und die Gesetzmäßigkeiten der Umgebung an den Tag treten zu lassen.

Es gibt jedoch mehrere Arten von Behinderungen oder Ereignisse, die diesen Gang der Entwicklung verzögern oder stoppen können. Das jeweilige Ereignis ist nicht notwendigerweise destruktiv, ob es als solches empfunden wird, hängt von den Abwehrmechanismen und dem Organisationsniveau des Individuums ab. Für den Fötus kann Thalidomid eine schwerwiegende Schädigung bedeuten, für den Erwachsenen ist es nur eine harmlose Medizin gegen Übelkeit. Setzt man ein Neugeborenes Hunger oder Kälte aus oder isoliert es von der Außenwelt, so überlebt es eventuell nur wenige Stunden. Erwachsene können entsprechende Entzugsbedingungen wochen- oder tagelang aushalten. Eine 14-tägige Trennung kann für das Kleinkind eine Entwicklungsverzögerung des Gehirns bedeuten, für einen 12-Jährigen mag es eine ganz gewöhnliche Sache sein.

Wir wissen nicht genau, was die Persönlichkeitsentwicklung von AD-Kindern verursacht. Ein kleiner Teil von ihnen hat vielleicht nur ein rein genetisch bedingtes Defizit, dessen zugrunde liegenden Mechanismen erst ganz am Rande erforscht sind. So gibt es z. B. einige Gene, die Substanzen im Gehirn kontrollieren, welche Nervenimpulse hemmen – ein Kind könnte also mehr oder weniger aus genetischen Gründen von (ungehemmten) Nervenimpulsen geleitet werden. Wir können aber eine ganze Reihe von Ereignissen aufführen, die in den ersten Jahren ganz charakteristisch für die Lebensbedingungen eines AD-Kindes sind, für andere Kinder aber nicht gelten. Vielleicht ist es auch nur eine Frage der Quantität, d. h. die Anzahl der abgebrochenen Kontakte summiert sich bis zu einem Punkt auf, wo es in frühen Entwicklungsphasen zu einem Stillstand der emotionalen Entwicklung kommt.

Werden die physischen und emotionalen Bedürfnisse eines Kindes ignoriert oder außer Kraft gesetzt, dann wendet das Kind seine Energie von Entwicklung und Spiel ab, um sich zu verteidigen, zu überleben und Grundbedürfnisse zu befriedigen. Entwicklung ist, so gesehen, ein Phänomen, das eine Art Mehrwert darstellt und sich beschleunigt, sobald das Kind zufrieden gestellt ist und sich in einem Zustand innerer Ausgeglichenheit befindet. Eine mäßige Enttäuschung bei der Bedürfnisbefriedigung (z. B. wenn das Kind allein schlafen soll) ist vermutlich ebenfalls nötig, um den Prozess der Unabhängigkeit zu beschleunigen. AD-Kinder jedoch werden gewöhnlich gezwungen, sich mit einem nicht tolerierbaren Frustrationsniveau auseinander zu setzen, während ihren Bedürfnissen kaum Rechnung getragen wird.

Abnormaler Kontakt zwischen Mutter und Kind – Ergebnisse von Untersuchungen

Der gemeinsame Wesenszug der Mütter von AD-Kindern ist eine herabgesetzte Empfänglichkeit gegenüber den Bedürfnissen des Kindes, ein Mangel an Empathie (wann braucht das Kind was und wie schnell und wie viel davon) und die mangelnde Fähigkeit, tägliche Rhythmen aufrechtzuerhalten, aus denen das Kind lernen kann (Schlafrhythmen, Fütterungsrhythmen, Rhythmus des Windelwechsels etc.)

Im jüngsten Alter sind solche Schwankungen eines inadäquaten Kontaktes bei AD-Kindern häufig anzutreffen, wobei sie meist eine Mischung aus verschiedenen Unregelmäßigkeiten darstellen. Die zwei grundlegenden Anpassungsmechanismen, die von Piaget (1936) beschrieben wurden, Assimilation und Akkomodation, laufen aus dem Ruder, und das Kind praktiziert stattdessen Vermeidung und Verteidigung.

Das Kind entwickelt nicht die Fähigkeit, sich an wechselnde Umgebungen anzupassen (Akkomodation) und versucht krampfhaft, die Umfeldbedingungen zu ändern (Assimilation).

Gewöhnlich beginnt es, die Umgebung nachzuahmen statt sie begreifen zu lernen und zerstört auf aggressive Art und Weise diese Umwelt, sobald es sich bedroht fühlt. Oder gibt, wie manche depressiven Kinder es tun, Kontaktversuche auf und lässt die anderen oder die Ereignisse entscheiden, was geschehen soll.

Einige der nachfolgend zusammengestellten Daten stammen aus unterschiedlichen Studien, dazu gehört insbesondere eine Längsschnittuntersuchung des Autors an 48 AD-Kindern. Die Studie wurde 1988 im öffentlichen Waisenhaus „Himmelbjerggarden" (Dänemark) begonnen, das sich der Behandlung von AD-Kindern widmete. Die fraglichen Kinder wurden hierher im Alter zwischen 7 und 17 Jahren von Eltern, Sozialträgern und kinderpsychiatrischen Einrichtungen gebracht, nachdem Fachleute zuvor AD diagnostiziert hatten.

Diese Kinder entstammen einer sozial unausgewogenen Bevölkerungsgruppe, da wohlhabende Eltern eher eine private Einzeltherapie ihrer Kinder bevorzugen. Alle Kinder dieser Studie entstammen der unteren Mittelklasse oder aus armen Familien.

Mangels anderer Untersuchungen, die ebenfalls speziell AD-Kindern gewidmet sind, möge der Leser/die Leserin verzeihen, dass so häufig auf die o. g. Bezug genommen wird. Und diese kann nur mögliche Hinweise auf vermutliche Ursachen geben. Was *erwachsene* AD-Personen betrifft, so gibt es im Gegensatz dazu eine ganze

Reihe von Studien, wobei die Betroffenen schlimmstenfalls als „psychopathisch" oder mit einer „antisozialen Persönlichkeitsstörung" behaftet, diagnostiziert werden.

Angesichts der mangel- und bruchstückhaften wissenschaftlichen Evidenz, sollten Sie die „Schlussfolgerungen" als etwas verstehen, das sinnvoll ist, anzunehmen.

Der genetische Hintergrund

Der Embryo hat 23 Chromosomenpaare, die das „Skript" für seine mögliche Individualität beinhalten: das Geschlecht, die Struktur des Körpers und seiner einzelnen Organe, der Augen, Haare etc. Jedes Chromosomenpaar wird aus vielen Genen gebildet (spezifische Informationen), von denen jedes aus einer Kombination von 4 verschiedenen Säuren zusammengesetzt ist. Die das Chromosom bildenden Gene sind in Form einer Doppelhelix angeordnet. Manche Gene kontrollieren dabei eine Reihe anderer Gene. Nach der Befruchtung übernimmt eine bestimmte Zellgruppe, „organisierende Zellen genannt", die Kontrolle über die Entwicklung des Embryos. Wesentlich ist hierbei, dass der genetische Code der embryonalen Stammzellen über die Struktur des Nervensystems und seines Stoffwechsels entscheidet. Ein bestimmtes hormonelles Zusammenspiel oder ein Fehler im Nervensystem kann weitervererbt werden.

Bekanntermaßen können hereditäre Defizite die psychologische Entwicklung zum Erliegen bringen, wie dies z. B. beim Down-Syndrom der Fall ist, wo das Kind an einer genetischen Störung leidet und seine psychologischen Funktionen selten über die eines Fünfjährigen hinausgehen.

Die Frage hereditärer Defizite bei der Entwicklung von AD ist bislang noch nicht erschöpfend beantwortet, aber es gibt einige Hinweise. Schalling (1988) und andere konnten eine niedrige und unregelmäßige Produktion von Serotonin bei manchen erwachsenen Psychopathen feststellen. Serotonin wirkt hemmend auf bestimmte Hirnvorgänge ein, weshalb eine erniedrigte Serotoninproduktion impulsive und aggressive Verhaltensweisen auslösen kann, und diese sind ein Charakteristikum einer AD-Persönlichkeit (Coleman 1971, Higley 1990).

Schulsinger (1972) untersuchte 57 Erwachsene, die als Psychopathen diagnostiziert und die innerhalb des ersten Jahres nach der Geburt in ein Waisenhaus verbracht worden waren. Dann verfolgte er die Entwicklung ihrer biologischen Eltern zurück und stellte fest, dass 58 Elternteile mit der Diagnose AD in ein Krankenhaus eingeliefert worden waren. Als Nächstes stellte er eine Kontrollgruppe von 57 normal entwickelten Erwachsenen zusammen, die ebenfalls vom ersten Lebensjahr an in einem Waisenhaus gelebt hatten. In dieser Gruppe wurden nur 37 Elternteile als psychopathisch diagnostiziert.

Diese und ähnliche Ergebnisse sind kein Beweis für eine spezifisch hereditäre Komponente des psychopathischen Verhaltens, aber sie schließen ganz sicher diese Möglichkeit auch nicht aus. Wir wissen nicht, welche Gene im Einzelnen dafür verantwortlich sind, sofern es überhaupt möglich ist, diese zu benennen. Sprechen wir von einem oder von mehreren Faktoren? Sollten wir uns um den Metabolismus kümmern, um bestimmte abnormale Wesenszüge in der Struktur des Nervensystems, um die Neigung der Mutter zu einer ungenügenden Funktion der Plazenta, oder um was? Dass es mehr als einen genetischen Faktor gebe sollte, scheint außer Zweifel zu stehen, es sind nämlich grob gerechnet 75% aller Psychopathen männlichen und nur 25% weiblichen Geschlechts. Das hängt vermutlich damit zusammen, dass Jungen zwei verschiedene Geschlechtschromosomen (XY) und Mädchen identische Geschlechtschromosomen (XX) haben. Das bedeutet, dass ein genetischer Fehler in einem der Chromosomen bei Jungen nicht durch das andere Chromosom ausgeglichen werden kann. Mehrere Studien weisen auch darauf hin, dass Jungen im Vergleich zu Mädchen viel empfänglicher für Kinderkrankheiten sind und in mancherlei Hinsicht eine verlängerte Entwicklungsperiode durchlaufen. Deshalb sind die ungeschützten und abhängigen Perioden in der frühen Kindheit von Jungen möglicherweise auch länger (Zlotnik 1984 u. a.).

Jungen haben vermutlich auch eine ausgeprägtere Disposition für aggressives und impulsives Verhalten als Mädchen.

Man kann somit schließen, dass die genetische Disposition bei der Entwicklung von AD eine verstärkende Rolle spielen könnte, allerdings ist diese noch genauer herauszuarbeiten.

Der Verlauf der Schwangerschaft

Von den 44 Müttern, die in die Studie des Autors einbezogen waren, wiesen 24 eine Alkohol- und Drogenkarriere auf. Das ist einer der Gründe, weshalb die Frage nach dem Kontakt zwischen Mutter und Fötus gestellt wurde. Insbesondere Alkohol vermag die hoch auflösenden Areale sensorischer Verarbeitung im Gehirn zu zerstören (fötale Alkoholwirkungen, F.A.E.). Dies hindert möglicherweise den

Säugling daran, Kontaktversuche und Stimulation wahrzunehmen, da eine Hypersensitivität auf Reizung eines der Resultate der F.A.E. ist. F.A.E.-Säuglinge schreien bereits, wenn sie ganz gewöhnlichen Reizen ausgesetzt sind. Sie verlieren oft an Gewicht, da sie nicht richtig saugen können, und haben häufig schwerwiegende Verdauungsprobleme. Sie schreien, wenn jemand laut spricht, die Tür zuschlägt, und sie reagieren überempfindlich auf Berührung. In ihrem späteren Leben haben sie oft Lernschwierigkeiten und sind hyperaktiv.

Die Stressoren während der Schwangerschaft sind zwar noch nicht genügend untersucht, Mirdal (1976) hat jedoch für Neugeborene, deren Mütter während der Schwangerschaft unter außerordentlich hohem Stress standen, einige Punkte zusammengestellt. Dazu gehören etwa sensorische Hyperaktivität, exzessive Alarmreaktionen und Essschwierigkeiten.

Birch (Lou 1976) hat die Folgen einer Mangelernährung untersucht. Bei Tieren fand er, dass der Schädel kleiner und die Anzahl der Nervenzellen geringer war sowie eine Tendenz zur Hypersensitivität und exzessiven Aktivität beobachtet werden konnte.

Tatsächlich konnten viele der beeinträchtigenden Umstände im Leben der 44 Mütter nachvollzogen werden. Insbesondere AD-Mütter und psychotische Mütter konnten entsprechend der Bedürfnisse während der Schwangerschaft selten regelmäßig schlafen, ruhen oder essen Sie waren oft Gewalt oder gewalttätigen Ereignissen ausgesetzt und nicht fähig, sich um sich selbst zu kümmern.

> Ich befragte eine Mutter über ihre Schwangerschaft, und dieses Interview verdeutlicht sehr gut die Haltung einer AD-Mutter der Sorgfalt und Pflege anderen und sich selbst gegenüber. Ich fragte sie, ob sie während der Schwangerschaft irgendeiner Form von Stress ausgesetzt gewesen wäre, und sie antwortete, dass dies nicht der Fall gewesen wäre. Ich fragte sie, ob sie sich einmal verletzt hätte und sie antwortete:
> „Nun, ich fiel von einem fahrenden Moped, weil ich betrunken war und da war ich im fünften Monat ... und später hatte unser Nachbar den Elektroofen repariert, und ich wurde schier durch einen Stromschlag getötet, als ich ihn anstellte ...ich war 20 Minuten bewusstlos ... das war eine Woche, bevor ich ihn entband – ist es das, was Sie mit „Stress" meinen?"

Eine mögliche Schlussfolgerung daraus könnte sein, dass die Mütter von AD-Kindern sich und ihre ungeborenen Kinder häufiger als andere Mütter extremen Situationen aussetzen, dass sie eine größere Neigung zum Alkoholmissbrauch haben und nicht ordentlich essen. Daraus können Kinder mit schwerwiegenden Kontaktproblemen entstehen und einer erniedrigten Aufnahmebereitschaft für Reize, gekoppelt mit einer Tendenz zur Hyperaktivität sowie einer verminderten Fähigkeit, aus Erfahrung zu lernen.

Der Verlauf der Geburt

Eine Möglichkeit, die Qualität der Schwangerschaft zu erfassen, ist, das Geburtsgewicht als Kriterium zu nehmen. Das durchschnittliche Geburtsgewicht dänischer Kinder, die in der Zeit geboren wurden, als die Studie stattfand, betrug 3444 g. Für die Untersuchungsgruppe betrug sie 3028 g und wies damit einen durchschnittlichen Unterschied von 316 g auf. Keines der 47 Kinder wog mehr als 4000 g, verglichen mit den 11% des Durchschnitts, die diese Marke überschritten. 17% wogen weniger als 2.500 g, verglichen mit den 6% des Durchschnitts. Dieser Unterschied wurde sogar noch größer, wenn man einen Vergleich mit den Kindern der Kontrollgruppe zugrunde legte. Abbildung 1 veranschaulicht das durchschnittliche Geburtsgewicht der Untersuchungsgruppe, verglichen mit dem der Kontrollgruppe und dem Durchschnitt aller dänischen Kinder, die im Erhebungszeitraum geboren wurden.

Kruuse (1984) verfolgte in einer Längsschnittstudie 340 Kinder mit niedrigem Geburtsgewicht (weniger als 2.500 g) und verglich

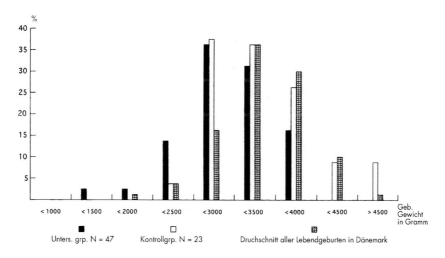

Abb. 1. Geburtsgewicht in der Untersuchungsgruppe, der Kontrollgruppe und dem dänischen Durchschnitt. *Unters. grp.* Untersuchungsgruppe; *Kontrollgrp.* Kontrollgruppe

diese mit einer Gruppe von 240 Kindern von normalem Geburtsgewicht. Alle Kinder waren zwischen 1951 und 1961 geboren worden und 1977/1978 hinsichtlich ihres Schulerfolges miteinander verglichen. Die Untersuchung ergab, dass die Kinder mit niedrigem Geburtsgewicht die Schule früher verließen und dass weniger von ihnen eine Hochschule absolvierten als Kinder der Kontrollgruppe. Außerdem mussten sie achtmal häufiger besondere Klassen für lernschwache Kinder besuchen. Wie in anderen Studien auch, zeigten sich Jungen am ehesten gefährdet: Doppelt so viele wie Mädchen mit niedrigem Geburtsgewicht verließen die Schule ohne Abschluss.

Der Verlauf des Geburtsvorgangs hat für das spätere Leben eine besondere Bedeutung. Das Kind muss auf viele Formen der externen Unterstützung verzichten und stattdessen interne Funktionssysteme aktivieren. Von 48 Kindern hatten viele im Vergleich zu dem Durchschnitt aller dänischen Geburten schwerwiegende Geburtsprobleme hinter sich (Tabelle 2).

Aus den Unterlagen wurde des Weiteren ersichtlich, dass viele Kinder Folgeprobleme aufwiesen. Drei hatten nach der Geburt fortwährende Fieberkrämpfe (diese sind manchmal Vorläufer epileptischer Krämpfe), einer litt an Sauerstoffmangel, zwei hatten Atemprobleme. Fünf Kinder erlitten im ersten Jahr nach der Geburt eine Meningitis, zwei mussten mehrere Wochen in einem Brutkasten verbringen.

Zachau (1975) untersuchte begleitend eine Kindergruppe mit Geburtskomplikationen und entdeckte mehrere Sekundärkomplika-

Tabelle 2. Häufigkeit von Geburtskomplikationen und künstlicher Geburtshilfe

	Untersuchungsgruppe (in %)	Kontrollgruppe (in %)
Präeklampsie*	8,5	1,3
Frühgeburt (> drei Wochen)	11,0	4,0
Zangengeburt	2,1	0,7
Dammschnitt	12,5	?
Riss in der Fruchtblase	10,5	?
Punktur der Fruchtblase	6,2	?
Pudendus**	14,5	?

*Schwangerschaftsbedingte Erkrankung im letzten Drittel der Schwangerschaft.
**Kurzform für Schmerzausschaltung im Bereich des Geburtskanals (Blockierung des Nervus pudendus).

tionen, wie etwa eine erhöhte Infektanfälligkeit, die die Entwicklung des Kindes weiter verzögerte.

Hansen (1977) untersuchte eine Gruppe von 110 Kindern, die in einer kinderpsychiatrischen Abteilung untergebracht waren. Er fand heraus, dass die Kinder, welche sowohl eine Vorgeschichte organischer Dysfunktion, verursacht durch Geburts- oder Schwangerschaftsproblem, als auch eine sozial und emotional sehr geringwertige Erziehung genossen hatten, als AD-Kinder diagnostiziert wurden. Dieser Zustand veranlasste ihn, dafür den Begriff eines „psychoorganischen Syndroms" zu verwenden. Kinder, die nur eine der genannten Vorbedingungen aufwiesen, erhielten hingegen sehr wahrscheinlich eine andere Diagnose.

Wir können daraus schließen, dass der Kontakt zwischen Mutter und Kind im Falle von AD-Kindern häufig bereits während der Schwangerschaft und Geburt gestört ist, was viele organische Dysfunktionen verursacht.

Dazu gehört, dass das Kind häufig während der ersten Jahre an früh einsetzenden Krankheiten und funktionalen Störungen leidet. Die Wirkungen, die diese Gesundheitsprobleme auf das Kind ausüben, werden durch geringen Kontakt und mangelnde Fürsorge der Mutter verstärkt.

Eine Mutter berichtete uns von einer komplizierten Geburt und ihren eigenen Reaktionen:

„Ich sagte ihnen im Krankenhaus, dass er klein, rot und hässlich (es handelte sich um eine Frühgeburt) war und dass sie ihn behalten sollten, bis er wie ein normales Baby aussah. Also ging ich die nächsten zwei Wochen nach Hause. Als ich kam, um ihn zu holen, war er immer noch zu klein und schrie die ganze Zeit – ich glaube, er mochte mich nicht, und ich mochte ihn auch nicht besonders. Ich versuchte ihn also zu füttern, weil er nicht essen wollte. Ich schüttete mehr Milchpulver in seine Milchflasche, als sie mir im Krankenhaus empfohlen hatten – daraufhin bekam er Durchfall, und ich musste ihn ihnen wieder zurückbringen."

KAPITEL 4

KONTAKTSTÖRUNG UND DIE ENTWICKLUNG DES NERVENSYSTEMS

Entwicklung des Zentralnervensystems (ZNS)

Es gibt mehrere Studien, die bei adulten Psychopathen auf eine abnormale instabile Hirnfunktion (CNS) hinweisen (Hare 1985, Christiansen 1972). Dazu zählen z. B. ein Mangel oder eine Verzögerung der Weckreaktion (damit wird ein Zustand der Wachheit und Aufmerksamkeit beschrieben, der es erlaubt, schnell Energien zu mobilisieren, um auf Reizung rasch reagieren zu können) und ein leicht zu konstatierendes Fehlen der Impulshemmung. Entsprechend dem, was weiter oben gesagt wurde, sind einige dieser Unausgereiftheiten und Unausgewogenheiten vermutlich in der Kindheit begründet. Es gibt aber auch darüber hinaus Hinweise darauf, dass Deprivation und andere Formen nichtnormalen Kontaktes in früher Kindheit dafür verantwortlich sein könnten, dass das Gehirn auch in seinen Funktionen instabil und unentwickelt verharrt. Während des ersten Lebensjahres scheint es für eine weitere Gehirnentwicklung am nachteiligsten zu sein, wenn *Berührung* (taktile Reizung) und *Bewegung* (vestibuläre Stimulation, Balance der Körperhaltungen) aus der kommunikativen Erfahrung des Säuglings ausgeschlossen werden.

Reide (1979) konnte anhand von Experimenten mit Schimpansen feststellen, dass ein 14 Tage dauernder Verlust der Berührung durch die Mutter (kurzzeitige Trennung) während des ersten Lebensjahres zu chronisch gestörten Rhythmen von Gehirn- und Körperfunktionen führte. Diese Beeinträchtigung konnte man bereits feststellen, wenn allein der Kontakt durch Berührung mit der Mutter verhindert wurde. Die Schimpansenmutter und ihr Kind konnten sich immer noch sehen, hören, riechen, waren aber durch eine Scheibe getrennt. Abnormale EEG-Muster, instabile Muster der Atmung, des Schlafens,

Essens und der Herzschlagfrequenz wurden selbst dann noch festgestellt, als das Affenkind wieder bei seiner Mutter war und sich offensichtlich wohl fühlte. Es kam auch zu einer Reduktion der Funktion des Immunsystems und als Folge davon zu einem vermehrten Auftreten früh eintretender Erkrankungen (Laudenslager 1982). Eine solche physische Instabilität wurde nicht beobachtet, wenn Mutter und Kind lediglich durch einen Zaun getrennt waren, der es ihnen erlaubte, einander zu berühren und sich aneinander anzuschmiegen.

Schimpansen, die als Babys durch diese 14-tägige Aussetzung der Berührung innerhalb des ersten Lebensjahres betroffen waren, entwickelten als Erwachsene unsichere, Schutz suchende und ängstliche Verhaltensweisen (auf den Menschen bezogen als „neurotische Trennungsangst" zu beschreiben). Sie klammerten sich immer aneinander und nahmen nicht an normalen Aktivitäten teil, so wie etwa Fellpflege, Spiel, Futtersuche und anderes mehr. Babys, die während des gesamten ersten Lebensjahres von der Mutter getrennt waren (Langzeittrennung), entwickelten ein aggressives Flucht- und Vermeidungsverhalten, sie schienen andere Affen nicht zur Kenntnis zu nehmen, ordneten sich folglich nicht den sozialen Regeln der Affengesellschaft unter und wurden deshalb von den anderen gemieden. Sie waren asozial.

In einer weiteren Studie wurde eine mangelnde Entwicklung des limbischen Systems (es enthält Areale, die für emotionale Funktionen zuständig sind) festgestellt. Normalerweise kommunizieren Nervenzellen, sofern das Gehirn durch eine normale Mutter-Kind-Interaktion stimuliert wird, über Dendritenbäume, die sie verbinden. Jedoch hatte die Entwicklung der Dendritenbäume im limbischen System sowohl bei kurzzeitig als auch bei langzeitig getrennten Schimpansenkindern entweder stagniert oder sich verlangsamt (Heath 1975, Bryan 1989). Das bedeutet möglicherweise, dass sich das kommunizierende Netzwerk der Dendriten nicht richtig entwickelt, wenn das Schimpansen-Baby von der Mutter getrennt wird. Wissenschaftler glauben, dass dies auch für den Menschen zutrifft, weil die Ähnlichkeiten zwischen Menschen und Schimpansen hinsichtlich der anfänglichen Ausreifung des ZNS zahlreich sind; das gilt insbesondere im Hinblick auf die Funktion des limbischen Systems. Die Folgen eines verminderten dendritischen Wachstums aufgrund früher Trennung bestehen vermutlich darin, dass, neurologisch betrachtet, das interne Netzwerk zwischen verschiedenen Gehirnarealen mit unterschiedlicher funktionaler Bedeutung ungenau und instabil wird. Unlängst erschienene Untersuchungen weisen darauf hin, dass es zwischen dem 10. und 18. Monat eine Art kritischer Periode für die Formierung des Netzwerkes im präfrontalen Cortex gibt. Das ist eine Struktur, welche emotionale Reaktionen mit höheren Hirnregionen verknüpft, so dass es möglich wird, Denken, Planen und Sprechen mit Gefühlen zu verbinden. Der Erfolg dieser Verbindung hängt offensichtlich von einer angemessenen elterlichen Kommunikation und Fürsorge ab.

Innerhalb des Gehirns erweist sich das retikuläre Aktivierungssystem (R.A.S.) als äußerst wichtig für eine normal verlaufende Gehirnentwicklung und für angemessene Antworten auf die Umgebung. Das R.A.S. kann man als ein Gebiet bezeichnen, das den Rest des Gehirns aktiviert. Man kann es auch einen „Start-und-Stopp-Schalter" der Gehirnaktivität nennen. Seine Aufgabe wird als Weckfunktion, oder „Arousalreaktion" beschrieben, d. h. als eine Mobilisation der Gehirnaktivität, und dazu gehören eine Aktivierung der Aufmerksamkeit, des Pulsschlages, der Atmung, der Drüsen und Hormone. Dieses R.A.S. gewährleistet einen angemessenen Zustand des Gewahrwerdens von Ereignissen, der Konzentration und der emotionalen Reaktion auf Reizung. Es sorgt auch für eine adäquate Antwort auf Gefahrensituationen.

Wenn ein gesunder Mensch eine Gefahr antizipiert, dann kommt es zur o. g. Arousalreaktion. Das ist auch der Fall, wenn die Person emotional beladene Worte wie etwa „Mutter", „Hass", „Liebe" etc. hört. Bei einem Erwachsenen mit AD ist dies gemäß Hare (1988) nicht der Fall. Die gewöhnlichen physikalisch messbaren Antworten scheinen offensichtlich bei Psychopathen zu fehlen.

Das R.A.S. wird seinerseits durch sensorische Stimulation gereizt, insbesondere durch taktile und vestibuläre Reize. Möglicherweise kann man die fehlende R.A.S.-Antwort bei (männlichen) Psychopathen auf einen Mangel dieser Reizung in früher Kindheit zurückführen.

In einer Untersuchung an Rhesusaffen wurden zwei Gruppen miteinander verglichen (Mason 1975). Eine Gruppe hatte eine mit Stoff bekleidete Puppe als Mutter, die eine taktile Stimulation gewährleistete. Die andere Gruppe hatte die gleiche Art Puppe als Mutter, jedoch war diese zusätzlich an einer Schaukel befestigt, so dass diese Affen die ganze Zeit vestibulär stimuliert wurden. Die erste Gruppe erwies sich als scheu, unsicher und kontaktarm, als sie aufwuchs, die zweite Gruppe zeigte normale Neugier und normales Interesse an Kontakten und übernahm die Initiative bei Berührung und Augenkontakt. Gewiegt zu werden, anstatt still zu liegen, ist folglich eine wesentliche Determinante bei der Entwicklung sozialer

Fähigkeiten von Kindern. Andere Studien, die unlängst erschienen, zeigen, dass Berührung und vestibuläre Reizung im Gehirn Opiate freisetzen, die den mütterlichen Kontakt zu einer angenehmen Erfahrung machen – das Baby wird gewissermaßen „süchtig" nach Kontakt und schreit deshalb, wenn die Mutter weggeht. Dieser Mechanismus verliert sich vermutlich, wenn die Trennungsperioden zu lange anhalten.

Wir können daraus schließen, dass es tatsächlich ein Muss ist, das Kind während der ersten beiden Lebensjahre mit taktiler und vestibulärer Stimulation zu versorgen. Man kann auch schlussfolgern, dass Mütter, die unfähig sind, diese beiden Formen der Reizung zu vermitteln, Kinder mit einem hohen Risiko zur Entwicklung einer AD-Persönlichkeit haben. Aus eigenen Untersuchungen ableitend, sind es psychopathische Mütter (56%), Mütter im Zustand eines psychotischen Schubs (10%) sog. Borderline-Mütter (23%) oder Mütter in einer Krise aufgrund extremer Umstände (12%, Hungersnot, Krieg, Armut, Emigration in eine fremde Kultur), die daran gehindert werden, während der ersten zwei Lebensjahre für ihr Kind zu sorgen.

Neurologische Dysfunktionen bei AD: Eine Hypothese

McLean (1949) weist auf drei unterschiedliche funktionale Kreisläufe hin, die sich nacheinander während der Evolution entwickelt haben. Er nennt das das „Modell des Dreieinigen Gehirns im Konflikt" und macht dadurch darauf aufmerksam, dass die drei Ebenen nur aufeinander zu liegen kommen, ohne dass die eine viel mit der anderen zu tun hat.

Abbildung 2 veranschaulicht McLeans Modell der drei grundlegenden Gehirneinheiten. Für jede von ihnen werden im folgenden Abschnitt neurologische Dysfunktionen beschrieben.

Das „Reptiliengehirn": Regulation des grundlegenden Aktivitätsniveaus

Der älteste und primitivste Teil, das *Reptiliengehirn*, ist für Beuteverhalten zuständig. Ist ein solches reptilartiges Verhalten einmal initiiert, so kann es nicht gehemmt werden, ehe es zum Abschluss gekommen ist. Werden die Grenzen seines Reviers überquert, so zeigt sich ein Tier zerstörerisch, es flieht oder erstarrt. Dieser Gehirnteil hängt nicht von „elterlicher Fürsorge" nach der Geburt ab, sondern ist vom Augenblick des Ausschlüpfens an vorhanden. Das Tier kann

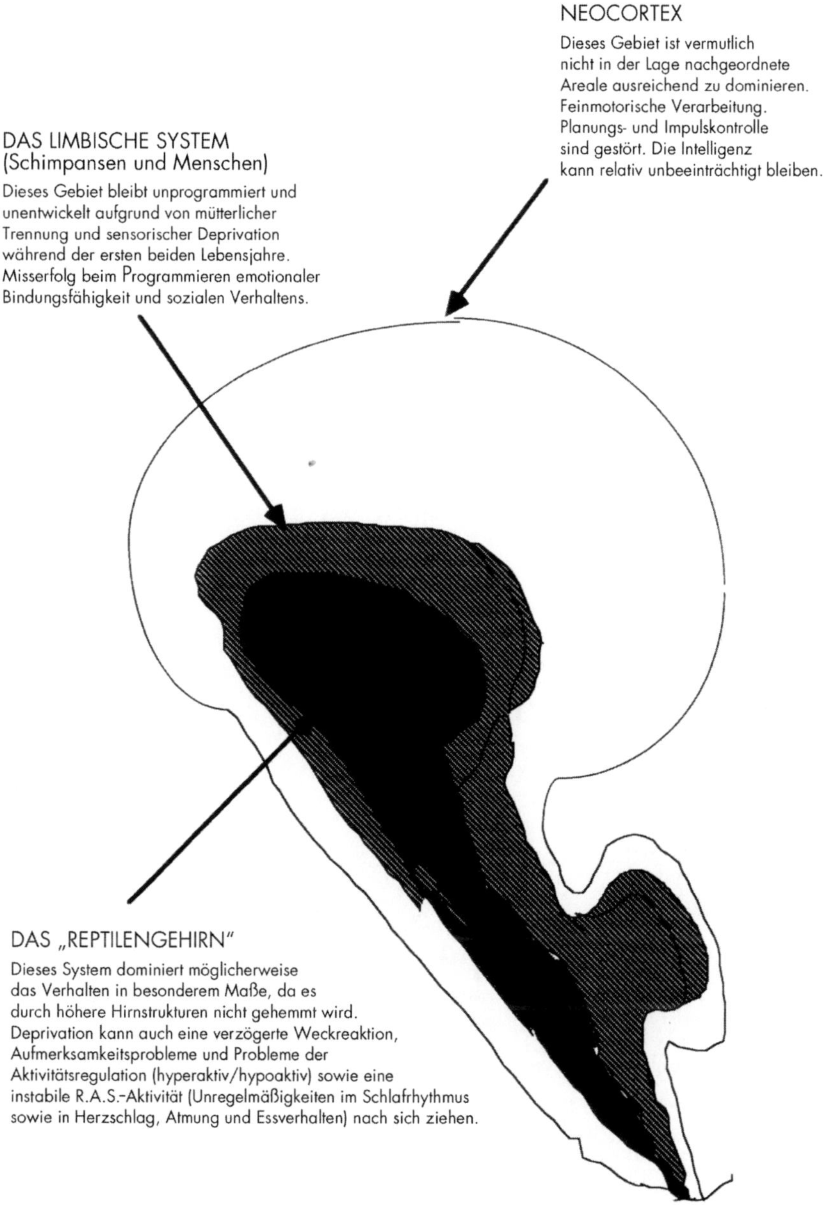

Das „Reptiliengehirn" 63

NEOCORTEX
Dieses Gebiet ist vermutlich nicht in der Lage nachgeordnete Areale ausreichend zu dominieren. Feinmotorische Verarbeitung. Planungs- und Impulskontrolle sind gestört. Die Intelligenz kann relativ unbeeinträchtigt bleiben.

DAS LIMBISCHE SYSTEM
(Schimpansen und Menschen)
Dieses Gebiet bleibt unprogrammiert und unentwickelt aufgrund von mütterlicher Trennung und sensorischer Deprivation während der ersten beiden Lebensjahre. Misserfolg beim Programmieren emotionaler Bindungsfähigkeit und sozialen Verhaltens.

DAS „REPTILENGEHIRN"
Dieses System dominiert möglicherweise das Verhalten in besonderem Maße, da es durch höhere Hirnstrukturen nicht gehemmt wird. Deprivation kann auch eine verzögerte Weckreaktion, Aufmerksamkeitsprobleme und Probleme der Aktivitätsregulation (hyperaktiv/hypoaktiv) sowie eine instabile R.A.S.-Aktivität (Unregelmäßigkeiten im Schlafrhythmus sowie in Herzschlag, Atmung und Essverhalten) nach sich ziehen.

Abb. 2. Mögliche Folgen einer frühen Einschränkung der ZNS-Entwicklung für Kinder mit Bindungsstörungen

Familienzugehörigkeit von Nicht-Familienzugehörigkeit nicht unterscheiden und frisst, wenn es provoziert wird, seine eigenen Familienmitglieder. Reid (1986) bezeichnet einen Psychopathen als jemanden, der außerordentlich viel dieses „Reptilienverhaltens" zeigt. Wenn er provoziert wird, dominiert das „Reptiliengehirn" sein Verhalten, und der Psychopath hält nach einem Opfer Ausschau, wobei die „Jagd" nicht von Erregung oder Affekt begleitet ist, es ist der „kalte Killer". Dieses Gehirnteil steht damit im Gegensatz zu Verhaltensweisen, die von seinem zweiten oder dritten Teil (vgl. Abb. 2) ausgehen.

Auch wenn das „Reptilienhirnsystem" und der obere Teil des Rückenmarks bei einem Kind nicht im physikalischen Sinn gestört sein mögen, können sie aufgrund unnormaler früher Stimulation funktionell gestört und unreif sein. Das R.A.S.-System, das das allgemeine Aktivitätsniveau im gesamten Gehirn generiert, wurde durch Berührung und vestibuläre Stimulation nicht genügend gereizt. Die Folge sind unstabile Muster grundlegender Körperrhythmen (Nahrungsaufnahme, Schlaf, Atmung, EEG-Muster). Diese Störungen umfassen auch eine verzögerte Arousalreaktion auf Reizung, eine Hyper- oder Hypoaktivität, Aufmerksamkeitsstörungen und Störungen in der Immunfunktion. Nun büßen die Frontallappen – und das ist das Entscheidende – möglicherweise ihre Fähigkeit ein, Verhalten zu lenken und zu kontrollieren, wenn vom „Reptiliengehirn" aus wenig Gehirnaktivität generiert wird. Die Symptome werden weiter unten in einer Prüfliste zusammengestellt.

Das emotionale und soziale Gehirn (das limbische System): Verbindung von sensorischen und emotionalen Reaktionen

Die zweite Einheit (vgl. Abb. 2) stellt das *limbische Gehirn (auch emotionales oder soziales Gehirn genannt)* dar. Es ist beim Menschen und anderen Primaten sehr ähnlich. Diese Einheit ist verantwortlich für emotionale Reaktionen, wechselseitige Fürsorge, das elementare Verständnis und die praktische Durchführung von sozialem Verhalten. Dazu gehört auch das Wissen, dass man Teil einer Gruppe ist und zu einer bestimmten Mutter gehört, die man von anderen unterscheiden kann. Diese Funktionseinheit des Gehirns ist wahrscheinlich in einer Zeitspanne programmierbar, die von kurz vor der Geburt bis etwa zum zweiten Lebensjahr reicht. Wichtig zu erwähnen ist hierbei, dass jede Erfahrung mit der Mutter die Entwicklung eines neuen emotionalen Reaktionsmusters des Babys fördert. Der Begriff „Emotion" bedeutet „was bewegt dich" (franz. „emouvoir: sich bewegen") und beschreibt das emotionale Verhaltensmuster als die Antwort auf die Frage „was uns bewegt".

Abhängig von den wechselnden sensorischen Qualitäten des mütterlichen Kontakts speichert der Säugling seine eigenen emotionalen Reaktionen auf Wahrnehmungen im limbischen System des Gehirns. Das bedeutet, dass immer dann, wenn im späteren Leben ein ähnliches Reizmuster erlebt wird, die ursprüngliche emotionale Reaktion (Veränderung der Weckreaktion, Bildung von Abwehrmechanismen, Ausschüttung von endogenen Opiaten und Hormonen, Muskelspannung) reaktiviert wird. Hält man sich zum Beispiel ein Stück Seife einer speziellen Marke unter die Nase, so beginnt man sofort, vom alten Bauernhof (wo man die Seife zuerst roch) zu schwärmen, die Stimmlage ändert sich, man vergießt vielleicht eine Träne oder fühlt das Herz schlagen (ein altes sensorisches Reaktionsmuster wird reaktiviert!). Ist aber der spezielle Geruch der Seife mit einem frühen Krankenhausaufenthalt und dem Verlust der Mutter verbunden, fühlt man vielleicht unaussprechlichen Zorn und Übelkeit. Riecht man eine andere Seifenmarke, zeigt sich eventuell keinerlei Reaktion, weil die Mutter diese niemals verwendete.

Diese gemischten Reaktionsmuster von Behaglichkeit und Unbehaglichkeit, die man am Busen der Mutter oder in der Wiege spürte, sind nicht verstandesgebunden, man könnte auch sagen, unbewusst. Vielleicht bilden sie unsere elementaren sozialen Reaktionen, die wir vom zweiten Lebensjahr an zeigen. In der Natur bleibt ein Schimpansen- oder Gorillababy während der ersten Jahre nahe bei der Mutter, um sich deren Sozialverhalten einzuprägen.

Eine begrenzte soziale Aggression wird hervorgerufen, wenn irgendein Mitglied aus seiner Rolle im Hierarchiegefüge ausbricht, aber diese Aggressivität ist nicht zerstörerisch, sondern stabilisiert die Gruppenhierarchie und hört auf, sobald der Abweichler wieder mit der Gruppe konform geht. Diese Art der Aggression unterscheidet sich tiefgreifend von der „reptilartigen" Aggression der Flucht, des Angriffs oder Verharrens, denn sie dient dem Schutz der Gesamtheit der Gruppenmitglieder.

Das AD-Kind und insbesondere auch der erwachsene Psychopath erscheinen als in diesem Gehirnteil „unprogrammiert" und and „sozialer Blindheit" leidend. Psychopathen sind z. B. schlecht in der Gesichtererkennung und der emotionalen Reaktion auf soziale Stimuli.

Das corticale Gehirn: Kontrolle und Fokussierung

Die dritte Einheit, der Neocortex, ist beim Menschen in seiner Ausprägung einmalig. Diese Funktionseinheit wird vermutlich vom 12. Monat an programmiert. Alle höheren und komplexeren intellektuellen Funktionen, einschließlich der Hemmung der beiden vorgenannten niederen Hirnregionen und der Fähigkeit, empathisch zu reagieren, werden aufgrund des Kontaktes mit der Mutter und anderen wichtigen Personen in der Gruppe bis etwa zum 14. Lebensjahr vernetzt. Dazu gehören die Sprache und die motorische Kontrolle der Finger, der Lippen und der Zunge. Die beiden Frontallappen üben eine komplexe Kontrolle über das Gehirn aus, dazu gehören auch Modulation und Unterdrückung von Impulsen, die aus anderen Gehirnarealen stammen.

Wenn die Frontallappen ihren Prinzipien untreu werden, zeigt die Person auf vielfache Weise psychopathisches und impulsgetriebenes Verhalten, welches das „Zentrum der Abschlusskontrolle" verloren hat.

Es gibt vier Hauptgründe für Schädigungen von Funktionen des Frontallappens:

1. Ein körperliches Trauma, wie man es z.B. von Auto- oder Arbeitsunfällen her kennt.
2. Der Einfluss von Alkohol oder anderen fettlöslichen Flüssigkeiten – wie man es z.B. beim fötalen Alkoholsyndrom sieht, oder der Einfluss von anderen organischen Lösungsmitteln.
3. Ein reduziertes Aktivitätsniveau des Gehirns, wie man es bei zu wenig stimulierten Babys vorfindet.
4. Infektionen, die sich auf das Gehirngewebe auswirken.

Dieser Teil des Gehirns entwickelt sich später (1–14 Jahre) als der limbische Teil, und das mag erklären, warum bei vielen Psychopathen die Intelligenz verhältnismäßig wenig betroffen ist. Der Abbruch des Kontaktes mit der Mutter hat vornehmlich Gebiete betroffen, die „Emotionen programmieren" und nicht so sehr die intellektuelle Entwicklung, die von einer Stimulation in späteren Lebensjahren abhängt.

Eine Reihe von unterschiedlichen Stressoren (wir wissen noch nicht, welche am schädlichsten sind) verursachen einen Mangel an neurologischer Programmierung und Reifung von funktionalen Gehirnsystemen beim AD-Kind. Der folgenschwerste Verlust in der Entwicklung betrifft das limbische System, wo eine grundlegende

Vernetzung von Emotionen und Lernvorgängen stattgefunden haben sollte. Das limbische System reagiert vermutlich am nachhaltigsten auf eine Vernetzung zwischen der Geburt und dem zweiten Lebensjahr. Das ist das Alter, in dem AD-Kinder gewöhnlich die abnormalsten Kontakte unterhielten. Ein Mangel an Hemmung vom limbischen System und neocorticalen Arealen veranlasst diese Kinder vielmehr dazu, räuberisches und ungehemmtes Verhalten zu zeigen, das vom System des „Reptilhirns" ausgeht.

Man kann daraus schließen, dass die frühen Umweltbedingungen für die Gehirnentwicklung und funktionale neurologische Organisation des AD-Kindes gewöhnlich sehr mangelhaft sind. Man kann die Hypothese aufstellen, dass in schweren Fällen die neurologischen Folgen in einem Verharren der Entwicklung funktionaler Gehirnsysteme bestehen und sich in instabilen Grundrhythmen des Körpers sowie in einem reduzierten Immunsystem und früh auftretenden häufigen Erkrankungen zeigen. Eine mögliche Dominanz des durch das „Reptilsystem" ausgelösten aggressiven und abwehrenden Verhaltens und der „sozialen Blindheit" resultiert aus der mangelnden Vernetzung des limbischen Systems und dem Unvermögen, sensorische Reize zu analysieren und darauf zu reagieren (Defizit in der Weckreaktion).

Prüfliste für depressive Symptome bei Babys

Diese Zusammenstellung ist als Ergänzung für Beobachtungen gedacht, die man mit gesundem Menschenverstand macht. Ein Symptom mag für sich genommen noch kein Grund für Unruhe sein. Man sollte sich immer im Klaren darüber sein, dass die genannten Symptome auch andere Ursachen haben könnten, z. B. eine vorübergehende Krise oder eine Krankheit.

Unzureichendes Bindungsverhalten und Fehlen von Reaktionen

Das Baby spricht nicht darauf an, wenn Sie versuchen, Blickkontakt aufzunehmen. Die Augen richten sich nicht auf Ihr Gesicht und verändern ihren Ausdruck, wenn Sie Ihren Gesichtsausdruck verändern. Es scheint, als wolle das Baby Augen- und Körperkontakt absichtlich vermeiden, manchmal bricht der Kontakt auch während der Initiierung plötzlich ab. Normalerweise reagiert ein Baby, indem es Ihren Gesichtsausdruck nachahmt (mit einer Zeitverzögerung von 5 bis 30 Sekunden). Hier aber konstatieren Sie nur Antwortvermeidung oder das Ausbleiben einer Antwort.

Eventuell zeigt das Kleinkind ein paradoxes Bindungsverhalten, wenn es mit der Kontaktaufnahme beginnt (etwa wenn es sich auf einen Erwachsenen zu bewegt, um Trost zu suchen). Es unterbricht dieses Verhalten auf halbem Wege, schlägt möglicherweise den Kopf gegen eine Wand, dreht sich weg oder bekommt einen Wutanfall etc. Wenn es auf Ihrem Schoß sitzt, kann es sein, dass das Kleinkind Ihnen den Rücken zuwendet. Das bedeutet, Sie werden vom Kind auf zweierlei Art und Weise gesehen, als sorgende Person und gleichzeitig als potentielle Gefahr. Dieser psychologische Konflikt endet in einer Sackgasse, und deshalb zeigt das Kind derart widersprüchliche Kontaktmuster (Flucht/Angriff), in denen das Bedürfnis nach Fürsorge und die Angst vor Trennung, Gewalt oder Missbrauch im Konflikt miteinander sind.

Depression – herabgesetzter Muskeltonus

Im klinischen Sinne des Wortes ist „Depression" ein physiologischer Ausdruck, der ein herabgesetztes Niveau von Geschwindigkeit und Aktivität beschreibt, im psychologischen Sinne hingegen beschreibt „Depression" eine Stimmung oder einen Gefühlszustand. Beim Kind führt ein Mangel an Stimulation (insbesondere Körperkontakt und Körperbewegungen, wie etwa in der Wiege geschaukelt zu werden) zu einer Depression. Ein Symptom davon ist eine herabgesetzte Muskelspannung. Die Haltungsreflexe (den Körper in eine senkrechte Lage zu bringen) sind nicht genügend auslösbar, und das Kind sinkt in seine fötale Kauerstellung zurück. Es kann den Kopf nicht heben, wenn es auf dem Bauch liegt oder auf allen Vieren steht, und kann in der dafür angemessenen Entwicklungsstufe nicht aufrecht sitzen (Hypotonie).

Nicht-stabilisierte elementare Körperrhythmen

Wird das Kind nicht genügend gewiegt und erhält zu wenig Körperkontakt, dann reduziert sich das allgemeine Aktivitätsniveau des Gehirns. Das führt zu instabilen elementaren Körperrhythmen, die ansonsten nur beim Neugeborenen festzustellen sind. Rhythmen wie etwa Herzschlag, Atmung, die Regulation der Körpertemperatur,

Aufmerksamkeit und der Wechsel von tiefer Entspannung und Schlaf und gerichteter wachsamer Zuwendung sowie die Verdauung (Appetit, Urin und Stuhl) können sich nicht stabilisieren, wenn das Kind zu wenig angeregt wird. Zu den Symptomen zählt manchmal der Tod (bedingt durch Herzstillstand, Appetitmangel oder mangelnde Verdauungsprozesse), in weniger ausgeprägten Fällen kommt es zu Problemen der Hypo- oder Hyperaktivität, zu Essstörungen und einer allgemeinen Unfähigkeit, mit externen Veränderungen zurechtzukommen und emotionale Stabilität zu erreichen. Körperkontakt und vestibuläre Stimulation fördern auch die Hormonproduktion, weshalb ein sog. psychosozialer Zwergwuchs (geringer Kopfumfang, ungenügendes Gewicht und ungenügendes Längenwachstum) ebenfalls zu den Symptomen zählt.

Vermindertes oder dauerhaft unter Stress stehendes Immunsystem

Ein Mangel an früher körperlicher Stimulation und die Erfahrung von Trennungen können zu einer unangepassten Immunfunktion führen. Ein Symptom dafür ist, dass das Baby und spätere Kleinkind für Erkrankungen aller Art überempfindlich ist (geringe T-Zellen-Produktion und -Differenzierung). Die Fallgeschichte des Kindes umfasst häufig eine ganze Liste von Krankheiten, und es kommt oft zu Koliken, Durchfällen und Erkältungen.

In weniger ausgeprägten Fällen, wo Stress durch eine Trennung von der Mutter verursacht wurde, nachdem diese als solche erkannt worden ist, kann eine allgemeine hyperaktive Immunreaktion die Folge sein. Zu den Symptomen gehören Asthma, Allergien, Ausschlag und juvenile Arthritis.

Aus verschiedenen Studien geht hervor, dass Erwachsene, die im Verlauf der Kindheit traumatischen Trennungssituationen ausgesetzt waren, früher an Herzerkrankungen, Diabetes und anderen stressbezogenen Erkrankungen leiden als nicht traumatisierte Erwachsene.

KAPITEL 5

ABNORMALE SENSO-MOTORISCHE ENTWICKLUNG BEIM KLEINKIND

Empfindung, Aufmerksamkeit, Emotion, Gestaltbildung: Die Grundlagen der Lernfähigkeit

Die Fähigkeit zu lernen (und sich zu erinnern) basiert auf mindestens drei Voraussetzungen:

Man muss die Aufmerksamkeit auf wesentliche Reize richten können, d. h. die Reize verarbeiten und kategorisieren, und man muss in der Lage sein, eine emotionale Reaktion auf verschiedene Empfindungen (etwas mögen/nicht mögen, überrascht sein oder wiedererkennen, aufgeregt oder beruhigt sein, etwas lieben, vermissen oder hassen bzw. etwas zurückweisen) zu spüren. Diese grundlegenden Fähigkeiten werden durch die normal agierende Mutter verstärkt und gelobt, und zwar hundertmal am Tag vom Tag der Geburt an mehrere Jahre lang, bis sie vom Kleinkind internalisiert worden sind.

Durch die mütterliche Fürsorge werden beim Säugling folgende Verhaltensweisen gebildet: die Fähigkeit, ein bedeutungsvolles Ganzes zu bilden, etwas ins Blickfeld zu rücken und sich zu konzentrieren, etwas seine ungeteilte lang andauernde Aufmerksamkeit zu widmen, sich behaglich genug zu fühlen, um Neugier und maßvolle Furcht auszuhalten, etwas wiederzuerkennen, etwas auszuprobieren und zu erkunden, Informationen und Emotionen auszutauschen und emotionalen Ausdruck und Gesten in Einklang zu bringen. Diese Funktionen kann man kurz gefasst als die Grundlage des Lernens bezeichnen. Dabei ist nicht leicht zu erkennen, dass diese Verhaltensweisen während des ersten Lebensjahres in ständiger Kooperation mit liebevollen Erwachsenen ganz grundlegend aufgebaut und stabilisiert werden.

Die oben erwähnten neurologischen Charakteristika können – gemeinsam mit einem Mangel an Zuwendung seitens der Mutter während der ersten Lebensjahre – Ursache für eine kurze Aufmerksamkeitsspanne, eine anhaltende Langeweile, gepaart mit der ständigen Suche nach Neuem sein, so wie AD-Kinder dies zeigen. Aufgrund der geringen Verarbeitungsfähigkeiten isoliert sich das Kind bei seinen Versuchen, sensorische Informationen zu erhalten, zu bearbeiten und zu „verdauen". Deshalb hält es laufend Ausschau nach etwas, das, auch wenn es für uns wie Überstimulation aussieht, geschieht, um seine Sinne überhaupt ansprechen zu können.

Das Kind ist unfähig, eine genaue Gestalt von etwas zu bilden, eine überdauernde Phantasievorstellung über das, was ein spezielles Bedürfnis erfüllen könnte. Es nimmt Beziehung mit allen möglichen Objekten und Personen auf, ohne daraus ein anhaltendes Vergnügen bzw. eine längerfristige Befriedigung ableiten zu können. Seine einzige Möglichkeit besteht darin, wieder und wieder Kontaktversuche zu unternehmen. AD-Kinder versuchen ständig, wenn auch vergeblich, Kontakte aufzunehmen, oder aber sie stellen jegliche Kontaktversuche ein.

Häufig erscheinen deprivierte Kinder bis zum Alter von zwei oder drei Jahren depressiv, um danach im höchsten Maße hyperaktiv zu werden und mit einem zwanghaften Trieb zu häufigen, ruhelosen Kontakten behaftet zu sein.

Bei normal entwickelten Kindern beobachtet man immer längere Aufmerksamkeitsphasen. Mutter oder Vater versuchen unablässig, diese Aufmerksamkeitsphasen zu verlängern, indem sie winken, lächeln, die Stimmlage verändern und auf andere Weise die Aufmerksamkeit belohnen und dadurch eine Art scharf eingestelltes Suchfeld erhalten und jede Form der emotionalen Reaktion verstärken. Der Säugling versucht im Durchschnitt alle 20 Sekunden, mit neuen Objekten oder Personen Kontakt aufzunehmen. Ein einjähriges Kind bleibt länger in Kontakt mit dem Objekt seines Interesses, beobachtet und untersucht es minutenlang. Ein fünfjähriges Kind spielt mitunter bis zu 20 Minuten mit einem Objekt. Das AD-Kind hingegen nimmt nur kurze und oberflächliche Kontakte mit Objekten und Personen auf und ist schnell davon gelangweilt. Das verhindert tiefgründigeres Lernen.

Die Abwesenheit von emotionalen Reaktionen, die von sich heraus kommen, und die Erregung, die durch einen Kontakt entsteht, verhindern die Bildung von unterschiedlichen Empfindungen, welche einer Erfahrung zugrunde liegen (als Hilfestellung beim nächsten ähnlichen Ereignis). Dies beeinträchtigt den Lernprozess.

Erfährt das Kind bei einem Kontakt weder Schmerz noch Freude, Vergnügen oder Traurigkeit, Furcht oder Behaglichkeit, so bleiben alle Eindrücke flach und eindimensional. Es wird schwierig, sich an etwas zu erinnern, wenn man keine Gefühlsregung verspürt, denn es ist gewissermaßen das „limbische" Gedächtnis (die emotionale Antwort) außer Betrieb. Kinder erinnern sich an etwas durch ihre Gefühle und erst später aufgrund intellektueller Leistungen. Das könnte erklären, warum ein AD-Kind nicht aus der Erfahrung zu lernen scheint und deshalb das gleiche stereotype Verhaltensmuster, unabhängig davon, ob es von der Umwelt dafür bestraft oder gelobt wird, wiederholt,

Normalerweise wird von einem Organismus, der aus der Balance geraten ist, durch einen bestimmten Bedürfniszustand (Hunger, Durst, Langeweile, Einsamkeit, Sehnsucht nach jemandem) Energie mobilisiert, die als Impuls für die Befriedigung dieses Bedürfnisses dient. Das Neugeborene braucht Unterstützung, um seine Aufmerksamkeit auf Objekte zu richten, mit ihnen in Kontakt zu treten und sein Bedürfnis zu erfüllen und um sich zurückzuziehen und auszuruhen, bis ein anderer Bedürfniszustand aus der Balance gerät. Je verständiger das Kind wird, desto klarer definiert sind Aufmerksamkeit, Zielsetzung, Unterscheidungsfähigkeit in der Kontaktaufnahme, der Rückzug nach der Bedürfnisbefriedigung und die anschließende Ruhephase. Das Kontaktmuster wird immer umfangreicher und beinhaltet immer mehr Erfahrungsanteile. Gleichzeitig bewirkt eine kohärente Rückmeldung aus der Umwelt, dass sich im Gehirn neuronale Netzwerke bilden. Psychologisch gesprochen lernt das Kind, eine Vorstellung davon zu entwickeln, bzw. in Gestalt umzusetzen, was seine Bedürfnisse befriedigen kann. Die Qualität einer exakten Gestaltbildung im späteren Leben wird natürlicherweise auf die Qualität früherer Erfahrungen mit der wichtigsten Gestalt zurückgreifen, der Mutter.

Bewegung und motorische Entwicklung

Um angeborene Bewegungsprogramme zur Entfaltung zu bringen wird – beginnend mit den Reflexen – die Entwicklung durch den physischen Kontakt mit der Mutter beschleunigt. Eines der Programme beinhaltet den Haltungsreflex. Wird das Baby in eine aufrechte Position gebracht, so dass die Füße den Boden berühren, veranlasst ein Streckreflex eine Streckung des Körpers.

Fällt das Baby rückwärts, so streckt es seine Arme aus und hebt den Kopf hoch etc. Die Reflexe stellen einfache motorische Programme dar, von denen manche von anderen, den Menschen vorausgehenden Spezies, vererbt wurden. Die Reflexe werden während der Phase motorischen Planens entwickelt, wobei manche davon später aktiv unterdrückt werden, wenn das Kind durch etwas anderes animiert wird. So dreht z. B. ein normal entwickeltes Baby seinen Kopf in Richtung eines Geräusches, später lernt es, diesen Reflex zu unterdrücken, wenn es sich gerade auf etwas anderes konzentriert. Eine mangelhafte Entwicklung von Kindern resultiert in einem geringeren Muskeltonus, einer verzögerten Ausformung von Reflexen und schließlich in einer Verzögerung in der Bildung intentionaler Bewegungen und Planungen von motorischen Abfolgen. Die grundlegende Vorbedingung für eine motorische Entwicklung ist eine sensorische Stimulation.

Was man bei kleinen AD-Kindern im Wesentlichen antrifft, ist eine Tendenz zu primitiven, zwanghaften Reiz-Reaktions-Mustern. Das Kind kann einen Reiz nicht ignorieren und wird deshalb von jeder heftigen Reizquelle der Umgebung zu einer „Hier-und-Jetzt-Reaktion" in ablenkender Weise veranlasst. Was man des Weiteren erkennen kann, ist das Fehlen von normalerweise automatisch ablaufenden Gewohnheiten in einem ganz allgemeinen Sinne, wie etwa sich anzuziehen, die Zähne zu putzen, bestimmte Essgewohnheiten zu haben und die tägliche Körperpflege durchzuführen. Allein deshalb, weil die Eltern keine regelmäßigen Gewohnheiten haben, und dazu gehören auch solche, die die Kindererziehung betreffen, ist sich das Kind einfachster Tatsachen seines eigenen Körpers und dessen Funktionen nicht bewusst. Die Kontrolle von Muskeln und Bewegungsfolgen weist oft auf frühe Bewegungsmuster hin.

Hier das Beispiel eines Mädchens mit einer schwerwiegenden Hemmung der motorischen Entwicklung:

> Jeanie war fünf Jahre alt, als sie in die Einrichtung kam. Sie war in einer sehr armseligen Umgebung aufgewachsen, war oft stunden- oder tagelang eingeschlossen gewesen. Sie ging wie „der Glöckner von Notre Dame", denn sie konnte ihren Rücken nicht gerade halten. Ihr Mund war immer offen und die Zunge nicht unter Kontrolle. Sie ging wie ein zweijähriges Kind – die Beine weit auseinander gestellt und sich von einer Körperseite auf die andere verlagernd. Ihre Bilder bestanden aus Bleistiftgekritzel, wobei sie den Stift nur zwischen dem Daumen und den restlichen Fingern zu halten vermochte. Sie konnte den Kopf weder stillhalten, noch einem Objekt mit den Augen folgen. Jeanie kannte nur wenige Worte, die sie sehr generalisierend benutzte. Sie war neugierig und stand oft hinter einer Tür, wo sie verstohlen durchblinzelte und zuhörte, nach einer Weile (wenn man nach ihr schaute) verschwand und in der nächsten Minute wiederkam. Sie spielte niemals mit Spielsachen oder zeigte Interesse an anderen Kindern. Sie konnte viele Male in der Nacht aufstehen und auf den Kühlschrank zusteuern. Sie saß nicht gern auf dem Schoß, sondern bevorzugte es,

Distanz zu halten. In der Behandlung waren Schwimmen und Massage die ersten beiden Heilmaßnahmen. Es wurden auch viele Übungen für sie vorgesehen, wo sie auf dem Bauch lag, denn diese Lage löst Stellungsreflexe aus. Jeanie wehrte sich heftig gegen diese Form von Anregung, indem sie jammerte oder wütend wurde. Sie lernte aber schnell, und nach Ablauf eines Jahres sprach sie etwa hundert Worte, konnte selbst auf paddelnde Art wie ein Hund schwimmen und liebte das Baden. Schwimmen und andere Übungen zwangen sie dazu, eine aufrechte Haltung einzunehmen, und nachdem sie in der Lage war, ihren Kopf zu heben, konnte sie auch sehen, was sich vor ihr abspielte.

Von Geburt an war Jeanie von ihrer etwas zurückgebliebenen Mutter unerwünscht. Die Mutter neigte dazu, Jeanie wie einen kleinen Hund zu behandeln, manchmal streichelte sie sie hingebungsvoll, manchmal vergaß sie sie um ihrer eigenen Bedürfnisse willen. Die Eltern hatten oft heftigen Streit und versuchten, einander zu erwürgen, während Jeanie daneben stand. Es waren keine Spielzeuge vorhanden, als sie heranwuchs, und die Eltern straften sie körperlich, wenn etwas schiefging. Eine Form der Strafe bestand darin, sie einen Tag lang im WC einzuschließen, falls sie schrie – und das geschah von Geburt an sehr häufig.

Wie oben beschrieben, leiden AD-Kinder häufig an neurologischen Defiziten, die während der Schwangerschaft oder der Geburt auftreten. Diese Gruppe von Kindern ist häufiger als normale Kinder elterlicher Gewalt ausgesetzt. Vesterdal (1978) und Green (1982) erwähnen Kinder, die Frühgeburten waren, Kinder, die einen schwierigen Geburtsvorgang erlebten, Kinder, die im Alter zwischen null und sechs Monaten von ihrer Mutter getrennt wurden, Kinder mit minimalen Dysfunktionen des Gehirns und Kinder, die absichtlich Erwachsene provozierten. Ihr exploratives Verhalten und ihr Bemühen, Bewegungsausführungen zu lernen, rufen häufig negative Rückmeldungen hervor, etwa unvorhersehbare schwere Strafen. Diese hemmen ihrerseits die motorische Entwicklung und richten den natürlichen Erkundungstrieb und die Neugier zugrunde.

Phasen der motorischen Entwicklung

Die wichtigen Phasen der motorischen Entwicklung wurden von Gallahue (1997) ganz ausgezeichnet beschrieben.

Die Phase reflektorischer Bewegungen (0–4 Monate, Kodierung sensorischer Information)

Ein Reflex ist eine unwillkürliche Reaktion auf einen Reiz, sozusagen ein angeborenes unbewusstes motorisches Programm. Es besteht z. B. darin, sich an etwas festzuhalten, wenn ein Sturz droht, zu saugen, wenn die Brust gegeben wird und zu versuchen, die Balance zu halten, wenn man rasch hoch und nieder bewegt oder gestoßen wird etc. Die Gegenwart eines bestimmten Reflexes ist Teil eines biologischen Programms, das zu einer bestimmten Zeit auftritt. Bis zum vierten Monat helfen Reflexe dem Baby zu überleben und Erfahrungen innerhalb eines bestimmten Musters zu ordnen.

Einige Reflexe sind für den Menschen sinnvoll und stabilisieren sich, so wie etwa das Schließen der Augen bei plötzlichem Lichteinfall oder das Wegziehen der Hand, wenn etwas heiß oder spitz ist. Andere Reflexe werden in dem Maße unterdrückt, in dem höhere Gehirnareale zur Übernahme bereit sind. So ist z. B. der tonische Nackenreflex bei deprivierten Kindern nur schwach gehemmt. Dieser Reflex verursacht die Bewegungen von Schulter- und Armmuskulatur, sobald der Kopf zur Seite gewendet wird, d. h. die Bewegung des oberen Teils des Körpers unterliegt zur Gänze reflektorischen Vorgängen. Für Babys ist das von wesentlicher Bedeutung, ein älteres Kind hingegen wird z. B. unwillentlich seine Tasse umstoßen, wenn sie neben ihm sitzen und mit ihm sprechen, weil es seine Schulter- und Armbewegungen noch nicht ausreichend unterdrücken kann, wenn es ihnen den Kopf zuwendet. Ähnliches geschieht, wenn das Kind gebeten wird, auf allen Vieren zu stehen und dabei nach oben schauen soll. Der tonische Nackenreflex verursacht eine Streckung der Arme, wenn das Kind den Kopf nach oben bewegt, die (gewünschte) Haltung scheitert, weil derselbe Reflex eine Beugung der Arme verursacht. Ein Reflex kann nur dann unterdrückt werden, wenn er wiederholt zum Vorschein gebracht wird, und gerade das geschieht bei einem deprivierten Kind nicht. Ein Kind mit nicht unterdrückten Reflexen wird sehr häufig Situationen vermeiden, die einen Reflex auslösen könnten, und lernt deshalb niemals, ihn zu kontrollieren. Diese Schutzmaßnahme kann zu einem Kraft raubenden Teil seines Verhaltens werden und soziale Probleme verursachen.

Die informationsverarbeitende Phase (5–12 Monate, Reflexunterdrückung, Intention)

Hier beginnt das Kind, Reflexe durch absichtsvolle und zielgerichtete Bewegungen zu unterdrücken. Es greift z. B. nicht nur ihren Finger, sondern kann diesen auch loslassen und ihn später nur dann erfassen, wenn es nötig ist.

Bewegungen beginnen davon abzuhängen, worauf das Baby in der Umgebung seine Aufmerksamkeit richtet – Bewegung und Erfahrung vereinen sich in der Zielführung des Verhaltens, d. h. zielgerichtetes

Verhalten ist der Anfang automatischer Bewegungsmuster und Angewohnheiten.

Die primitive Phase der Bewegung
(12–24 Monate, der Kontrollphase vorausgehend, Gewohnheiten werden automatisiert)

Das Kind lernt z. B., dass der Erwachsene kommt, wenn es schreit, dass es etwas aufheben, es schütteln, in den Mund stecken und wegwerfen kann.

Aus gelegentlich durchgeführten Bewegungen werden Gewohnheiten, wenn sie häufig genug die Bedürfnisse des Babys erfüllen. In diesem Fall überwiegen Neugier und absichtsvolles Verhalten, vorausgesetzt, das Baby ist gesättigt, wach und wohlauf und erhält Aufmerksamkeit und Lob, sobald die Bewegung angemessen ausgeführt wird. Das AD-Kind hat oft einige herausragende Fertigkeiten entwickelt, die eigentlich einem höheren Niveau der motorischen Entwicklung entsprechen und zeigt damit ein Verhalten, das oft durch schieres Überleben begründet ist. (Es lernt häufig sehr früh zu gehen, weil die erwachsene Person es nicht richtig füttert, es lernt oft unangenehme und gefährliche Verhaltensweisen des Erwachsenen zu vermeiden). Man ist erstaunt angesichts der Fertigkeiten, die ein Kind entwickelt, um am Leben zu bleiben, aber diese isoliert entstehenden Fähigkeiten stehen häufig nicht im Gleichklang mit der Gesamtentwicklung. Das Baby lernt zu gehen, ehe es versucht hat zu krabbeln. Im späteren Leben stellt man oft fest, dass dieses Kind nur auf dem Höhepunkt von überlebenswichtigen Situationen zum Lernen motiviert ist und es ansonsten einen sehr begrenzten Bestand an Verhaltensmustern aufweist.

Die grundlegende Bewegungsphase
(12–24 Monate, Erwerb einer dynamischen Balance)

Es entstehen einfache Verhaltensmuster, so etwa, ein Objekt zu bewegen, durch den Raum zu gehen und das Gleichgewicht zu wahren. Diese simplen Bewegungsmuster werden allmählich zu einem funktionalen Ganzen zusammengefügt. Etwas zu ergreifen (Manipulationskomponente), es zu Ihnen zu bringen (durch den Raum bewegen) und nicht zu fallen (Körperbalance) ist zu einer Funktion verschmolzen. Emotional beginnt das Kind nun, die Grenzen der Bewegung zu begreifen, nämlich dass sie eine Wirkung ausübt und eine Reaktion der Umgebung hervorrufen kann. So gewährt z. B.

das Bauen und Umwerfen eines Turms eine Erfahrung über die Handlungsfolgen des Babys – es zeigt die Wirkung auf die Umwelt. Diese Erfahrungen sind die Vorläufer des späteren Selbstbewusstseins, dem Wissen, dass es eine Beziehung zur Umwelt gibt und dass das eigene Ich für diese Ereignisse der Umgebung verantwortlich ist. Man kann keine Schuld empfinden, wenn man niemals gelernt hat, Ursache für etwas zu sein. Und das ist genau das, worüber das AD-Kind keine sinnvolle Rückmeldung erhalten hat, die ihm helfen könnte, seine eigene Verantwortlichkeit, seine Rolle und seinen Einfluss zu verstehen.

> Der siebenjährige Martin erhält eine videobegleitete Spieltherapie. Es wird ihm gesagt, dass er tun könne, was er wolle, und das macht er dann auch. Er beginnt damit, an den Vorhängen zu schaukeln, bis sie zerreißen, danach nimmt er seine Kleider ab und wirft sie aus dem Fenster, macht die therapeutischen Spielsachen kaputt usw. Nach 20-minütigem Chaos muss er aus der Situation befreit werden, da wir nun wissen, dass er sich nur noch desorganisierter und psychotischer gebärden wird, wenn wir ihm erlauben, weiterzumachen.
> Am nächsten Tag sage ich ihm, „wir schauen ein Video an". Im Verlauf des Films lacht Martin über den Jungen auf dem Video und all die verwegenen Dinge, die er tut. Zum Schluss frage ich ihn: „Martin, wer ist der Junge, kennst du ihn?" Er verneint, und ich glaube ihm. Er weiß nicht, wie er aussieht und er kann sich nicht selbst erkennen. Ihn zu schelten (was die Erwachsenen oft tun) hat absolut keine Wirkung auf ihn, denn alles, was geschieht, wird (seiner Meinung nach) nicht durch ihn verursacht, sondern durch seine Umgebung. Er wird sich seiner eigenen Existenz und seiner Wirkung auf die Umwelt nicht bewusst.

Als Folge davon stellen sich Schuld oder Scham, so wie sie normalerweise vom dritten Lebensjahr an zutage treten, nicht ein. Wenn er die Milch auf dem Tisch verschüttet, antwortet er, ähnlich wie ein jüngeres Kind: „Wenn du die Milch dahin stellst, bist du blöd", oder „Was, das hat meine Hand gemacht? Dumme Hand". Er spricht stets über andere und hat die Bedeutung des „ich" noch nicht begriffen. Manchmal kommt es vor, dass er sagt: „Mir will das nicht." Eine Spieltherapie ist hier ausgeschlossen, weil für Martin ein innerer Konflikt ausgeschlossen ist. Er erfährt während der Spieltherapie lediglich, dass die Welt in Stücke bricht, aber nicht, dass er diese Desintegration verursacht. Dieser Sachverhalt kommt noch deutlicher zum Ausdruck, als ich ihn frage: „Martin, was geschah gestern in diesem Raum?" Und er antwortet: „Deine Vorhänge stürzten auf mich herab, und alle Kleider fielen herunter, und einige deiner Puppen platzten – es war ein Riesengedröhne!"

Die eigentliche Bewegungsphase
(2–7 Jahre, einfache Betätigungen)

Während der ersten sieben bis acht Jahre gewinnen die efferenten (vom ZNS wegführenden) motorischen Nerven in dem Maß an Effektivität, wie die Myelinisierung der Nervenfortsätze vom Gehirn ausgehend nach außen oder unten fortschreitet: Von der Kontrolle des Kopfes zu der des Oberkörpers und der Schultern und weiter zur Kontrolle der Hüften, der Ellbogen, Handgelenke und Hände, der Knie und der Fußgelenke. Das Kleinkind lernt, sich der Schwerkraft entgegenzustemmen, also vom Liegen auf dem Rücken aus, vom Herumrollen, vom Sitzen, Krabbeln, Stehen, Gehen, Rennen und Springen. Muskelgruppen zur Streckung und Beugung zusammenarbeiten zu lassen, um das Körpergleichgewicht zu justieren. Dies geschieht zunächst in einer statischen Position (sitzen, stehen) und später aus einer dynamischen Ausgangslage heraus (Gleichgewicht halten während des Gehens, Rennens und Springens). Wenn die Kontrolle verbessert ist, spezialisieren sich die beiden Körperseiten gemäß einer angeborenen Disposition weiter aus: Linke(s) und rechte(s) Auge, Hand und Bein werden während einer Betätigung allmählich unterschiedlich eingesetzt, und die dominante Seite gewinnt die Vorherrschaft.

Diese Entwicklungsphase ist gekennzeichnet durch Rollenspiel, Erkundung, erhöhte Frustrationstoleranz, Neugier/Furcht und Ausprobieren, und zwar sowohl der Umgebung als auch dem eigenen Körper gegenüber. Im Bewegungsablauf lernt das Kind zunächst und automatisiert dann grundlegende Muster wie gehen, rennen, springen und hüpfen. Experimentell wird auch bei der Manipulation von Gegenständen vorgegangen, wobei geworfen und gefangen wird, geschoben und gezogen, mit einem Ball gedribbelt usw. Am Ende dieser Periode differenziert sich die Feinmotorik aus: Kiefer, Zunge, Lippen und Gesichtsmuskulatur arbeiten nun automatisch beim Sprechen zusammen. Hände und Finger können kleine Objekte ausreichend handhaben.

Nur wenn diese groben und feinen Bewegungsmuster automatisiert ablaufen, kann sie das Kind für soziale Aktivitäten einsetzen.

Das normal entwickelte Kind schwankt zwischen Furcht und Neugier und lernt durch Hilfe der Erwachsenen und im Gespräch, Enttäuschungen zu überwinden. Das AD-Kind fühlt weder Furcht noch antizipiert es Gefahr, sondern begibt sich unbesehen in jede Art gefährlicher Betätigung. Man sieht weder Rollenspiel noch den Umgang mit Puppen oder Spielzeugen, da das Kind keine emotionale

Beziehung erfahren hat, welche es im Rollenspiel ausprobieren kann. Oder aber die Entwicklung des Rollenspiels kommt zum Erliegen und verliert sich in einer endlosen Wiederholung traumatischer Erfahrungen, deren Darstellung sehr schmerzlich sein kann.

Phasen des Übergangs (7–10 Jahre) und der Spezialisierung (11–13 Jahre)

Hier unterscheidet das Kind die grundlegenden Bewegungsmuster und verbindet sie zu komplexeren und flexibleren Verhaltensweisen. Entsprechend dem sozialen Hintergrund und den Fertigkeiten sucht das Kind soziale Gruppen auf, in denen besondere Verhaltensmuster zur Perfektion vervollkommnet werden, etwa Skateboard fahren, tauchen, tanzen etc. Das geschieht gewöhnlich in einer wettbewerbsorientierten Atmosphäre. In den entsprechenden Phasen verfügt jedoch ein AD-Kind über so geringe soziale und motorische Voraussetzungen, dass andere Kinder es bereits zum Ende des Vorschulalters ausschließen. Die Rolle des Spiels in der Entwicklung ist so wichtig, dass ein Mangel an Spielmöglichkeiten und -Fähigkeiten den Hauptanteil in der zum Stillstand gekommenen psychologischen Reifung des AD-Kindes ausmacht.

Die pubertären Phasen der motorischen Entwicklung, die in sozialen Aktivitäten zum Tragen kommen, stellen für das AD-Kind oft eine frustrierende Erfahrung dar, und es versucht gewöhnlich, sein Handicap und seine Inkompetenz dadurch zu verbergen, dass es anfangs bei vielen neuen Aktivitäten mitmachen möchte und dann, wenn es durch deren unüberwindbare motorische und soziale Erfordernisse frustriert ist, rasch sich einer neuen Betätigung zuwendet. Es versucht stattdessen auch durch Gewalt- und Kraftproben in Spielsituationen anderer Kinder einzudringen, wodurch es gerade jene Ausgangslage zerstört, in die es eintreten möchte. Andere Kinder reagieren darauf oft mit einer Mischung aus Bewunderung („Er traut sich alles") und Furcht („Es war so schön, und dann schlug er mich mit voller Kraft! Warum machte er das?")

Schlussfolgerungen bezüglich der motorischen Entwicklung

AD-Kinder (insbesondere solche, die auch in sozial benachteiligten Familien lebten und nicht in Pflegefamilien) zeigen wenig automatisierte Verhaltensmuster und weisen oft Stereotypien, begleitet von einem Mangel an Variation und Differenzierung, auf. Sie zeigen keine täglichen Gewohnheiten wie regelmäßiges Spielen, Anziehen, Essen etc. und neigen dazu, ihre Umgebung als gefährlich und nicht als interessant einzustufen. Oft begrenzen sie ihr Betätigungsfeld auf eine oder zwei erfolgreich gemeisterte Aktivitäten und vermeiden andere, allgemeine Spiele. Im Spiel zerstören sie oft Dinge (oder Personen) und verlieren dann das Interesse daran, auch sind sie wegen ihres Mangels an Bewegungsplanung in der Entfaltung sozialer Aktivitäten beeinträchtigt.

Ein Beispiel:

> James wuchs in einer kriminellen gewalttätigen Familie auf und wurde im Alter von drei Jahren Zeuge davon, dass sein Vater seiner Mutter mit dem Küchenmesser einen Stich versetzte. Nach ungezählten Aufenthalten in verschiedenen Einrichtungen kam er im Alter von 12 Jahren zu uns. Er war ein sehr intelligenter und widerspenstiger Junge. Seine motorische Entwicklung entsprach der eines sechsjährigen Jungen, und er verbarg dies hinter einem aggressiven, gewalttätigen Verhalten, wobei er oft mit seinen Fähigkeiten prahlte. Seine Stimme war monoton und murmelnd. Den Unterschied zwischen „k" und „t" konnte er nicht benennen. Wurde er provoziert, so griff er nach dem nächstbesten langen Gegenstand und begann auf den- oder dasjenige einzuschlagen, wobei er schrie „Idiot, du Idiot"! Wenn er friedlich war, konnte er sich bei fremden Menschen einschmeicheln, indem er ihre Ansichten und Umgangsformen nachahmte. Gewöhnlich zeigte er die sadistische Absicht, eine Person zu verletzen, und empfand Freude daran, anderen wehzutun. Meist kritisierte er jede Betätigung oder jedes Verhalten, jedes Kleidungsstück oder jede Gefühlsregung der anderen. Alle Handlungen waren von der Situation des Augenblicks abhängig, wobei seine Umfeldabhängigkeit außerordentlich hoch war. Waren die anderen friedlich, so war er es auch, gab es irgendeine Aufregung oder Bewegung in der Gruppe, reagierte er panisch, wurde konfus und aggressiv. Es genügte, laut zu reden, um ihn aufzuregen. Er war ganz gefangen vom Bedürfnis, andere zu kontrollieren, wobei seine anfängliche Freundlichkeit dabei Mittel zum Zweck war.

Prüfliste für AD-Symptome bei Vorschulkindern

Fernwahrnehmung

Sehvermögen

- Das Kind kann seinen Blick nicht sehr lange auf etwas richten (es schaut sie z. B. während eines Gespräches nicht an). Es fokussiert jedes bewegliche, nicht aber das relevante Objekt.
- Es kann Personen und deren Gefühlsausdruck im Gesicht nicht ablesen.

- Es mag keine verschwommenen, diffusen oder unklaren Zeichnungen. Es bevorzugt starke Farben und klar konturierte, einfache Figuren.

Hörvermögen

- Es hört manchmal schlecht wegen einer vorausgegangenen Mittelohrentzündung. Es reagiert nicht auf Ihre gesprochenen Anweisungen, es sei denn, Sie erheben die Stimme sehr. Es kann, während es mit anderen Kindern zusammen ist oder bei Hintergrundlärm, keine allgemein gehaltenen Instruktionen erfassen. Aufmerksamkeit erfährt der lauteste, aber nicht der bedeutungshaltigste Laut.
- Es merkt sich nicht, was Sie sagen. Man muss das Kind bitten, die Worte zu wiederholen.

Nahsinne

Hautkontakt

- Es kann heiß von kalt nicht unterscheiden.
- Es zeigt eine Überreaktion auf Berührung, es vermeidet Berührung oder ist dieser gegenüber indifferent.
- Es empfindet keinen Schmerz, wenn es hinfällt oder sich z. B. zufällig stößt oder brennt.
- Es vermeidet entweder körperlichen Kontakt mit Ihnen oder „klebt an Ihnen" wie Leim.
- Es wird durch Dusche, Bad oder wenn die Kleider eine raue Oberflächenstruktur haben, oft überreizt.
- Es zieht sich nicht entsprechend der Außentemperatur an.
- Es kichert nicht und reagiert auch nicht auf Kitzeln und Berührung.

Geschmack

- Es bevorzugt weiche Nahrung.
- Es trifft weder Unterscheidungen zwischen verschiedenen Geschmacksrichtungen, noch genießt es einen besonderen Geschmack bzw. möchte ihn versuchen.
- Es isst alles schnell und ohne auf den Geschmack zu achten.
- Es mag wahllos manche Speisen nicht.

Geruch

- Es unterscheidet nicht zwischen guten und schlechten Gerüchen.
- Es ist wie besessen von starken Gerüchen.

Körperwahrnehmung
Muskelempfindung, Bewegungsempfindung

- Es kann oft Müdigkeit oder Überdehnung von Muskeln nicht wahrnehmen.
- Es reagiert nicht auf inneren Schmerz oder Müdigkeit in den Muskeln.
- Es nimmt oft Körpersignale, die gewöhnlich Gefühle begleiten, nicht wahr. So fühlt man z. B. eine bestimmte Spannung im Magen, wenn man traurig ist oder weinen möchte. Oder man fühlt sich glücklich, wenn man entspannt ist, sich leicht fühlt und rote Wangen hat.
- Es werden nur einfache Grundbedürfnisse zum Ausdruck gebracht, wie etwa, dass das Kind essen möchte, sobald Nahrung verfügbar ist.
- Es fällt z. B. die Treppe herunter, ohne dass es daraufhin schreit oder seinen Schmerz zum Ausdruck bringt.

Inneres Gleichgewicht, vestibuläre Empfindungen

- Es reagiert nicht/überreagiert auf vestibuläre Reizung.
- Es kann z. B. nicht stehen bleiben, wenn die Augen geschlossen sind.
- Es hat Schwierigkeiten, einen Hügel zu erklimmen oder Treppen hinabzusteigen.
- Es kann lange in einer Schaukel sitzen, ohne dass es ihm schlecht wird oder es sich benommen fühlt, oder aber es fällt nach einigen Sekunden herab.

Diese Wesenszüge sind bei Kindern am meisten vorherrschend, die vernachlässigt oder verlassen wurden und werden nicht so häufig bei denen beobachtet, die exzessiver Reizung ausgesetzt wurden, wie etwa durch ein chaotisches oder gewalttätiges Elternhaus.

Jedoch zeigen die meisten AD-Kinder gering ausgeprägte Fähigkeiten zur sensorischen Differenzierung. Sie sind sehr aufmerksam, wenn es darum geht, was um sie herum geschieht und wie sich andere Personen fühlen. Diese gering ausgeprägte „sensorische Körperlandkarte" ist vermutlich der Vorläufer eines schwach entwickelten Bewusstseins seines Selbst in der Persönlichkeitsentwicklung. So etwas Einfaches wie das Wissen darum, dass das Kind selbst Ursache von etwas sein kann, stellt für ein AD-Kind ein Problem dar. In den Augen des Kindes liegt der Grund nur in den anderen.

KAPITEL 6

HEMMUNG DER EMOTIONALEN PERSÖNLICHKEITSENTWICKLUNG

Persönlichkeitsentwicklung: Die Beziehung zum Objekt (der Mutter) als Schlüssel zur Welt. Erlangung von Objektkonstanz

Die nachfolgenden Abschnitte stellen eine Weiterentwicklung der anregenden Arbeiten von Sidney Blatt (Blatt 1988) dar, der die kindheitsbedingten Ursachen von Persönlichkeitsstörungen untersucht hat. Von besonderem Interesse ist seine Auffassung, dass kognitive Entwicklung emotionale Wurzeln hat, wir also mit dem *Herzen* lernen.

Die normale senso-motorische Entwicklung führt zu einer Entfaltung allgemeiner psychologischer Funktionen. Die Ausprägung der Persönlichkeit ist hierbei sehr eng mit frühen Erfahrungen des Kontakts verknüpft, was wir jedoch nicht immer erkennen. Das AD-Kind erweist sich nämlich deshalb als unfähig, wirkungsvolle wechselseitige Beziehungen zu knüpfen, weil es in frühestem Alter weder deutlich wahrnehmen (eine sensorische Fähigkeit) noch angemessen reagieren (eine komplexe motorische Aktivität) kann.

Von Geburt an stellt die Mutter-Kind-Beziehung einen „geschützten Raum" dar, in dem sich die beiden andauernd Rückmeldung geben und aufeinander einstellen. In dieser geschützten Welt werden dauerhafte Vorstellungen der Mutter gebildet. Dies ist anfangs ein emotionaler Vorgang, durch den sich aber allmählich kognitive Fähigkeiten entfalten.

Jede einzelne Sekunde erreichen uns Millionen von Reizen. Wie sollen wir da wichtige von unwichtigen Reizen unterscheiden? Dazu haben wir während des ersten Lebensjahres unser „emotionales Zentrum" direkt vor unseren Augen. Dieses (die Mutter) gewichtet manche Informationen von ihrem emotionalen Gehalt höher, manche geringer. Auf diese Weise lernen wir vom Grundsatz her, wie wir „lernen können", nämlich:

- begrifflich zu denken
- das Interesse auf etwas zu richten
- etwas wiederzuerkennen
- aus Erfahrung zu lernen
- uns zu konzentrieren
- zu kommunizieren
- zu reagieren
- uns gefühlsmäßig einzubringen
- Enttäuschungen zu überwinden
- eine emotionale, „vorläufige Anschauung von einer Person zu entwickeln"

Dies sind Grundlagenfähigkeiten zur Entwicklung überdauernder Vorstellungen (und einer stabilen Persönlichkeit). AD-Kinder können sehr intelligent sein (oder im Gegenteil sehr wenig intelligent), eine geringe Ausprägung der genannten Fähigkeiten wird jedoch immer ihre Achillesferse sein. Wenn man sich nur eine Minute lang auf etwas konzentrieren kann und man nicht weiß, worauf man die Aufmerksamkeit lenken und wie man diese halten soll, wenn man unfähig ist, eine bestimmte Situation wiederzuerkennen, nicht angemessen reagieren kann, sich nur für kurze Zeit für etwas begeistern kann und sich abwendet, sobald die Angelegenheit schwierig wird, wie kann man da in einem ernst gemeinten, tiefgründigeren Sinne lernen?

Die ersten Stadien bei der Erlangung von Objektkonstanz

Objektkonstanz bedeutet, dass Emotionen eine längere Zeit anhalten, und gefestigte Emotionen ermöglichen dem Säugling die Bildung überdauernder Absichten und Vorstellungen davon, was wesentlich ist (interne Ziele). Stabile Vorstellungen und Absichten führen ihrerseits zu einem ebenfalls überdauernden intentionalen Verhalten. Dank dieser Entwicklung kann ein Kleinkind in der jeweiligen Umgebung Zufallsereignisse ignorieren und an seiner Absicht festhalten.

Die elementare Objektkonstanz entwickelt sich vor allem während der ersten drei Lebensjahre. Sie durchläuft dabei eine Reihe von Entwicklungsstadien, von denen die ersten beiden die zum Verständnis von schwerer AD am wichtigsten sind.

Stadien I und II: Elementare Bindung und grundlegende Angstbewältigung

I. Atmosphärische Konstanz (0–6 Monate), elementare Bindung

Emotionen werden am ehesten durch die Präsenz der Mutter geweckt; sie wird zur emotionalen „Figur", alles andere wird zum „Hintergrund" des Geschehens. Da die Wahrnehmung nicht sehr präzise ist, stellt die „Mutter" nicht notwendigerweise eine bestimmte Person dar, sondern schließt Personen ein, die auf eine besondere Art und Weise kommunizieren. Emotionen werden nur in Gegenwart der Mutter geweckt.

II. Konstanz der Randbedingungen (6–12 Monate), Angstbewältigung

Die Wahrnehmung hat sich weiterentwickelt; das Baby kann „bekannte" von „unbekannten" Personen unterscheiden und sich kurzzeitig an die Mutter erinnern, obwohl diese den Raum verlassen hat. Als Folge davon kommt es im Leben des Säuglings zu Fremden- und Trennungsangst. Die Gefühle werden unsicher, wenn neue Personen eingeführt werden oder bekannte Personen sich entfernen.

Der Lernvorgang, der mit der Wahrnehmung und der Lenkung der Aufmerksamkeit auf die Mutter verbunden ist, hilft dem Kind bei der Entwicklung des nötigen Handwerkszeuges, durch die es alle später ins Leben eintretenden Objekte oder Personen zur Kenntnis nimmt. Zunächst lernt es, die Gestalt der Mutter vom Umfeldhintergrund zu trennen. Etwas später kann es ein Objekt im Umfeld wahrnehmen und sich darauf konzentrieren (z. B. auf eine Rassel), da es nun sowohl die Grenzen des Objektes als auch die Konstanz von Figur-Hintergrund-Beziehungen kennen gelernt hat. Das Kind untersucht verschiedene Aspekte der Mutter (Augen, Mund, Haare, Geruch, Bewegungen etc.) und lernt, diese wiederzuerkennen. Es weiß auch, ob es von der Mutter oder von jemand Unbekanntem gehalten wird. Folglich reagiert es mit Furcht und Tränen auf Trennung von der Mutter und auf fremde Personen. Noch ein wenig später in der Entwicklung zeigt es Vorlieben für bekannte gegenüber unbekannten Objekten und hat ein Bedürfnis nach Wiederholung und identifizierbarer Umgebung. Es entwickelt eine Konstanz des Wiedererkennens. In dieser Phase stellt die überwältigende Angst, die das Baby erfasst, wenn es entdeckt, dass die Mutter „verschwinden", es vollkommen verlassen sein kann, eine wirkliche Gefahr dar. Diese Angst erfährt jedes Kleinkind, wenn es zu Bett gebracht wird, aber es wird lernen, dieses Entsetzen unter seine Kontrolle zu bringen, wenn die Eltern liebevoll sind und die tägliche Trennung in Form eines allmählichen Prozesses und nicht eines traumatisierenden imperativer Form gestalten.

Auch hier hängt die Wahrnehmung der Umwelt davon ab, wie man gelernt hat, die Mutter wahrzunehmen.

Die allmähliche Zunahme von Konstanz ist somit in erster Linie ein emotionaler Prozess, der durch die Mutter (als Objekt) gefühlsmäßig eingeleitet wird und der sich dann später als eine kognitive Fähigkeit entfaltet, mit der alle Objekte dieser Welt betrachtet werden.

Kinder, die während dieser ersten beiden Stadien keinen in diesem Sinne als „qualifiziert" zu beschreibenden Kontakt hatten, können nur in geringem Ausmaß eine aussagekräftige emotionale und konzeptuelle Gestaltbildung vornehmen und Beziehung eingehen. Sie werden deshalb im späteren Leben häufig als AD diagnostiziert.

Ein Beispiel: Geringe elementare Bindung

Wird einem Menschen das o. g. erste Stadium vorenthalten, so entwickelt das Kind/der Erwachsene später schizophrene und psychotische Verhaltensweisen, sobald er enttäuscht wird. Dies ist besonders dann der Fall, wenn ein enger emotionaler Kontakt angeboten wird, dessen Grenzen und Einschränkungen nicht eindeutig bestimmt sind.

Der Betroffene hat kein Gespür für die Grenzen zwischen dem Selbst und der Umgebung, ist unfähig, Eindrücke zu ordnen und geht oft mit der Umgebung eine symbiotische Beziehung ein.

Eine persönliche Bindung geht aber das Kind mit Ihnen nicht ein. Es wird Ihrer Existenz nur gewahr, wenn Sie da sind, oft reagiert es nur auf direkte Berührung und hat praktisch keine Selbstwahrnehmung. So zeigt es zwar viele emotionale Reaktionen, diese reichen allerdings nur von einem Augenblick zum nächsten.

> Ann kam im Alter von 11 Jahren zu uns, und zwar von einer Pflegefamilie, in der besonderer Wert auf emotionalen Kontakt gelegt worden war und die Eltern versucht hatten, Liebe, Schuldgefühle und Bindung zu entwickeln und ihr „so nahe wie möglich" zu kommen. Das unsichere Kind hatte darauf mit psychotischen Episoden reagiert, indem es das Haus in Brand setzte, stundenlang schrie, bizarre Rituale vollführte, ungewöhnliche Geräusche

> von sich gab etc. Wir führten ein freundliches, aber strenges System ein, indem wir genau sagten, was wann zu tun war, und stellten somit Regeleinhaltung über die Motivation, etwa zu tun. Nach einer Woche hatte sie sich soweit erholt, dass aus ihr ein gut funktionierendes AD-Mädchen wurde, d.h. sie konnte unsere hausinterne Schule besuchen und konnte kurze, nicht vereinnahmende, praxisnahe Beziehungen eingehen. Fremden gegenüber ist sie sehr charmant und nimmt unterschiedslos mit jedem Kontakt auf.
> Ann war von ihrer Mutter unmittelbar nach der Geburt ausgesetzt worden. Ihr Lebenslauf bis zum Alter von zwei Jahren ist unbekannt. Da wurde sie in ein Waisenhaus gebracht und kam von dort zu ihren Pflegeeltern.

(Die Studie, die vom Autor durchgeführt wurde, ergab, dass 1/3 aller Kinder vor dem siebten Lebensjahr ein Haus in Brand gesteckt hatten, und zwar meist, während sie in Pflegefamilien untergebracht waren. Versichern Sie sich also, dass Ihre Versicherung bezahlt ist.)

Ein weiteres Beispiel:

> James ist 12 Jahre alt. Er ist von blasser Gesichtsfarbe, seine Augen sind kalt und beobachtend. Er zeigt keine Gefühle, außer er gerät unvorhergesehen in Wut. In Tests erweist er sich als hochintelligent. Wenn er jedoch Kontakt aufnimmt, legt er das Verhalten eines Babys an den Tag. Die folgenden Zeilen schrieb er, um eine Situation auf dem Spielplatz zu schildern: „Wir waren auf dem Spielplatz, und Brian nahm das Skateboard von Thomas und rannte davon, und dann nahm ich es und rannte weg, und dann schlug mich Thomas mit einem Schuh, und dann nahm ich die Bücher von Brian, und dann nahm Thomas einen Schuh und rannte Brian nach, und dann sagte ich Thomas, ich würde ihn ihm wegnehmen, und sagte er, er würde damit nach mir werfen, und dann sagte Brian, ich solle zu ihm kommen, und dann tat ich das, und dann nahm ich einen Stein und traf damit Thomas, und dann kam der Lehrer zu uns herüber".
> Zweifellos lebt dieser Junge nur von einem Moment zum nächsten und ist unfähig, sich an Situationen zu erinnern oder diese vorwegzunehmen. Die Episode endete mit einer Schädelfraktur, als er „einen Stein nahm und damit Thomas traf".

Die Mutter von James wurde ebenso wie seine spätere Stiefmutter von seinem Vater erdrosselt, ehe er 2 Jahre alt war.

Ein Beispiel: Paradoxe Bindung und geringe Angstbewältigung

Wird die zweite Phase vorenthalten, entwickelt sich die Bindung im Zuge multipler Angstzustände. (Etwa wenn die Eltern gewalttätig sind, unvorhersagbar in ihren Verhaltensweisen, sexuellen Missbrauch betreiben oder das Kind vernachlässigen.) Das Kind wird einerseits vollkommen abhängig und benötigt jede Form der Zuwendung, andrerseits stellen die Eltern eine Bedrohung dar, weil sie zu brutal sind oder auf andere Weise Grenzen und Einschränkungen missachten. Jeder Kontakt mit ihnen gestaltet sich deshalb sehr ambivalent. Das Gefühl für Grenzen (zwischen mir und dir) wird kompromittiert.

Als Folge davon erweist sich das Kind häufig als paranoid (d. h., es glaubt, dass die eigenen feindseligen Gefühle von außen an es herangetragen werden). Die einzig sichere Beziehung besteht darin, das (Beziehungs-)Objekt zu hassen – dies sichert gleichermaßen Kontakt und Distanz.

Das Kind projiziert seine unerträglich gewordene Feindseligkeit und seine Depression auf andere Personen und empfindet die entstehenden Gefühle als direkt gegen sich selbst gerichtet. („Ich weiß, dass du mich hasst – du bist nur freundlich zu mir, weil du zu schwach bist und so ein Feigling, dass du nicht einmal mit mir schimpfen kannst!") Wird eine Beziehung angeboten, so schwankt es zwischen einer geradezu übertriebenen Kontaktsuche und der Zurückweisung und dem Zunichtemachen des Kontakts mit der Person in dem Augenblick, wo die auseinander zu brechen drohen. Es hasst jeden, der ihm nahe kommt. Eine enge Beziehung ruft das Gefühl des Rückzugs und der Zurückweisung hervor. Das Kind hängt dauernd an Details oder Anschuldigungen, die nicht Teil des bedeutungsvollen Ganzen sind. Stereotype, sinnlose Verhaltensweisen werden ritualisiert. Das Kind genießt es, Sie in die Falle zu locken, sie zu betrügen oder in endlose Diskussionen über Ihre sinnvollen Anweisungen zu verwickeln. Es betrachtet Sie geradezu chronisch als ihm feindlich gesonnen und kann sich weder an Sie noch Ihre Anweisungen über eine bestimmt Zeit hinaus erinnern. Das Kind schwankt hin und her zwischen einer negativen oder omnipotenten („Ballon-Ego") Definition des eigenen Ich.

Der wesentliche Abwehrmechanismus hierbei ist ein gewaltsames Auseinanderreißen. Jede Erfahrung oder Empfindung wird als intensiv erlebt, weckt Gegenerinnerungen und -Empfindungen und erweist sich so in ihrer Aufrechterhaltung als sehr schwierig. Das Kind ist komplexen Phänomenen und der Grenzziehung (Bin ich es, oder sind es die anderen?) gegenüber extrem ungeschützt und reagiert darauf, indem es die für es schwierigen Abstufungen in antagonistische Paare aufteilt, so etwa wie gut/schlecht, stark/schwach, ich/andere, meines/deines.

Ein vorherrschendes Gefühl kann Eifersucht sein, diese kann durch die Gefahr eines plötzlichen Verlusts verursacht sein, falls die

Zuwendung der „Mutter" schwindet. Das Kind, das in dieser Entwicklungsphase gefangen ist, betrachtet Sie oft situationsabhängig entweder als vollkommen freundlich oder total schrecklich, kann diese beiden Wahrnehmungen aber nicht zu einer vereinen, indem es eine realistische Vorstellung von Ihnen als einem Menschen entwickelt, der beide Eigenschaften gleichzeitig verkörpert. Die Kinder entwickeln häufig sadistische und übermäßige kontrollierende Kontaktformen und haben Mühe, starke Gefühle als solche zu erkennen. Eine Variante dieses Verhaltensmusters ist das „Münchhausen durch Proxy"-Syndrom, in welchem Mütter ihr Gefühlsdurcheinander und ihren Schmerz auf das Baby projizieren und darauf bestehen, dass mit diesem „etwas nicht stimmt", dass es „krank ist" und sie deshalb ein Krankenhaus nach dem anderen aufsuchen. Ist die Mutter selbstmordgefährdet, kann es sein, dass sie den Säugling tötet. Sie erfährt sich dann als schmerz- und symptomfrei, indem sie diese auf das Kind projiziert (projektive Identifikation).

> Charles (10 Jahre alt) kam (nachdem er mehrere Schulen und Einrichtungen durchlaufen hatte) in unserer Anstalt in einer Mittagspause an. Vor Wut schäumend schreit er mich plötzlich an: „Sie können mich nicht zum Essen zwingen, verdammt noch mal!" Ich antworte: „Charles, es wird dich niemand zum Essen zwingen. Wenn du essen möchtest, steht hier Essen auf dem Tisch. Nach 13 Uhr wird das Essen weggetragen." und er antwortet: „Sie Idiot – Sie können mich auch nicht dazu zwingen, nicht zu essen!" Manchmal ist er ausgesprochen pedantisch – alles muss an seinem richtigen Platz liegen. Im nächsten Augenblick zerschlägt er sein Zimmer und seine Sachen oder fängt Streit an. In der Klasse kommt er zu Iris, einer kräftig gebauten Lehrerin. Bei ihrem ersten Treffen sagt sie freundlich zu ihm: „Hallo Charles – könnten wir bitte eine Liste zusammenstellen, warum du mich heute hasst?" Das tun sie und bekommen eine Liste von 15 einzelnen Posten zusammen. Als nächstes bittet ihn Iris, zusammenzustellen, wie er die Schulstunden zu sabotieren gedenkt – es bilden sich 12 verschiedene Strategien heraus. Als nächstes sagt Iris: „Nun wollen wir beginnen, oder?" Über ein Jahr lang hat sich Charles sehr verlässlich an diese beiden Listen gehalten. Iris ist immer freundlich, sie gibt nie nach, sie schimpft ihn nie aus, und sie entscheidet alles. Nach dem ersten Jahr hat sich Charles in das Unvermeidliche gefügt: Iris ist viel stärker als er (nachgewiesen durch viele körperliche Auseinandersetzungen) und macht es praktisch unmöglich, sie zu provozieren. Jetzt kann er während der Schulstunden arbeiten und holt schnell bis zu dem Niveau auf, das für sein Alter normal ist. Er besucht wieder eine normale öffentliche Schule, während er bei uns ist.

Ein weiteres Beispiel:

> Frederick ist 9 Jahre alt. Seine Mutter litt an einer Geburtspsychose und intensiven damit verbundenen Schuldgefühlen und versucht ihn immer noch in symbiotischer Weise als Baby zu behandeln. Als er zu uns kam

versuchte er niemals, sich selbst anzuziehen. Sie hat jegliche „Bedürfnisse" von ihm vorausgesehen und kann sich nicht von ihm trennen. Sie ist sehr durcheinander, sobald er nur die geringste Spur einer Enttäuschung zeigt. Als er gebeten wurde, „einen Menschen zu zeichnen" malte er eine so große Figur seiner Mutter, dass diese das ganze Blatt einnahm. In die Ecken malte er Messer, Sägen etc. Augenscheinlich ist sein Verhalten untadelig, aber allmählich passieren Mädchen aus der Gruppe zufällige „Unglücke", und nach einiger Zeit versucht er die anderen Kinder für seinen Plan zu gewinnen, das freundlichste und warmherzigste Mitglied des Kollegiums (d. h. die gefährlichste Person für ihn) zu ermorden. Seine Behandlung wird häufig durch seine Mutter unterbrochen, die ihn nach den Wochenenden zu Hause behält, „weil sie ohne ihn nicht leben kann", wie sie sagt. Nach einem Jahr ist er so unverhohlen aggressiv, dass er in ein Pflegeheim gebracht werden muss, wo er nur ein erfahrenes männliches Mitglied des Personals um sich hat. Seine Mutter holt ihn jedoch wieder nach Hause, und zwei Jahre später hat er eine „Freundin" niedergestochen.

Kinder, deren Entwicklung während der ersten beiden o. g. Phasen Einhalt geboten wurde, können innere Konflikte weder ausreichend erfahren noch lösen. In der Freud'schen Begrifflichkeit gesprochen heißt dies, sie haben es nicht geschafft, ein wirkungsvolles und anpassungsfähiges „Über-Ich" aufzubauen. Aus Mangel an diesem Mittel zur sozialen Anpassung erleben sie viel mehr soziale Konflikte. Die Lösung innerer Konflikte bietet sich nicht an, stattdessen wird jede Enttäuschung zu lösen versucht, indem man die Umwelt verändert und nicht das eigene Verhalten. Alles, was geschieht, ist „dein Fehler", weil das Kind nur vage wahrnimmt, dass es selbst Ursache von etwas sein kann.

Kinder, die auf diesen beiden Entwicklungsstufen der Konstanzbildung stehen geblieben sind, werden als „bindungsgestört" diagnostiziert.

Wird das Kind in der dritten und vierten Phase dieser Entwicklung gestört, hat man es mit eher bekannten Phänomenen zu tun.

Stadien III und IV: Elementare Verinnerlichung der Konstanz von Eltern und sozialer Umgebung

III. Unveränderlichkeit in Internalisierung und Identität (12–36 Monate)

Das Kleinkind internalisiert wirkungsvoll Gefühle und moralische Einstellungen seiner Eltern. Das Kind nimmt sich als eigenständige Person wahr und stellt Untersuchungen darüber an, wie es seinen

"Einfluss auf die Umgebung" in den Griff bekommen kann. Nun wird es allmählich möglich, innere Konflikte (meine Bedürfnisse/die Wünsche meiner Eltern) zu lösen, und das Kind versucht herauszufinden, wie es beide erfüllen kann. Ungelöste innere Konflikte lösen Schuldgefühle aus. Es versucht über die Zeiten, in denen geliebte Personen abwesend sind, durch Verdrängung hinwegzukommen. Um ohne vor Gram funktionsuntüchtig zu werden, kann das Kind versuchen, den zeitweiligen Verlust einer Person dadurch zu verdrängen, dass es diese "gefühlsmäßig" vergisst, bis sie wieder erscheint.

IV. Unveränderlichkeit in der sozialen Rolle (36 Monate bis 6 Jahre)

Das Vorschulkind probiert Beziehungen zu anderen Kindern und Erwachsenen aus und schafft sich eine unabhängige soziale Identität. Abhängig von der Kohärenz der Rückmeldung, merkt das Kind, dass verschiedene Gruppen verschiedene Regeln haben und verschiedene Ansprüche an das Verhalten stellen. Das Kind vergleicht sich mit anderen und findet seinen Standort in der sozialen Hierarchie. Ein soziales Ich kristallisiert sich im Zusammenhang mit einer Gruppe von persönlichen Eigenschaften (z. B. "Ich bin gut in Basketball.") heraus.

Beständigkeit des Selbst und traumatische Trennungserfahrungen

Traumatische Trennungserfahrung in der dritten Phase (in der das Kleinkind lernt, sich an die Mutter zu erinnern, wenn sie nicht da ist) kann zu einem tief verunsicherten Kind führen, das nach Sicherheit sucht, Verantwortung vermeidet und dem es an Neugier und Mut fehlt, um Herausforderungen zu begegnen. Emotional betrachtet interpretiert das traumatisierte Kind auch unbedeutende notwendige Trennungen als Zurückweisungen. ("Ich bin es nicht wert, geliebt zu werden.") Das Kind wird Sie anfangs idealisieren oder es wird, wenn Kontakte angeboten werden, unterwürfig sein (um jegliche antizipierte Zurückweisung zu vermeiden) und reagiert Forderungen gegenüber sehr wehrlos. Es stößt Sie aber bei der kleinsten Enttäuschung zurück, ist fordernd und eifersüchtig wegen Ihrer anderen Kontakte und gibt Ihnen oft zu verstehen, dass Sie es hängen lassen. Das Kind beginnt oft kleine Streitereien mit Ihnen, um sich selbst zu bestätigen und die Beziehung zu testen. Sich selbst beschreibt es als verlassen, traurig, allein, jemanden vermissend, wertlos, nutzlos und depressiv. In schwerwiegenden Fällen kann das Kind Selbstmordgedanken hegen (Salk 1985).

Es kann gegenüber Erwachsenen aggressive Phantasien entwickeln, ist aber gewöhnlich sehr schüchtern und würde niemals ausführen, was es zu tun angedroht hat. Es wird abhängig sein, wenn Sie liebenswürdig sind. Oft ist es narzisstisch (es sucht ständig in drängender Weise positive Rückmeldung zu erhalten). Das Kind erinnert sich vielleicht an seine Eltern und hat Loyalitätsprobleme ihnen gegenüber, wenn es durch Ihre Zuwendung sich zu Ihnen hingezogen fühlt.

Ein Verteidigungs- bzw. Überlebensmechanismus in dieser Phase besteht in der Bildung eines „blinden Flecks", einer repressiven Verleugnung. Das Kleinkind überlebt Trennungsperioden, indem es die Erinnerung an die Mutter aus dem Bewusstsein streicht. Wenn Sie in dieser Phase zu lange von Ihrem Kind weg sind, kann es sein, dass Sie nicht beachtet werden, wenn Sie zurückkehren. Dieser falsche Zynismus (indem Ihr Verlust etwa so kommentiert wird: „Wen interessiert es, ob du kommst oder nicht, liebe mich oder nicht, ich liebe dich nicht.") ist eine häufig anzutreffende Reaktion. Das Bedürfnis nach Linderung der schmerzhaften traumatischen Trennungserfahrung und der Selbstwertverlust führen im Erwachsenenalter oft zu Alkoholismus oder Drogenmissbrauch. Bei der Behandlung von Suchtproblemen stellen folglich Verleugnung und Schuld immer das primäre Problem dar, denn diese waren die einzigen erfolgreichen Überlebensstrategien des Patienten in der Kindheit (Prescott 1980).

Wird das Kind in der vierten Phase depriviert, so hat es oft ein negatives Selbstkonzept und hat Schwierigkeiten, eine angemessene soziale Rolle und soziale Identität zu finden, aber es reagiert auf Zuwendung und Engagement, indem es die normale Entwicklung schnell nachholt. Das Kind hat Angst, Sie zu verlieren, oder hat Angst vor Ihrem Unmut und bestraft sich manchmal selbst. Es hat Illusionen und Träume was eine mögliche Erfüllung seiner Wünsche und Wiedervereinigung angeht. Manchmal zeigt es, wenn es sich auf eine Beziehung einlässt, falschen Zynismus als Schutz gegen mögliche Enttäuschungen.

Bei diesen Kindern (Stadium III und IV) spricht man von Bindungsproblemen und Traumata, nicht von schwerer AD. Sie sind der Therapie und dem persönlichen Engagement zugänglich, weil sie ein Stadium der Konstanz erreicht haben, wo sie ihre emotionale Ansprechbarkeit von einer auf andere Personen übertragen können und es deshalb anderen ermöglichen, einen Ausgleich für die Persönlichkeit der Eltern zu schaffen. Sie können in einer Beziehung leben und ihre Furcht davor, sich auf eine Beziehung einzulassen, überwinden (obwohl sie Schutzmaßnahmen und Hintergedanken haben). Das macht sie einer inneren Beteiligung an etwas, einer Spiel- und Psychotherapie zugänglich. Diese Kinder wissen sehr wohl, dass sie ein persönliches Problem haben, und sind im Großen und Ganzen fähig, Hilfe und Trost zu akzeptieren. Sie entwickeln auch sinnvolle Kompensationen angesichts ihrer Furcht, ungeliebt zu sein, und zeigen im späteren Leben oft erstaunliche Leistungen in verschiedenen Disziplinen (Sport, Wissenschaft etc.).

Sie sind bis zu einem Ausmaß entwickelt, dessen Erörterung jenseits der Ziele dieses Buches liegt.

Emotionale und kognitive Defizite beim Verharren in den Stadien I und II

Es gibt sechs Charakteristika der stehen gebliebenen kognitiven und emotionalen Persönlichkeitsentwicklung des AD-Kindes, die mit Blatts Modell einer ineinander verwobenen emotionalen und kognitiven Entwicklung in Beziehung gesetzt werden können. Diese Charakteristika umschreiben generelle Probleme, die alle Kinder in den ersten Jahren haben, während sie ein System entwickeln, um Begriffe zu bilden. Beim AD-Kind allerdings sind diese Probleme so andauernd, dass dadurch soziale Funktionen beeinträchtigt werden. Man sollte diese Charakteristika generell in einem ganz allgemeinen Sinne auffassen und sie nicht nur auf kognitive, sondern auch auf emotionale Verhaltensweisen anwenden, denn ihre Wurzeln liegen im Nährboden der frühen Bindung, und ihr gemeinsamer Nenner ist die gering ausgeprägte Fähigkeit, Unterscheidungen zu treffen.

Prüfliste für eine AD-Persönlichkeit vom Vorschulkind bis zum Jugendlichen

(Es handelt sich um normalerweise in früher Kindheit auftretende Probleme, die beim AD-Kind persistieren.)

1. Sinn für Verhältnismäßigkeit, Zeit, Raum und Emotion

Dieser Punkt betrifft die Fähigkeit, die Verhältnismäßigkeit zu berücksichtigen. Das Kind ist unfähig, gefährliche Situationen vorherzusehen und zu entscheiden, ob ein Ereignis oder eine Handlung als geringfügig einzustufen ist oder ob es eine ernsthafte Bedrohung darstellt. Die emotionale Reaktion darauf ist die gleiche, ob ein Thema für einen Erwachsenen wichtig ist oder nicht, ob ein Kind jemanden verletzt oder tötet oder nur Milch aus der Tasse verschüttet etc. Aus den emotionalen Problemen ergeben sich oft kognitive – ein Kind mag ebenso von einem Zaun wie vom Gipfel eines Baumes springen, da es ihm an der Fähigkeit mangelt, den Unterschied zwischen 2 m und 20 m zu erkennen. Die verhaltenswirksame Zeitspanne ist kurz. (Es kann eine bestimmte Absicht nur für Sekunden oder Minuten denken bzw. diese verfolgen.)

2. Unterscheidung von Realität und internen Phantasien/Wünschen

Das Kind ist unfähig, zu beurteilen und zu unterscheiden, ob ein Gefühl, eine Idee oder ein Gedanke von ihm selbst stammt oder aus seiner Umgebung kommt. Es verfügt nur über sehr rudimentäre Möglichkeiten, um die Realität zu überprüfen. Zufällige Wechsel von Wahrheit und Lüge täuschen es selbst und andere Personen. Hauptprobleme werden ignoriert, kleinere Schwierigkeiten als Katastrophe betrachtet. Das Kind fühlt nur undeutlich, ob es selbst oder andere etwas erlebt haben. Die mangelnde Fähigkeit, die Realität zu überprüfen, resultiert aus dem frühen Übergang von einer symbiotischen Erfahrung mit der Mutter zur Erfahrung von Trennung, Begrenzung und separaten Persönlichkeiten.

3. Begriffsbildung des Ganzen, Elemente des Ganzen und ihre Beziehung

Das Kind kann zu einer bestimmten Zeit nur eine Sache tun und sieht kaum den Zusammenhang, in den die einzelne Handlung in das Ganze eingefügt ist. Wird es mit dem Ganzen konfrontiert, werden Details oder wichtige Elemente ignoriert, vergessen oder aus dem Bewusstsein gelöscht. Die Selbstachtung schwankt oft zwischen „Supermann" und „Niemand" rasch hin und her („Ballon-Ego"), und die Gefühle werden als absolut, nicht relativ gesehen (kein Zweifel oder Nachdenken, keine Schuld, antizipierte Furcht oder Freude angesichts eines kommenden Ereignisses etc.).

4. Figur und Hintergrund

Das Kind kann sich nicht sehr lange auf irgendeine Figur konzentrieren oder eine bestimmte Emotion aufrechterhalten. Es forscht nicht nach unterschiedlichen Aspekten ein und der gleichen Sache, sondern nimmt nur eine eindimensionale Sichtweise wahr. Dabei richtet sich seine Aufmerksamkeit auf jede(s) neue, bewegende, besondere oder lärmende Objekt oder Person. Seine Erinnerung für Gefühle oder Ereignisse ist schlecht ausgeprägt. Es hat keinen persönlichen Standpunkt, sondern saugt wie ein Schwamm alles auf und ahmt es unverdaut, „papageienartig" nach.

5. Unterscheidungsfähigkeit

Das Kind reagiert mit Kampf, Flucht oder Verharren, sobald eine Konstruktion in der Außenwelt nicht eindeutig, einfach und klar gezeichnet ist.

6. Reorganisation

Hat ein normal entwickeltes Kind Kontrolle über eine Reihe von Einzelelementen und Simultanvorgängen gewonnen, so wird es in die Lage versetzt, Einzelteile umzusetzen. Es kann z. B. rückwärts zählen, ein Ereignis aus mehr als einer Perspektive betrachten, es kann planen und flexibel sein, selbst wenn sich die Umwelt verändert. Das AD-Kind bleibt hingegen rigide und stereotyp, es erweist sich als unfähig, mit Veränderungen adäquat umzugehen, es ist nicht in der Lage, mehr als einen Standpunkt einzunehmen, sieht Problemstellungen nicht „von der anderen Seite". Möglicherweise hat es einige grundlegende Verhaltensstrategien perfektioniert und setzt diese wiederholt ein, um jegliche Art von Problem zu lösen. Dies ist auch dann der Fall, wenn es damit das Ziel oder die gewünschte Reaktion nicht erreicht. Dieses Kind wird häufig in bekannten Situationen mit wenigen Variablen perfekte Verhaltensmuster zeigen, aber sobald die Aufgabenkomplexität erhöht wird, resultiert dies in rasch ansteigenden Fehlerraten. Es ist Meister darin, wenn nur ein Element passend gemacht werden muss, aber ein Amateur, sobald zwei Elemente im Spiel sind. Auch ist sein Verhalten viel besser, wenn es mit einem Erwachsenen allein ist, als wenn es sich in größeren Gruppen befindet (denn es kann noch immer nur mit der Mutter-Baby-Situation zurechtkommen).

Nachdem ich die Charakteristika der Persönlichkeitsentwicklung beim AD-Kind beschrieben haben, versuche ich nun, die Konstellationen im familiären und sozialen Hintergrund zu bestimmen, die zu einem Verharren der emotionalen Entwicklung führen.

Der soziale Hintergrund von AD-Kindern

Die familiären Beziehungen, die AD-Kinder hervorbringen, sind gewöhnlich dauerhaft gestört und chaotisch, so etwa bei der mütterlichen Persönlichkeit, die weiter oben beschrieben wurde. Das Fehlen von wirksamen Rollenbildern ist eine der ursächlichen Variablen: Die Eltern handeln oft selbst wie Kinder und vermeiden elterliche Verantwortung, das Kind übernimmt oft Aufgaben in der Familie, die normalerweise den Eltern zukommt. Es kümmert sich z. B. schon in frühem Alter um jüngere Kinder, es wird durch sexuelle Aktivitäten und elterlichen Missbrauch verwirrt, es kauft ein und kocht oder versucht einfach, sich selbst ohne Hilfe am Leben zu erhalten. Manche Familien, besonders solche, in denen ein Elternteil an einer Psychose leidet, sind unter Umständen außerordentlich streng und rollenfixiert, aber dieses Rollenbild vermittelt keine gefühlsgebundenen Kontakte. Es ist gewöhnlich als Verteidigungsmechanismus zu verstehen, der dazu dient, eine anfällige Elternpersönlichkeit gegen das Gefühl des Kontrollverlustes zu schützen. Die Beziehung der Familie zu ihrem sozialen Umfeld erweist sich als dürftig und ist durch dauernde Konflikte oder völlige Abschirmung von Nachbarn gezeichnet. Die Familien ziehen oft um, und die Kinder müssen häufig Schulen und Anstalten wechseln.

Zwei Beispiele:

> Auf James wurden die lokalen Behörden zum ersten Mal aufmerksam gemacht, als er drei Jahre alt war, denn er sollte seine noch kleinere Schwester in einem anderen Kindergarten abholen und sie nach Hause bringen. Wenn die beiden nach Hause kamen, stand in der Regel nur eine Packung Cornflakes auf dem Boden, denn die Mutter (sie war eine Prostituierte) war gewöhnlich außer Haus.
> Vor seinem 10. Lebensjahr gingen 25 Berichte an die Behörde, und zwar wegen Diebstahls, geringfügiger Tätlichkeiten, Schießen mit einem Gewehr (im Alter von acht Jahren) usw. Seine Mutter war eine Psychopathin, die jedermann, einschließlich ihrer Kunden, nach den Kindern schauen ließ. Sie hatte keine Kinder gewollt und bezeichnete sie als „mein Nebenprodukt". Dabei kaufte sie ihnen, was immer sie wollten, stilisierte die Kindheit zu einer romantischen Phase hoch und sprach mit ihnen in einer Baby-Sprache.

> Allens Mutter war eine schizophrene Patientin, die außerordentlich paranoid gegenüber jedermann reagierte, der Kontakt mit ihr aufgenommen hatte. Als wir sie trafen, vollführte sie bezüglich der Ankunft, des Treffens und des Verabschiedens ein seltsames Ritual. Sie saß abseits vom Tisch, an dem das Gespräch stattfand, und nahm kaum Blickkontakt auf. Als sich die Gelegenheit bot, bat sie uns, sie nur donnerstags um 14.00 Uhr anzurufen. Wenn das Telefon zu einem Zeitpunkt klingelte, da sie es nicht erwartete, war der Rest des Tages für sie ein vollkommenes Durcheinander. Sie behielt

die gleiche Distanz gegenüber Allen, der hin und her gerissen war zwischen der Loyalität seiner Mutter gegenüber (und ihrer paranoiden, irreführenden Ansicht über andere Menschen) und der Zuwendung, die er in der Anstalt erfuhr. Er befand sich in andauernder Opposition gegenüber dem Personal und den anderen Kindern und meinte, er sei missraten. Wenn er und seine Mutter sich trafen, saßen sie meist in einiger Distanz voneinander. Allen unterdrückte gewöhnlich sein Bedürfnis nach Zuwendung, und sie warnte ihn indirekt, ihr nicht näher zu kommen oder Gefühle auszudrücken. In Selbstgesprächen über gutes Benehmen sprach sie „über die Pflichten von Müttern und über die Pflichten von Kindern".

Schlussfolgerungen über den Hintergrund: Die allgemeine Risiko-Prüfliste für AD-Kinder

Die nachfolgend aufgeführten Punkte basieren auf Untersuchungen und Erfahrungen über Ähnlichkeiten des Hintergrundes während der Entwicklung von AD-Kindern. Es wird Wert auf die Feststellung gelegt, dass ein Kind diesen Formen der Kontaktstörung ausgesetzt sein kann und sich dennoch zu einem Kind entwickeln kann, das fähig ist, mit anderen Kontakte aufzunehmen. Diese Ungewissheit in der Entwicklung ist auf die Tatsache zurückzuführen, dass es nicht „den einen Faktor" gibt, den man bei einer Hemmung der emotionalen Entwicklung herausheben kann. Dies ist auf einen Mangel an wissenschaftlichen Studien auf diesem Gebiet zurückzuführen. Je mehr Hintergrundwissen über die entsprechenden Wesenszüge jedoch vorhanden ist, desto mehr Gründe gibt es, über präventive Bemühungen oder professionelle Regeln nachzudenken und eine psychiatrische Bewertung oder eine psychologische Testbatterie, einschließlich des Rorschach-Tests, ein- bzw. durchzuführen.

Diese Liste mag eine gute Hilfe sein, um die frühe Lebensgeschichte eines Klienten zum Bestandteil der Diagnose zu machen, und sie kann auch eine Grundlage dafür sein, wie sie Ihr Gespräch mit den Eltern und anderen Personen, die das Kind kennen, aufbauen könnten. Auch bei Adoptionsvorhaben kann sich diese Liste als sinnvoll erweisen.

Punkte, die die Familie betreffen

1. Die Mutter war als Kind einem frühen Verlust, Gewalt und/oder sexuellem Missbrauch ausgesetzt.
2. Die Mutter ist alleinstehend (oder wechselt ihre Partner häufig). Ihre Beziehungen sind kurz und oberflächlich. Sie hat die Ten-

denz, sich von der Umgebung zu isolieren oder steht mit dieser in offenkundigem Konflikt.
3. Bei der Mutter besteht die Tendenz zu psychopathischem oder psychotischem Verhalten.
Möglich, wenn auch weniger häufig, ist, dass eine „normale" Mutter während der ersten beiden Lebensjahre des Kindes in eine Krise gerät, worunter ihre mütterliche Zuneigung leidet.
Möglicherweise gibt es auch bestimmte organische Defizite, die das Kind daran hindern, die Rückmeldung in Form mütterlicher Fürsorge zu spüren und zu ordnen.
4. Die Familie zieht um oder zieht umher. Das Muster der Rollenverteilung in der Familie gerät aus dem Tritt, indem dem Kind entweder keine Grenzen gesetzt werden oder diese in Form von plötzlich einsetzenden, inkonsistenten Beschränkungen auftreten.
Es gibt häufig sexuellen Missbrauch zwischen Familienmitgliedern, der auf eine diffuse sexuelle Orientierung der Eltern zurückgeht (polymorphe Perversion, Verharren in einer oralen/analen Entwicklungsphase). Manchmal wird Wert auf starre, sinnentleerte Rollen gelegt, um den darunter liegenden chaotischen Zustand zu kontrollieren.
5. Die Mutter ist unfähig, mit dem Kind einen stabilen realitätsnahen, emotionalen Kontakt aufrechtzuerhalten. Wiederholte Trennungen sind häufig. Es mangelt der Familie an einem täglichen Rhythmus. Die Mutter projiziert auf ihr Kind die Motive und Gefühle eines Erwachsenen (z. B. „Er mag mich nicht."). Ihr fehlt es an Empathie, und sie weist allein anderen die Schuld für die abnormale Entwicklung des Kindes zu. Die Mutter übt keine Selbstkritik, ihr kommen keine Zweifel, es gibt kein Nachdenken oder Gefühle von Schuld oder Reue.

Von der Mutter oder anderen Personen des Umfeldes wird das Kind zum Opfer gewalttätiger oder sadistischer Verhaltensweisen gemacht.

Punkte, die für eine organische Dysfunktion sprechen

1. Die Mutter war chronische Alkoholikerin und/oder erfuhr eine Mangelernährung während der Schwangerschaft. Der biologische Vater betrieb chronischen Alkoholmissbrauch vor Beginn der Schwangerschaft.
2. Das Kind hatte ein niedriges Geburtsgewicht oder war eine Frühgeburt, wobei hier Geburtskomplikationen häufig sind.

3. Das Kind war nach der Geburt häufigen Krankenhausaufenthalten ausgesetzt und/oder erlitt häufig Krankheiten. Das Kind war lange Zeit im Inkubator (oder einer anderen sensorisch abnormalen, deprivierenden oder isolierenden monotonen Umgebung).
   Häufig konstatiert man auch epileptische Krämpfe oder Fieberkrämpfe, Hirnhautentzündung und oft früh einsetzende Ohrinfektionen.
4. Abnormale sensorisch-motorische Entwicklung (Hyper/Hyposensibilität auf Reizung, abnormale Reaktion auf Berührung, eine frühe Hypoaktivität mündet oft in eine Hyperaktivität im Alter von ein bis drei Jahren, extreme Umfeldabhängigkeit im Vergleich zu Gleichaltrigen). Gemessen an einer normal verlaufenden Entwicklung kann das Kind kaum (wenn überhaupt) interne sensorische Reize verarbeiten und auf sie reagieren. (Es gibt keine Reaktion auf schmerzhafte Reize, das Kind isst nicht normal, es hat kein Sättigungsgefühl, es empfindet weder Müdigkeit noch Muskelspannung, es geht bei kalten Temperaturen ohne Kleider umher, es legt seine Kleider bei Hitze nicht ab, es wird ihm nicht schwindelig auf einer Schaukel, es zeigt keine Reaktionen auf vestibuläre Reizung, es ist unbeholfen.)

Häufig zeigt das Kind eine Außenorientierung in der Sensorik. (Es ignoriert Signale aus dem Körperinneren und der Haut und reagiert sehr alert auf externe Reize, es wird leicht abgelenkt.)

Die elementaren Körperrhythmen können beeinträchtigt sein, etwa der Schlaf-, Ess-, Atem-, Puls- und Aufmerksamkeitsrhythmus. Oft wird auch eine unzureichende Immunfunktion festgestellt.

Das Kind reagiert nicht mit dem gewöhnlich zu beobachtendem Blickkontakt, wenn es berührt oder gestreichelt wird.

Punkte, die das emotionale Verhalten betreffen

1. Orale Fixation. Das Kind betrachtet Personen und Dinge als etwas, das konsumiert und vergessen wird.
2. Abwesenheit von Trennungsangst. Das Kind hat keine Angst vor Fremden (es erkennt Personen nicht wieder, es behandelt neue Bekannte wie alte Freunde – erscheint charmant und vertrauenswürdig), oder aber die Beziehung ist von ablehnenden Gefühlen und Zwiespältigkeit beherrscht.
3. Gefühle sind absolut und wirken selbstverstärkend (Freude wird zur Hysterie, Ärger zu Wut usw.). Emotionen hängen von der unmittelbaren Reizsituation ab, und sie verschwinden mit der Reizquelle.

4. Geringe Frustrationstoleranz. Das Kind kann eine Befriedigung nicht aufschieben, und es kommt unter Stressbedingungen schnell zu einer Regression.
5. Es gibt keine festen Grenzen gegenüber der Umgebung. Das Kind passt sich einer Kontaktsituation entweder völlig an, oder es reagiert darauf mit Kampf- oder Fluchtverhalten. Das Kind zeigt möglicherweise psychotische Episoden, wenn ein enger emotionaler oder physischer Kontakt angeboten wird (Gewalt, fixe Ideen was Feuer angeht).

Verhalten und Leistungsprofil bei Testsituationen

1. Verhalten

Das Kind möchte eine höhere Punktzahl erreichen als andere. Es wird durch neue Ereignisse angeregt und durch Routine gelangweilt. Es hat weder die Fähigkeit zur Selbstkritik noch kommen ihm Zweifel.

Kampf/Flucht/Erstarrungs-Verhalten und der Versuch, Sie zu manipulieren, sobald das Kind unfähig ist, ein Problem zu lösen.

Antworten kommen schnell, ohne Zweifel, Selbstkritik und Nachdenken. Das Kind bildet auf projektive Fragen viele unkritische Assoziationen.

Es gibt allgemeine, verschwommene oder allumfassende Antworten auf schwierige Fragen. Das Kind versucht, Fragen auch dann zu beantworten, wenn es die Antwort gar nicht weiß. Man beobachtet den Gebrauch von starren, stereotypen und infantilen Problemlösestrategien. Es wendet konkrete Denkstrategien an, obwohl eine abstrakte Terminologie vorliegt. (Es imitiert die Sprache der Erwachsenen, zeigt keine emotionale Reaktion auf „emotionale" Worte.)

Die Aufmerksamkeitsspanne ist sehr kurz und kann leicht durch irrelevante Reize gestört werden. Das Kind kann sich auf kein Thema, keine Aufgabe, kein Ziel über eine längere Zeitspanne konzentrieren.

Das Kind verschließt sich, wenn es mit unstrukturiertem und verschwommenem Material, wie etwa Rorschach-Tafeln, konfrontiert wird.

2. Test Profil im WISC-R

- Hohe und niedrige Werte
- Relativ hohe Werte liegen vor bei: Verständnis, Ähnlichkeit, Bilderergänzung und Bilderlegen.
- Relativ niedrige Werte liegen vor: Mathematik, Zahlenspanne (zweiter Teil der Zahlenspanne), Blockdesign, Kodierung.

- Die Werte des Verbalteils sind niedriger als die des Handlungsteils. Der Gesamtwert liegt zwei Punkte unter dem Normalwert.
- Es hat Schwierigkeiten bei einer tiefgründigeren Analyse der emotionalen/sozialen Bedeutung von Wörtern, das gilt auch für Fachausdrücke, Aufgaben, die einen Strategiewechsel erfordern oder es nötig machen, ein Problem aus mehr als aus einem Blickwinkel zu betrachten, Proportionen zu sehen und Verbindungen zwischen einzelnen Teilen und dem Ganzen zu erkennen.
- Es zählt Regeln über Moral und Sitte auswendig auf, ist aber unfähig, diese in entsprechenden Situationen anzuwenden.

In der vom Autor durchgeführten Studie wurde eine Gruppe von 48 AD-Kindern sowohl bei ihrem Eintritt in die Anstalt als auch nach der dortigen 18-monatigen intensiven Behandlung untersucht. (Als Behandlung galt auch der Besuch der hausinternen Schule.) Abbildung 3 veranschaulicht das durchschnittliche Ergebnis nach der Aufnahme, verglichen mit dem einer Kontrollgruppe, die während der gesamten Studie zur Verfügung stand. In einem Re-Test verbesserte sich die Untersuchungsgruppe trotz intensiven Schulunterrichts

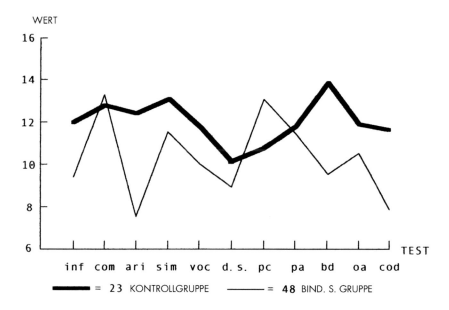

Abb. 3. AD-Durchschnitt WISC-Werte, Bindungsstörung und Kontrollgruppe. *inf* Information; *com* Verständnis; *ari* Arithmetik; *sim* Ähnlichkeiten; *voc* Wortschatz; *d.s.* Zahlenspanne; *pc* Bilder ergänzen; *pa* Bilder ordnen; *bd* Blockdesign; *oa* Objekt zusammensetzen; *cod* Kodierung

nur bei einigen praxisorientierten Subtests, was anzeigt, dass das Testprofil über die Zeit hinweg stabil blieb. Spätere Untersuchungen, die von meinem Nachfolger an der gleichen Anstalt durchgeführt wurden, zeigten, dass Kinder mit einer kombinierten AD- und ADHD-Diagnose (ADHD: Attention Deficit and Hyperactive Disorder/Aufmerksamkeitsstörung und Hyperaktivität) sich der Behandlung gegenüber am resistentesten erwiesen oder, anders ausgedrückt, die schwersten und am ehesten chronisch gewordenen Probleme zeigten.

Teil II

Therapie

Allgemeine Prinzipien der Milieutherapie

Therapie in verschiedenen Stadien der Entwicklung

> „Ein Mensch ist ein Teil des Ganzen, das von uns Universum
> genannt wird und ist damit durch Zeit und Raum begrenzt.
> Er erfährt sich selbst, seine Gedanken und Gefühle
> als vom Rest der Welt getrennt, als eine Art
> optischer Täuschung seines Bewusstseins.
> Diese Täuschung stellt eine Art Gefängnis dar,
> die uns auf persönliche Entscheidungen beschränkt
> und auf die Gefühlsbindung zu einigen wenigen Personen
> unserer Umgebung einengt. Unsere Aufgabe muss sein,
> uns aus diesem Gefängnis zu befreien,
> indem wir unseren Gesichtskreis unserer Anteilnahme
> für alle lebendigen Kreaturen und die Natur
> in ihrer Schönheit öffnen."
>
> Albert Einstein („Was ich glaube", 1930)

KAPITEL 7

WIE LÄSST SICH MILIEUTHERAPIE DURCHFÜHREN?

Einige allgemeine Prinzipien der Milieutherapie

Im ersten Teil dieses Kapitels wird der Frage nachgegangen, warum manche Kinder eine AD entwickeln. Wir werden im Folgenden untersuchen, wie diese abnormale Entwicklung verhindert werden kann oder, falls das Kind älter als zwei oder drei Jahre ist, wie man die Folgen einer schwerwiegenden Kontaktbeeinträchtigung minimieren kann, indem man dem Kind kompensatorische Verarbeitungsstrategien beibringt.

Milieutherapie kann auf vielerlei Erfolg versprechende und kostengünstige Weise durchgeführt werden, d. h. sie muss nicht teuer sein, um Wirkung zu zeigen. Nötig sind mehr als alles andere ein starker Wille, eine effiziente Zusammenarbeit im Team und viel Geduld.

Der wesentliche Grundgedanke des zweiten Teils des Kapitels besteht darin, über das Kind bzw. die Kinder, mit dem/denen man arbeitet, nachzudenken. Nachdem man den zweiten Teil gelesen hat, sollte man aufgrund der allgemeinen Rahmenbedingungen einer dem Entwicklungsalter und der spezifischen Problemlage gerechten Milieutherapie für das einzelne Kind in der Lage sein, einen Behandlungsplan für das Kind/die Familie in die Wege zu leiten. Da Sie als Leser/Leserin vermutlich einiges über die Prinzipien der Psychotherapie wissen, lässt sich die Milieutherapie im Vergleich dazu beschreiben.

Was unterscheidet Psychotherapie und Milieutherapie?

Die Milieutherapie unterscheidet sich von der Psychotherapie durch ihre Mittel und Ziele.

In der Psychotherapie basiert Ihre Arbeit immer auf drei Prämissen:
1. Die persönliche Motivation. Das Kind oder die Eltern des Kindes haben eine Art Leidensdruck, der die wesentliche Motivation dafür ist, eine Behandlung aufzunehmen. So etwa Angst, Neurosen oder Probleme in sozialen Situationen.
2. Es ist möglich, zum Klienten eine Beziehung aufzunehmen und eine Art Bindung einzugehen. Eine Voraussetzung für eine erfolgreiche Psychotherapie ist die Fähigkeit des Klienten, mit dem Therapeuten eine emotionale Beziehung einzugehen. Diese Fähigkeit basiert auf den emotionalen Kindheitserfahrungen des Klienten, die er mit beiden Eltern oder einem Elternteil gemacht hat. Diese können zwar schwierig oder problematisch gewesen sein, aber sie haben zu einer Objektkonstanz beim Klienten geführt. Wie oben erläutert, muss das Kind über eine interne Objektrepräsentation verfügen, um sie auf die Beziehung mit dem Therapeuten übertragen zu können.

Ist diese Objektbeziehung nicht zu einem bestimmten Ausmaß präsent, so fühlt sich der Klient zum Therapeuten nicht genügend hingezogen und der emotionale Widerstand gegenüber einer Bindung wird den unterliegenden Wunsch nach Hilfe übersteigen.

Sie können helfen, wenn der Klient eine schwierige Beziehung zu Ihnen hat, wenn aber der Klient Ihnen gegenüber keinerlei emotionale Reaktion zeigt, ist Psychotherapie sinnlos.

3. In der Psychotherapie arbeitet man auf psychologischem Niveau mittels Sozialkontakten.

In der Milieutherapie verwendet man ein weitaus größeres Spektrum an theoretischen Zugangsweisen und Methoden. Gewöhnlich arbeitet man auf (der Psychologie) untergeordneten Ebenen, um *die Voraussetzungen* eines psychologischen Niveaus und eines Sozialkontaktes zu schaffen. Sehr häufig ist zunächst der physische Kontakt sehr viel wichtiger als Bemühungen um Aufnahme eines psychologischen Kontakts.

Der Milieutherapie liegt die Annahme zugrunde, dass der Klient/die Klientin über gering ausgeprägte oder überhaupt keine Grenzen verfügt, die ihn/sie von der Umwelt abgrenzen. Folglich besteht die „Persönlichkeit", aus dem gesamten physikalischen Raum, in dem das Kind 24 Stunden täglich gegenwärtig ist. Eine weitere Prämisse besteht darin, dass Sie den Klienten/die Klientin nur so lange emotional beeinflussen können, als Sie physisch im Raum präsent sind, denn dessen/deren Fähigkeit, sich Ihrer zu erinnern, ist gering.

Automatenspiel
Georg-Schü
26757 B

Telefon 0 49
Telefax 0 49 2

Spielbank
Osterstr
30159 Ha

Telefon 05 11
Telefax 05 11,

Automatenspielb
Kurha
26548 Nor

Telefon 0 49 3
Telefax 0 49 3.

Hollywood Casin
Theodor-Heus
49074 Osna

Telefon 05 41/
Telefax 05 41/

Aquamarin Casi
Kirchstra
21218 See

Telefon 0 41 0
Telefax 0 41 05

Automatenspielba
Poststraß
38440 Wolfs

Telefon 0 53 61
Telefax 0 53 61/

Geschäftsführer: Rainer Chrubassik, Max Rösle
Nord/LB (BLZ 250 500 00) Kto. 101 437 770
HRB Nr. 50373 Hannover

info@spielbank-wolfsburg.de   USt-IdNr. DE155631589
www.spielbanken-niedersachsen.de   Steuer-Nr. 2325 02520701247

Die anfängliche Neugier bei AD-Kindern oder AD-Erwachsenen ist keine ausreichende Motivationsgrundlage, um die Beziehung aufrechtzuerhalten und um die unvermeidbaren Frustrationen zu überstehen, die eine emotionale Neuordnung mit sich bringen. AD-Klienten sind der Ansicht, dass die anderen „falsch" liegen und ihr Verhalten ändern sollten und dass sie selbst keinen Grund dazu haben. Gelingt es dem Therapeuten, eine engere emotionale Beziehung aufzubauen, so kann eine negativ besetzte Objektrepräsentation den Klienten dazu veranlassen, dem Therapeuten zu entkommen oder ihn anzugreifen und zu vernichten; dies geschieht manchmal auch als eine Art Versteckspiel getarnt. Der AD-Klient ahmt das Verhalten und die Meinung des Therapeuten nach und täuscht ihn chamäleonartig. Bestenfalls schafft man aufgrund einer professionell gestalteten Psychotherapie eine sehr anfällige Vertrautheit und kann einem erwachsenen Psychopathen helfen, wenn dieser aufgrund seines impulsiven Verhaltens in neue Probleme geraten ist.

In der Psychotherapie liegt der Schwerpunkt auf einer persönlichen und emotionalen Entwicklung, in der Milieutherapie wird das Ziel darin gesehen, die emotionale Benachteiligung und ihre Folgeerscheinungen auszugleichen. Im Rahmen der praktischen Milieutherapie muss man in seinen Erwartungen hinsichtlich der Persönlichkeitsentwicklung viel bescheidener sein. Eine schwere AD lässt nur eine geringe Veränderung der Persönlichkeitsentwicklung zu.

Bezieht man externe Strukturen mit ein, so kann dem Klienten hinsichtlich bestimmter Verhaltensfunktionen sofort geholfen werden. Man kann kurz gesagt nach dem dritten Lebensjahr (indem eine fehlende Objektrelation vorgegeben wurde) die psychologische Struktur eines Menschen nicht tiefgreifend umstrukturieren, und deshalb kann man Psychotherapie im Allgemeinen ausschließen. Nach Abschluss der Kindheit kann jedoch eine Langzeittherapie sinnvoll sein, vorausgesetzt, es besteht eine begrenzte Kapazität zum Aufbau einer Beziehung mit dem Therapeuten. Dies trifft besonders dann zu, wenn der Klient älter ist als 25 Jahre, denn dann hat häufig eine bestimmte Reifung der Persönlichkeit stattgefunden, welche den Betroffenen in den emotionalen Reifezustand eines etwa 12-Jährigen versetzt.

In der Psychotherapie kommt es oft zu Kurzzeitbehandlungen, die darauf bauen, dass der Patient das Wichtigste davon versteht und beherzigt, d. h., wenn diese neue Erfahrung gegriffen hat, kann der Patient sie von dann an auch in neuen Situationen nutzen. Dieser Erfahrung folgt eine intern gesteuerte Reorganisation. Es bedarf keiner Worte, um klarzumachen, dass das AD-Kind eine stark verminderte Fähigkeit hat, aus Erfahrung zu lernen, und deshalb diese Erfahrung schier endlos wiederholen muss, ehe es sie internalisiert. Das heißt auch, dass sich die Behandlung zu einem 24-Stunden-Job auswächst und ein Ziel darin besteht, die Umwelt des Kindes rund um die Uhr und das ganze Jahr über zu kontrollieren.

In der Psychotherapie richten sich die Hauptziele auf eine interne psychologische Reorganisation, die ein Individuum schaffen, das in der Gesellschaft besser zurechtkommt, das empfindlicher und sanfter reagiert. In der Milieutherapie liegen die Ziele – abgesehen davon, dass man dem Klienten helfen möchte – im Allgemeinen darin, die Gesellschaft und die unmittelbare Umgebung vor den Folgen seiner Behinderung zu schützen. Dazu gehört auch, dass man den Klienten in seinem Verhalten nach Kräften stabilisiert, um einen Ausgleich für die emotionalen Defizite zu schaffen. Auf der Ebene der einzelnen Person betrachtet, besteht das Ziel darin, eine AD-Entwicklung vor dem dritten Lebensjahr zu vermeiden und dem Kind zu helfen, nicht in das bestehende Verhaltensmuster zurückzufallen, sondern sich selbst in einer Art Sozialverhalten hineinzufinden (mit so wenig antisozialen Einschüben wie möglich).

Äußere Konstanz ersetzt den Mangel an innerer Konstanz

In der Milieutherapie liegt das Schwergewicht darauf, eine stabile und einfach strukturierte Umwelt zu schaffen und eine externe Motivation (die vom Therapeuten kommt) aufzubauen. Werden das AD-Kind oder der AD-Erwachsene nicht zu großen Veränderungen, zu vielen Personen oder zu geringer Strukturiertheit der Situation ausgesetzt, so können sie sehr viel lernen und ihre oftmals durchschnittliche Intelligenz einsetzen. Wenn Sie als Therapeut(in) immer anwesend sind (das Objekt immer präsent ist) und die feste Absicht haben, dem Kind etwas beizubringen, und dabei seinen Widerstand gegenüber neuartigen Erfahrungen überwinden, so kann es auch ohne intrinsische Motivation (die, wie wir wissen, von der sehr frühen emotionalen Bindung zur Mutter abhängt) viel lernen. Die Routine der täglichen Verhaltensweisen kann sehr verbessert werden, was gleichzeitig Episoden der Gewalt, des Stehlens und Herumwanderns in einem Maße reduziert, das dem eines normalen Lebens ähnlich ist. Dieser positive Effekt spricht für sich selbst, wobei man sich aber darüber im Klaren sein muss, dass eine gut etablierte Funktion auf Verhaltensebene nicht das Gleiche ist wie eine überdauernde wirkungsvolle Reifung des Klienten. Anders gesagt: Positive Ergebnisse sollten Sie nicht in Versuchung führen, Ihre externe Hilfe zu rasch zurückzuziehen.

Idealerweise muss in der Milieutherapie jeder Reiz, der das Kind erreicht, ähnlich wie es die Mutter tut, die eine schützende Hülle um ihr Kind bildet, gefiltert, gebündelt und umgeformt werden, so dass das Kind ihn verstehen und mit ihm umgehen kann.

Wollen Sie erreichen, dass ein Kind sich in einem gegebenen Augenblick so angemessen wie möglich verhält (z. B. in einer anderen Gruppe von Kindern, in der Schulklasse), so müssen Sie Anreiz und Veränderung reduzieren und Sie müssen das Kind einer sehr friedlichen vorab geplanten Situation aussetzen. Wollen Sie, dass das Kind sich entwickelt, so sollten Sie die Struktur der Reizbedingungen und des Lerninhaltes allmählich erhöhen und dabei versuchen, die Fähigkeit des Kindes zu stärken, Enttäuschungen auszuhalten und umzuformen. Beim AD-Kind ist sehr wichtig, dass es „funktioniert", weshalb die weitere Entwicklung durch eine vermehrte Anregung sehr bescheiden ausfällt. Es besteht immer eine kritische Balance zwischen der Einführung von neuen Herausforderungen oder Aufgaben und einer zu großen Störung bestehender Funktionen.

In den folgenden Abschnitten wird die Behandlung in den verschiedenen Stadien – von der Schwangerschaft der Mutter bis zur Adoleszenz des Klienten – beschrieben, so wie sie in den Entwicklungsstufen von Teil I ausgeführt wurden.

1. Reduzieren Sie die Anzahl von Kontakt unterbrechenden Ereignissen

Wie zuvor ausgeführt, weisen Kinder, die dieses Syndrom entwickeln, oft Erfahrungen mit häufigen Episoden körperlichen Schadens oder einer Intoxikation des Nervensystems während der Schwangerschaft und Geburt auf. Wenn es Ihnen gelingt, die Häufigkeit oder Schwere dieser Episoden zu verringern, erhöhen Sie die Wahrscheinlichkeit einer normalen emotionalen Aufnahme des Kindes nach seiner Geburt. Das Gleiche gilt auch, wenn Sie traumatische Ereignisse so lange hinausschieben können, bis das Kind ein normal entwickeltes internes System errichtet hat, so dass es sich von diesem Trauma erholen kann. (So ist z. B. eine bestimmte Dosis Alkohol für einen Fötus tödlich, für ein zweijähriges Kind aber verhältnismäßig harmlos.) Ein gestörtes Kind, das Spielen lernt, braucht Ihre Unterstützung und Ihren Schutz, um nicht durch soziale Konflikte verzehrt zu werden. Später kann man das Kind durchaus sozialen Konflikten aussetzen, weil es nun Spielen gelernt hat und die Bedeutung von

Abmachungen kennen lernte, die an Stelle eines Wutanfalls stehen. Im Alter von einem Jahr verlassen und seiner Entwicklungschancen beraubt zu werden, ist ein Haupthindernis bei der Entwicklung von Objektkonstanz, im Alter von 9 Jahren ist dies ein weniger einschneidendes Ereignis.

2. Schälen Sie die Zwiebel: Misslingt der Kontakt auf einer Ebene, wechseln Sie zu einer tiefer gelegenen

Die Tragödie von AD-Kindern besteht darin, dass sie gereifter erscheinen, als sie tatsächlich sind. Das heißt, die Anforderungen des täglichen Soziallebens sind für sie möglicherweise untragbar schwer und unmöglich zu erfüllen. Ein soziales Training kann für das Erreichen einer bestimmten Verhaltensfunktion wichtig sein, aber es ist nutzlos für dessen Reifung – das Kind ahmt Verhaltensweisen nur nach, ohne sie zu verstehen, und reagiert auf verbale und soziale Forderungen mit Destruktivität und Vermeidung.

Ist dies der Fall, so gehen Sie mit dem Niveau herab, und wechseln Sie von einer motorischen zu einer sensorischen Übung, bis eine Ebene erreicht ist, auf der das Kind Ziele erreichen und aus Erfahrung lernen kann. Ist das Kind 12 Jahre alt, und Sie stellen fest, dass sein Lernniveau auf dem Stand eines Zweitklässlers ist, so beginnen Sie mit dem Anforderungsniveau vom Ende der ersten Klasse.

3. Verlängern und erweitern Sie den Kontakt andauernd

Sei es durch Augenkontakt, durch Kontakt während des Essens, während sozialen Geschehens oder beim Umgang mit Objekten, versuchen Sie stets die Geschwindigkeit der laufenden Ereignisse zu reduzieren, helfen Sie dem Kind, seine Aufmerksamkeit auf eines der jeweiligen Ereignisse zu richten und so lange wie möglich bei der Sache zu bleiben.

Verlängern Sie den Kontakt, indem Sie allmählich Anforderungen und Kriterien eines gelungenen Kontaktes erhöhen, ehe Sie sich zufrieden geben. Während der Mahlzeit isst das Kind z. B. schnell und unaufmerksam. Bringen Sie ihm bei, jeden Bissen langsam zu kauen, verlangen Sie einige Tage später, dass das Kind Geschmack und Geruch der Speise beschreibt, oder lassen Sie es den Unterschied zwischen verschiedenen Speisen beschreiben, die auf dem Tisch stehen.

Ohne diese Anforderungen aufzugeben, kommen Sie nun mit neuen Wünschen, etwa danach manche Speisen auszuwählen und andere auszulassen usw. Legen Sie bei diesem Vorgang Wert auf immer neue Details, Blickwinkel oder Aspekte. Das Kind soll lernen, in Kontakt mit etwas zu bleiben und diesen so genau wie möglich zu differenzieren oder auszuloten.

4. Verschieben Sie alle gewohnten Entwicklungsschwellen

Das AD-Kind war aufeinander folgenden Traumata ausgesetzt und ist deshalb weit hinter seiner eigentlichen Entwicklung zurückgeblieben. Sie sollten den Beginn von Kindergarten, Schule, Ausbildung etc. verschieben. Setzen Sie Ihre Anforderungen herab, und belassen Sie das Kind in einer überschaubaren verständlichen Umgebung. Je älter das Kind ist, desto deutlicher kommt – wie in jeder Form der Retardierung – der Unterschied zwischen Lebensalter und Entwicklungsalter zum Ausdruck.

5. Finden Sie Unterstützung für sich selbst – behalten Sie Ihren eigenen Bezugsrahmen

Mit AD-Kindern oder AD-Jugendlichen zusammen zu sein, stellt oft eine aufreibende Erfahrung dar. Der Behandlungserfolg hängt von Ihrer Fähigkeit ab, eine emotionale Grund- und eine Geisteshaltung aufrechtzuerhalten, die sich von denen des Kindes unterscheiden. Andernfalls werden Sie zu emotional und Opfer der gleichen Abwehrmechanismen, wie sie das Kind praktiziert (emotionale Überzeichnung, Projektion etc.). Der Umstand, dass andere eventuell die Schwere der Probleme des Kindes unterschätzen, kann dazu führen, dass Sie sich isolieren. Auch das kann dazu führen, dass Sie glauben, Sie seien der Einzige, der das Kind und seine Bedürfnisse versteht. So könnten sie in einen Zirkel aus Absonderung und Einsamkeit geraten. Suchen Sie sich also jemanden, mit dem Sie regelmäßig sprechen können. Teilen Sie Verantwortung mit anderen. Nehmen Sie Kooperationsprobleme in Kauf und erwarten Sie nicht von anderen, dass diese auf Ihrem Niveau engagiert sind. Erklären Sie anderen immer wieder, was AD ist und was es erfordert. Kopieren Sie Teile dieses Buches und geben Sie es Ihren Kollegen. Achten Sie auf Ihre eigenen Bedürfnisse.

6. Machen Sie deutlich, worauf es Ihnen ankommt

Nehmen Sie sich nicht zu viele Einzelaspekte auf einmal vor. Suchen Sie sich ein kleines Verhaltenselement des Kindes heraus, bei dem Sie dem Kind helfen und es weiterentwickeln wollen, und arbeiten Sie daran, so lang wie es nötig ist. Planen Sie jede Stunde, jeden Tag, jede Woche und jeden Monat. Bestimmen Sie erreichbare Ziele.

Verwenden Sie die japanische Definition von Qualitätsbildung, indem Sie andauernd kleine Verbesserungen zu erreichen suchen.

KAPITEL 8

MILIEUTHERAPIE WÄHREND SCHWANGERSCHAFT UND DER ZEIT NACH DER GEBURT BIS ZUM ALTER VON 3 JAHREN

Therapie vor der Befruchtung

Aus Gründen der Vervollständigung wird die Möglichkeit der Schwangerschaftsverhütung in Familien mit hohem Risiko in die Besprechung der Therapien miteingeschlossen.

Eugenische (genetische) Therapie

Ziele

Es soll verhindert werden, eine genetisch determinierte AD-Tendenz auf die nächste Generation zu übertragen.

Methoden

Abtreibung, verschiedene Mittel der Empfängnisverhütung, Aufklärung von Jugendlichen über empfängnisverhütende Mittel.

Hindernisse

Die Methoden der Eugenik haben eine gloriose Vergangenheit, aber eine unvorhersehbare Zukunft. (Eugenische Theorien waren in den 30er und 40er Jahren in Europa weit verbreitet, aber sind meist aufgegeben worden, nachdem die Nazis Missbrauch mit diesem Wissenschaftszweig getrieben haben.)

Die Diagnose, ein „Psychopath" zu sein, ist bislang auf genetischer Ebene noch nicht verifiziert worden, weshalb eugenische

Maßnahmen aufgrund des psychopathischen Verhaltens der Eltern derzeit nicht möglich sind. In manchen Ländern wird oder wurde eine gerichtlich angeordnete Sterilisation vorgenommen, wenn die Mütter geistig retardiert waren/sind, psychopathisch, psychotisch oder auf andere Weise nicht in der Lage waren/sind, sich um ihr Baby zu kümmern.

Psychopathie bleibt jedoch ein Syndrom (eine Ansammlung von Symptomen) und ein biologisch nicht klar definiertes Gebilde, und jedwede Behandlung, die auf eugenischen Methoden basiert, entbehr einer wissenschaftlichen Grundlage. Das Wesen des erwachsenen Psychopathen wird ganz ausgezeichnet von Robert D. Hare (1993) beschrieben. Falls eine genetische Konstellation dafür in der Zukunft bestimmbar wird, die eine Wahrscheinlichkeit für eine AD-Entwicklung nahe legt, so wird eine Abtreibung nach einer Fruchtwasseruntersuchung eine mögliche Maßnahme sein. Sieht man davon einmal ab, so liegen die Probleme der Mehrzahl aller AD-Kinder darin, dass eine frühe Kontaktaufnahme zu einem anderen Menschen nicht gelang.

Regressionstherapie während der Schwangerschaft und nach der Geburt bis zum Alter von drei Jahren

Gehört eine Mutter zur Gruppe derer, die mit einem hohen mütterlichen Risiko behaftet sind, so wie sie im ersten Teil aufgeführt sind, so sollte die Einweisung in den Gebrauch von empfängnisverhütenden Mitteln und die mögliche Überredung zu einer Abtreibung von einer einzigen Kontaktperson durchgeführt werden, und zwar bevorzugt von jemandem, der die Mutter zuvor schon kannte.

Ziele

Unterstützen Sie die Mutter, so dass sichergestellt wird, dass das Kind mit einem voll funktionsfähigen Zentralnervensystem geboren wird und dass es Kontakt erhalten und darauf reagieren kann.

Methoden

Lier (1990) schlägt vor, dass die Mütter der (oben genannten) Hochrisikogruppe gesondert von der gewöhnlichen Schwangerschaftsvorsorge und Krankenhausroutine behandelt werden sollten. Während der Schwangerschaft sollten sie ein spezielles Geburtsvorbereitungsprogramm durchlaufen.

Müttern muss der Kontakt mit einer erfahrenen Person des Personals angeboten werden, die sie häufig und regelmäßig trifft. Diese Person gehört zu einem Team (erfahrene Schwestern der Gesundheitsvorsorge, Hebammen, Psychologen, Psychiater, Gynäkologen). Jede Art von Problem, das die Ernährung, den Drogenmissbrauch oder die Lebensführung betrifft, wird an das Team weitergegeben, dort besprochen und für die Kontaktperson ein Vorschlag des weiteren Vorgehens ausgearbeitet. Diese Kontaktperson zeigt sich der Mutter gegenüber sehr verständnisvoll (sie versucht, diese im Griff zu behalten) und macht ihr moderate Vorschläge für insgesamt allerdings radikale Umstellungen der Lebensführung während der Schwangerschaft. Es wird auch immer praktische Hilfe angeboten, wobei die Kontaktperson den Rahmen vorgibt und konkrete Verhaltensweisen, die zur Gewohnheit werden sollen, durch wiederholte Demonstration vorgibt. Ziel ist, dass die Mutter diese praktischen Handgriffe (z. B. eine Windel anlegen) selbst durchführt und dabei von der Kontaktperson immer eine aufmunternde Rückmeldung erhält. Die Kontaktperson soll Fehler stets ignorieren und auch auf den kleinsten Erfolg positive Reaktionen zeigen.

Eines der Ziele dieser Gesprächsführung besteht darin, ablehnende Empfindungen gegenüber Schwangerschaft, Geburt und Kinderpflege seitens der Mutter zu legalisieren, um das angemessene Verhalten unabhängig von unangebrachten Empfindungen durchführen zu können.

In der Studie von Lier erwarben die Mütter, die an diesem Programm beteiligt waren, eine weitaus realistischere Sichtweise ihrer Möglichkeiten, ihr Baby großzuziehen, und waren eher bereit, es nach der Geburt adoptieren zu lassen. Und was am wichtigsten ist: *Die Kinder, die im Rahmen dieses Programms geboren wurden, waren im Vergleich zu Kindern von normalen Müttern keine Ausnahmen hinsichtlich Frühgeburten, niedrigem Geburtsgewicht oder besonderen Geburtskomplikationen.*

Eine weitere Möglichkeit besteht darin, unfähige Eltern durch gesetzliche Mittel zu zwingen, ihr Baby einer öffentlichen Tagesstätte zu übergeben, wo eine ausgebildete Tagespflegerin dem Baby als Person dient, wo es Bindungsverhalten lernen kann. Diese Art des Eingreifens wurde z. B. in Dänemark bereits erfolgreich praktiziert.

Hindernisse

AD-Mütter pflegen die Mutterschaft so lange zu idealisieren, bis sie mit den Widrigkeiten und lästigen Aufgaben des täglichen Lebens konfrontiert werden. Psychotische Mütter haben außerordentliche Schwierigkeiten damit, ihr Leben in den Griff zu bekommen und Probleme hinsichtlich Berührung, intimem körperlichem Kontakt: Außerdem macht es ihnen Schwierigkeiten, mit den natürlich auftretenden Exkrementen und der Unordnung zurechtzukommen.

Die Kontaktperson übernimmt eindeutig Verantwortung für alle Situationen – auch für ein Scheitern – und versucht nicht, der Mutter zu nahe zu treten oder emotionale Forderungen an sie zu stellen. (Eine gute Richtlinie kommt durch die Frage zum Ausdruck: „Bei welchem Maß an emotionaler Distanz ist der Kontakt optimal?") Dies kann sich natürlich mit den Gegebenheiten verändern. Die Kontaktperson muss sich jedoch darüber im Klaren sein, sich auch, wenn sie dazu animiert wird, emotional nicht zu sehr zu involvieren. Die Mutter versucht oft, eine symbiotische, extrem abhängige oder von Streit gekennzeichnete Beziehung aufzubauen, und deshalb braucht die Kontaktperson eine regelmäßige Supervision seitens des Teams, um mit den außerordentlich ambivalenten Gefühlen und der damit verbundenen Gegenübertragung umgehen zu können. Denken Sie daran, dass die werdende Mutter selbst oft eine sehr gehässige Mutter hatte und die Kontaktperson als solche ansieht. Manchmal, falls die Mutter eine weniger ausgeprägte Angst Männern gegenüber hat, stellt eine männliche Kontaktperson eine geringere Bedrohung dar.

Der Schlüssel zur Kontaktbildung liegt in Ausgeglichenheit, offenkundiger Freundlichkeit und klaren, einfachen und praktischen verhaltensrelevanten Vorschlägen.

Die Geburt stellt normalerweise eine schwierige Phase der Kontaktaufnahme dar, und das gilt umso mehr, wenn wir von AD-Müttern oder psychotischen Müttern sprechen.

Diese Mütter sind de facto nicht gut im Deuten von Signalen aus dem Körperinneren und neigen dazu, Zeichen der Schwangerschaft und der beginnenden Wehen zu übersehen.

Wie kann man ein Prüfsystem einrichten, das in gewisser Weise mit diesem Problem fertig wird?

Auch Mütter mit einer normalen Persönlichkeitsentwicklung, die in einer Krise stecken, könnten in die Richtlinien dieses Programms miteingeschlossen werden.

Eines der besonderen Probleme (wobei eine systemische Familientherapie und/oder Psychotherapie in Erwägung gezogen werden kann, falls die Mutter dies wünscht und davon profitiert) wird von Madsen (Madsen 1996) als „das Gespenst des Kinderzimmers" bezeichnet. Das heißt, die Phantasievorstellungen und Gefühle, die bei den

Klienten mit der Mutterschaft verbunden sind, sind oft sehr negativ und basieren auf den eigenen frühen Erfahrungen in der Kindheit. Ziel des Dialoges ist es, die emotionalen Reaktionen der Mutter gegenüber dem Fötus/Baby zu verändern und ihm Zukunftsperspektiven zu verleihen. Ein wesentliches Anliegen besteht darin zu verhindern, dass elementare psychologische Verteidigungsmechanismen das mögliche Entwicklungspotential der Beziehung aushebeln. Bestimmte Mechanismen wie Zurückweisung, Verleugnung (inklusive idealisierender Vorstellungen), Schuldgefühle und Projektion von Aggressionsgefühlen auf das Baby (einschließlich die eines garstigen lästigen Gegners, der bestraft oder vernichtet werden muss) kommen in allen Mutter-Kind-Beziehungen zum Ausdruck, werden aber gewöhnlich durch starke Liebesgefühle gebunden.

Regressionstherapie nach der Geburt bis zum dritten Lebensjahr

(Regressionstherapie wird auch bei älteren weniger stark traumatisierten Kindern und bei Erwachsenen angewandt.)

Auch bei Kindern bis zum fünften Lebensjahr sollte man zunächst damit beginnen, ein emotionales Band zu knüpfen. Dazu ist die Regressionstherapie gedacht. „Regression" bedeutet „rückwärts gehen", d. h. hin zu einer keine Forderungen stellenden, Zuwendung gebenden Mutter (Therapeut)-Baby (Klient)-Beziehung. Wenn sich dieses Vorgehen als nicht sinnvoll erweist, dann bietet sich Milieutherapie als nächster Schritt an. Milieutherapie ist tatsächlich als Regressionstherapie im weitesten Sinne zu verstehen, insofern als man versucht, das tägliche Umfeld so überschaubar zu machen, dass das Kind es überblicken und darin agieren kann.

Ziele

Die Hauptsache ist, sich bewusst zu machen, dass in diesem Stadium ein deprivierter Säugling noch nicht mit einer AD-Entwicklung begonnen hat. Das heißt, das Kind braucht, was andere Kinder auch benötigen, nur in größerem Ausmaß. Wurde der Kontakt bereits durch vielerlei Anlässe unterbrochen oder hat das Kind (aufgrund organischer Defizite) Schwierigkeiten, Kontaktangebote anzunehmen, sollten Sie Regressionstherapie einsetzen. Das bedeutet konkret, dem Kind die Form des Kontaktes zu ermöglichen, die normalerweise zwischen Geburt und den ersten Monaten notwendig ist, bis das Baby externe durch interne Systeme ersetzen kann. Regressionstherapie ist nicht fordernd, sondern gebend und auf gegenseitigen Körperkontakt ausgerichtet. Wenn im Weiteren von der „Mutter" die Rede ist, so ist damit auch ein Ersatz oder eine Ergänzung gemeint. Die wichtigen Ziele der Regressionstherapie sind die folgenden:

Methoden
1. Sorgen Sie für eine gute Ernährung

Praktisch alle Babys, die Vernachlässigung erfahren haben, zeigen ungewöhnliche Nahrungsaufnahme, indem sie z. B. Essen zurückweisen oder essen, bis sie erbrechen. Mangelt es dem Baby an Interesse und Aufmerksamkeit, so regen Sie es durch Streicheln an, bevor Sie mit dem Füttern beginnen. Massieren Sie auch mit den Fingern sanft die Lippen und das Hautareal um den Mund, um den Saugreflex zu stimulieren. Wenn das Baby zu wenig zu sich nimmt, können Sie es häufiger und mit kleineren Portionen als gewöhnlich füttern.

2. Sorgen Sie für eine gefühlvolle taktile und vestibuläre Stimulation

Damit ist gemeint, dass das Baby regelmäßig sensorische Anregung braucht. Wenn überhaupt möglich, dann sollte Baby die meiste Zeit bei der Mutter oder der Kontaktperson an der Brust oder am Körper liegen. Die folgenschwerste sensorische Deprivation stellt der Mangel an kinesthetischer (Berührung) und vestibulärer (Bewegung) Reizung dar. Berühren, Saugen und Hautkontakt ist ein Muss der normalen emotionalen Entwicklung, so wie auch Bewegung, die durch Drehen, Beschleunigung und Verlangsamung ganz normalerweise vorkommt, wenn man sich dem Kind widmet.

Die „Känguru-Methode", d. h. das andauernde Tragen des Kindes nahe am eigenen Körper, erweist sich als ausgezeichnetes Hilfsmittel. Falls das Kind aus medizinischen Gründen in einem Inkubator bleiben muss, sollte es auf ein sterilisiertes Lammfell gelegt werden. (Das ersetzt das Gefühl, berührt zu werden und führt zu einer um 15% schnelleren Gewichtszunahme) Es sollte auch ein Inkubator sein, der leicht schaukelt.

Darüber hinaus sollten Rücken- und Halsbereich des Babys täglich jede Stunde leicht massiert werden, und zwar beginnend am Hinterkopf und von dort aus weiter zu Hals und Schultern.

Augenkontakt wird in unserer „visuell orientierten Kultur" als Anfang jeglicher Emotion euphorisch begrüßt. Das ist auch richtig, aber bevor man Blickkontakt aufzunehmen vermag, bedarf es des Hautkontakts und der Gleichgewichtserfahrung. Diese beiden aktivieren das R.A.S. und helfen dem Baby, die Augen auf Sie zu richten.

Eine altmodische Wiege liefert ohne viele Mühe seitens des Erwachsenen viel vestibuläre Reizung. Sie hat auch den Vorteil, dass sie dem Kind über fast jede Form der Bewegung Rückmeldung liefert. Babys, die Schwierigkeiten beim Einschlafen haben oder ein irreguläres Schlafmuster zeigen, ziehen aus einer leicht zu bewegenden Wiege großen Vorteil. Das Gleiche gilt für eine Hängematte. Aber auch ein schweres sog. Ball-Federbett mag helfen, wenn das Kind unruhig schläft oder sich die ganze Nacht im Bett herumdreht. Ein solches Bett wurde von dänischen Physiotherapeuten entwickelt und besteht aus Plastikbällen, die ziemlich schwer, aber nicht allzu sehr Wärme spendend sind. Die dadurch gewährleistete Hautreizung scheint das Kind dabei zu unterstützen, sich zu entspannen und ruhiger zu schlafen.

Das Baby sollte zunehmend mehr angeregt werden, und zwar so, dass es weder depriviert noch überreizt wird. Die Stimulation sollte sich an einer bestimmten Ablauffolge orientieren (wenn möglich immer von derselben Person durchgeführt werden). Das Personal einer öffentlichen Einrichtung sollte das Bewegungsmuster, den Klang der Stimme, die Sprechgeschwindigkeit, die Bewegung, das Ritual des Zubettgehens aufeinander abstimmen. Wenn möglich sollten dafür eine oder zwei Kontaktpersonen ausgewählt werden, damit das Baby nicht mit Zufallsbekanntschaften überschüttet wird.

Erinnern Sie sich daran, dass deprivierte Babys häufig normalen Körperkontakt vermeiden. Man sollte das respektieren, wenn auch eine andauernde Stimulation durch häufigere Kontakte ersetzt werden kann (so wie etwa das Massage-Programm für Babys), bis das Baby eine normale Berührungstoleranz erreicht hat. Die einzige Ausnahme von dieser Regel sind epileptische Babys – epileptische Krämpfe können durch plötzliche Reizung ausgelöst werden – und Babys, die an einem fötalen Alkoholsyndrom leiden und immer vor Überstimulation besonders geschützt werden müssen.

3. Übertreiben Sie Ihre Mimik und vereinfachen Sie den persönlichen Kontakt

Beim wechselseitigen Kontakt sollten Sie sehr ausdrucksstark und eindeutig sein. Es ist besser, Sie reduzieren mögliche Reizquellen, ehe Sie den Kontakt aufnehmen. Wenn die Kontaktaufnahme gelungen ist, stellen Sie sicher, dass keine andere Person im Blickfeld ist oder versucht, Kontakt aufzunehmen. Bringen Sie sich ins Blickfeld des Interesses und machen Sie Ihren Geist dafür frei. Sprechen Sie nur zum Baby, wenn Sie es auch gleichzeitig berühren. Deprivierte Babys haben Schwierigkeiten, Blickkontakt herzustellen, und Berührung erleichtert es für sie, aufmerksam zu sein. Zu einem Zeitpunkt sollte nur eine Person mit dem Baby in Kontakt treten, die Kontaktperson.

Übertreiben Sie Ihre normale Körpersprache, Ihre Mimik und Ihren Stimmklang. Sie kommen sich dabei vielleicht ein wenig lächerlich vor, aber versuchen Sie einfach, sich wie eine begeisterte Großmutter zu benehmen, die zum ersten Mal das Erstgeborene der Familie zu Gesicht bekommt! Wenn Sie dem Baby ein Gefühl vermitteln wollen oder mit ihm sprechen, lassen Sie ihm für seine Reaktion Zeit (bis zu 30 s), ehe Sie es erneut stimulieren. Sie werden erstaunt sein, wie langsam die Kontaktangebot-Kontaktantwort-Rhythmen des Babys sind.

Das professionelle sog. „Marte Meo" Trainingsprogramm aus Holland kann, ebenso natürlich wie eine Zusammenarbeit mit der/ dem biologischen Mutter/Vater, eine ausgezeichnete Hilfe sein. Ausgangssituation des Trainingsprogramms bildet eine Videoaufnahme der Interaktion zwischen Mutter und Baby. Wird der Film zusammen mit der Mutter erneut angesehen, so gibt die verantwortliche Kontaktperson positive Rückmeldung bei den Szenen, wo ein natürlicher Kontakt und eine Kommunikation erfolgreich hergestellt wurden (so etwa Augenkontakt, das Halten des Babys in der richtigen Position beim Windelwechsel). Solche erfolgreichen Augenblicke mögen (in einer nicht harmonischen Beziehung) bei 10 Minuten nur 10 Sekunden betragen. Dennoch gibt die Kontaktperson nur dann eine lobende Rückmeldung, wenn der Mutter einfühlsames, angemessenes Verhalten gelingt. Ausgebildetes Pflegepersonal kann ebenso wie die Pflegeeltern es können aus dem Trainingsprogramm Methoden zum Erwerb von Bindungsverhalten lernen.

4. Unterstützen Sie die Gleichmäßigkeit von Körperrhythmen

Babys, die unter einer organischen Dysfunktion und Deprivation leiden, zeigen unregelmäßig Rhythmen beim Schlafverhalten, beim Essen, bei der Aufmerksamkeit und im EEG-Muster. Physischer Kontakt (etwa in ein weiches Tuch eingewickelt zu sein) übt hierbei immer eine stabilisierende Wirkung aus. Das Baby sollte auch auf regelmäßig wiederkehrende Muster der Umwelt konditioniert werden. Stellen Sie einen Tagesplan auf, und folgen Sie diesem, so gut es nur möglich ist. Entwerfen Sie ein genaues Programm, wann gegessen, wann geschlafen, wann das Kind gewaschen wird etc. Erwarten Sie nicht, dass sich das Baby problemlos an diesen Plan hält, Sie müssen flexibel und geduldig sein und sich nach dessen individuellen Verhaltensschemata der Kontaktaufnahme richten.

5. Schützen Sie das Baby vor Infektionen

Eine Deprivation verursacht eine erniedrigte Funktionsfähigkeit des Immunsystems. Das Baby sollte mehr als üblich durch Impfungen und Fernhalten von anderen Kindern, die ernsthafte Infektionskrankheiten haben, gegen Krankheit geschützt werden.

6. Passen Sie das Belastungsniveau an, um Probleme mit dem Immunsystem zu vermeiden

Auch hier gilt, dass eine Stimulation durch Berührung und eine Aktivierung des Vestibulärsystems sehr wichtig sind, um das Immunsystem zu stärken. Wenn das Baby an Ohrinfektionen leidet oder sich leicht ansteckt, hilft Massage als Ergänzungsmaßnahme zur medizinischen Behandlung. Das gilt auch, wenn das Kind an Ausschlägen, Asthma, Allergien oder juveniler Arthritis leidet. In einer Studie von Field et al. (1997) wurden Kinder, die an juveniler Arthritis litten, zweimal täglich 15 Minuten lang von ihren Eltern massiert. Eine Kontrollgruppe erhielt stattdessen Entspannungstherapie ohne Berührung. Gemessen am Cortisolniveau (ein Indikator für das Belastungsniveau) nahm die Stressbelastung sehr rasch bei den Kindern ab, die Massage erhalten hatten. Sowohl die Kinder als auch deren Hausarzt und die Eltern berichteten über ein Nachlassen der Schmerzen, und zwar nicht nur hinsichtlich der Häufigkeit ihres Auftretens, sondern auch bei der Schwere der Schmerzattacken.

7. Legen Sie ein „Baby-Tagebuch" an und machen Sie Filmaufnahmen

Ein „Baby-Tagebuch" zu führen, das Ihre wesentlichen Programmpunkte, die tagtäglichen Verhaltensweisen des Babys und seine Reaktionen auf Kontaktangebote enthält, ist eine sehr sinnvolle Sache. In diesem Tagebuch sollten Sie festhalten, wie lange das Baby mit Ihnen, mit Gegenständen oder Objekten seines Interesses in Kontakt bleiben kann. Filmaufnahmen können hierbei als Ergänzung herangezogen werden. Oft macht das Baby nur langsame Fortschritte, so dass Tagebuch und Filmaufnahmen als moralische Unterstützung dafür dienen können, denn nun erkennen Sie auch die kleinsten Änderungen und Verbesserungen.

Versuchen Sie vergleichbare Situationen, wie etwa Windelwechsel, Morgenmahlzeit oder das Zu-Bett-Bringen, zu beschreiben oder auf Video aufzunehmen. Ermöglichen Sie dem Kind, wenn es alt genug dazu ist, Ihre Tagebucheinträge zu ergänzen. Beginnen Sie mit einem Ereignis, das gerade geschehen ist, und dehnen Sie die Rückblende allmählich auf den ganzen Tag aus. Damit tun Sie etwas in einer etwas systematischeren Art und Weise, was in jeder normalen Familie ohnehin geschieht.

Wie weiter unten beschrieben, sollte man ältere Kinder dazu anleiten, ein „Geschichtenbuch" anzulegen, in dem sie Informationen über sich und, wenn möglich, auch über ihre Eltern zusammentragen. Beides zusammen, Tagebuch und Geschichtenbuch, helfen dem Kind, seine angeschlagene Identitätsbildung zu stärken.

Beispiel aus einer Adoptivfamilie:

Ann war zwei Jahre alt, als sie zu uns kam. Ihre Mutter war schizophren und hatte ihr zu essen gegeben, was gerade da war, meistens Limonade und was die Mutter ihr sonst noch übrig ließ. Anns Haut war trocken und faltig, sie war unterernährt, bestand aus Haut und Knochen und wog 15% weniger als der Durchschnitt. Ihre Augen erschienen groß, und zwar zum Teil, weil ihr Kopf für ihr Alter zu klein war. Sie konnte ihren Blick nicht auf etwas gerichtet halten, ergriff keine Initiative bei der Kontaktbildung und schaute weg, wenn man versuchte, mir ihr zu sprechen.

Anns Muskeln waren unterentwickelt, sie konnte weder sprechen noch gehen. Wurde sie stimuliert, schrie oder wimmerte sie, aktiv wurde sie nur, wenn man ihr Milch in einer Flasche anbot. Sie saugte dann viel zu schnell und erbrach oft. Uns wurde schnell klar, dass wir entscheiden mussten, wann und wie viel sie essen konnte. Wenn man ihr die Flasche wegnahm, war sie ganz verzweifelt, bis sie lernte, dass die Flasche bald wieder zur Verfügung stand. Die Muskeln ihrer Lippen und ihrer Zunge waren schwach ausgebildet.

Wir fingen an, sie in ein weiches Tuch zu hüllen und herumzutragen – manchmal nur einige Minuten lang – und nach Ablauf einer Woche begannen wir viermal täglich mit Körperöl Rücken, Arme und Hände zu massieren, während sie auf dem Bauch lag. (Die Bauchlage unterstützt das Kind dabei, Haltungsreflexe auszulösen, kräftigt die Rücken- und Schultermuskulatur und verleiht beim Sitzen und Stehen eine aufrechte Körperhaltung.) Später begannen wir, während sie so lag, in einiger Entfernung mit der Flasche zu kreisen, das zwang sie, den Kopf zu heben und zu drehen. Auch berührten wir Lippen und Zungen mit einem Finger, bevor sie gefüttert wurde.

Kontakt erlebte Ann grundsätzlich als etwas Schmerzhaftes und Erschreckendes, das es, wenn möglich, zu vermeiden galt. Wir mussten sehr darauf achten, keine plötzlichen Bewegungen zu machen, das Licht nicht plötzlich anzuschalten, nicht zu laut zu sprechen, denn das erschreckte sie, und sie

begann zu schreien. Allmählich akzeptierte sie, in einem Tuch aus Leinen herumgetragen zu werden, und begann, sich an uns festzuklammern.
Brachten wir sie mit den Füßen auf dem Boden in eine Standhaltung, so überstreckte sie die Beine. Wir hielten sie deshalb am Körper fest und halfen ihr, auf dem Bett oder auf dem Boden auf und nieder zu springen. (Dadurch konnte sie den Streckreflex unterdrücken lernen.) Bald konnten wir sie auch an den Fußsohlen kitzeln, und sie reagierte entsprechend. Wurde sie allein gelassen, zeigte sie jedoch konstant ein Selbstreizverhalten, indem sie hin und her schaukelte oder sich hinter den Ohren kratzte. Sobald das der Fall war, nahmen wir sie hoch und trugen sie umher. Wenn wir mit ihr sprachen, umarmten wir sie gleichzeitig oder wir massierten derweil ihre Finger, um sie ihrerseits zum Sprechen zu bringen. (Die Zentren für Sprache und Feinmotorik liegen im Gehirn nahe beieinander, weshalb die Stimulation des einen auch die Erregung des anderen erleichtert.)
Zwei Monate später schaute sie uns an und reagierte, indem sie unseren Gesichtsausdruck nachahmte, und wir sangen Lieder, die die Aufforderung zu Fingerbewegungen beinhalteten.
Nun bahnte sich ein völliger Umschwung in ihrem Verhalten an – aus einem introvertierten passiven Baby wurde eine fast überaktive kleine Person. Sie schien nun entschlossen zu sein, die verpasste Erfahrung über die Außenwelt nachzuholen, sie krabbelte umher und war überall, nahm alles in den Mund, öffnete Nebenzimmer und zog Gegenstände zu sich herab. Sie weigerte sich weiterhin, etwas zu sich zu nehmen, das nicht aus der Flasche kam, und protestierte heftig, als wir versuchten ihr beizubringen, wie man kaut. Sie hatte sehr große Angst vor Wasser gehabt, und wir mussten sie mit einem feuchten Tuch waschen. Nun aber begann sie, mit Milch, Wasser und allen möglichen Flüssigkeiten zu experimentieren. Wir konnten sie nun in die Wanne setzen, wo sie gerne blieb, auf die Wasseroberfläche patschte und vor Vergnügen quietschte. Unser Hund faszinierte sie, aber die Sympathie war nicht wechselseitig, denn sie hätte versucht, ihn zu packen und in Stücke zu reißen, wenn sie es denn geschafft hätte. Sie begann zu sprechen, wenn sie etwas wollte, und allmählich konnten wir sie dazu bringen zu sprechen und warteten, bis sie herausgebracht hatte, was sie wollte.
Sechs Monate später genoss sie sogar ihre tägliche Massage, summte dabei oder sprach vor sich hin und hatte den gleichen selbstvergessenen Ausdruck, den man manchmal bei normal entwickelten Babys sieht. Sie entwickelte ein eher normales Verhalten, jedoch war ihre Aufmerksamkeitsspanne immer noch sehr kurz, und sie zeigte bei Gefahr keine Anzeichen der Furcht. Es konnte sein, dass sie am Rand eines Schwimmbeckens stand und geradewegs „hineinlief", so wie das auch bei Autos der Fall war. Dies änderte sich, als eines Tages in nächster Nähe und für sie unerwartet die Alarmanlage eines Autos anging, sie begann zu schreien und klammerte sich an mich. Das war einer meiner glücklichsten Tage. Im Alter von fünf Jahren war sie immer noch ein sehr kleines Mädchen und in ihrer sozialen Entwicklung ein bis zwei Jahre hinter den Altersgenossen zurück. Sie durfte bis zum siebten Lebensjahr im örtlichen Kindergarten bleiben. Heute ist sie ziemlich normal, aber man muss ihr stets sagen, wer die Verantwortung wofür übernimmt. Wenn zu viel auf einmal geschieht,

kann sie nicht mehr aufpassen und wird unruhig. Sie hat immer Angst, wenn wir ausgehen oder einen Babysitter anstellen, und man muss ihr stets im Voraus sagen, was geschehen wird.

Hindernisse

Wenn es irgendwie geht, so machen Sie die sensorische Stimulation für das Kind zu einem freiwilligen Ereignis. Denken Sie daran, dass eine schwache und langsame Stimulation wirkungsvoller ist, um im Kind Wohlbehagen und Interesse hervorzurufen. Beginnen Sie mit äußerst kurzen Reizzeiten (vielleicht nur einige Sekunden lang). Es kann sein, dass Sie von einem Therapeuten für sensorische Integration Unterweisungen haben möchten, um Ihre Arbeit zu planen.

Merke: Die oben erwähnten Methoden sind sinnvoll für Kinder bis neun Jahren, auch wenn ihre Wirkungen vor dem dritten Lebensjahr am ausgeprägtesten sind.

Regression und Adoption

An dieser Stelle wird ein besonderer Abschnitt eingefügt, der dem Aufgabenspektrum bei der Adoption eines Kindes gewidmet ist. Da die meisten adoptierten Kinder im Säuglingsalter sind oder bis zu zwei Jahren alt, wird die Beschreibung einige der klassischen Probleme bei frühen Bindungsprozessen hervorheben, sei es nun für die Adoptiveltern oder die Fachkräfte, die ein Kind zum ersten Mal treffen. Wenn Sie zu den Adoptiveltern gehören, können Sie den Abschnitt kopieren und ihn Fachleuten geben, die mit Ihrem Kind arbeiten.

Wenn Sie über Milieutherapie für Vorschulkinder weiter lesen möchten, so überblättern Sie bitte die folgenden 12 Seiten.

TRANSIENTE BINDUNGSPROBLEME UND BINDUNGSSTÖRUNG BEI ADOPTIERTEN KINDERN

Bewältigung von Trennung, Übergangsperioden und Bindung

Teil I: Probleme temporärer Verbindung nach Trennung („AB"-Option und Adoption)

Teil II: Schwerwiegende Vernachlässigung vor der Adoption – Symptome permanenter Bindungsstörungen

Teil I: Transiente Probleme bei neuen Eltern

Dieser ziemlich kurze Text ist als eine erste Orientierungshilfe für Probleme gedacht, die neben der Freude daran, einen anderen Menschen zu adoptieren, auftreten könnten.

Jedes adoptierte Kind wird Problemen gegenüberstehen, die mit der Bindung an unbekannte Menschen zu tun haben, und zwar aus dem einfachen Grund, da das Kind eine mehr oder weniger traumatische Trennungsphase hinter sich hat, etwa von Eltern, anderen Erwachsenen, Freunden und der allgemeinen Umgebung. Es gibt keinen Grund, alarmiert zu sein, nur weil das Kind und Sie sich am Anfang Ihrer Beziehung aneinander gewöhnen müssen.

Die Reaktionen des Kindes sollten im Zusammenhang mit der realen Situation der adoptierten Person begriffen werden: Zunächst ist es von einer Gruppe *ab*-optiert (lateinisch für „aus einer Gruppe hinauswerfen") und fast zur gleichen Zeit von einer anderen Personengruppe *ad*-optiert worden (lateinisch für „jemanden zu einer Gesellschaft einladen"), ohne jemals die Möglichkeit wählen zu können, ob es gerade zu dieser Art von Gruppe gehören möchte.

Stellen Sie sich vor, Sie verlieren Ihren Beruf, werden über den Ozean verschickt und dort für einen neuen Job angeheuert, für den Sie sich mit Sicherheit nicht beworben haben.

Wenden Sie zunächst die gute alte Faustregel an, indem Sie sich sagen: Sie wissen nicht, ob Ihr Kind emotionale Probleme hat, ehe es nicht so viele Jahre mit Ihnen zusammenlebt, wie es alt gewesen ist, als Sie es adoptiert haben. Wenn Sie also ein zweijähriges Kind adoptieren, müssen Sie etwa die Entwicklung bis zum 4. Lebensjahr abwarten, ehe Sie entscheiden können, ob dauerhafte Bindungsprobleme vorliegen. (Diese Zeitspanne wird im Folgenden als **Übergangsperiode** bezeichnet.) Die meisten Kinder erwecken den Eindruck, als seien sie in der Entwicklung weit zurückgeblieben, wenn Sie mit ihm/ihnen zusammentreffen, und stürmen dann oft durch die Stadien körperlichen und mentalen Wachstums. Die meisten adoptierten Kinder finden Möglichkeiten, um diesen Übergang zwischen alten und neuen Erwachsenen zu bewerkstelligen und machen von einer sicheren Grundlage aus Entwicklungsfortschritte. Von dieser Regel gibt es einige wenige Ausnahmen, die im zweiten Teil besprochen werden sollen, lesen Sie den folgenden aber bitte dennoch.

Am Anfang sind Sie vielleicht erstaunt, wenn das Kind freundlich auf jedermann reagiert, den Sie beim Einkaufen treffen, aber das ist ein natürliches Verhalten, wenn man bedenkt, dass das Kind Sie eigentlich nicht kennt. Sie sind vielleicht auch schockiert darüber, dass das Kind auf Sie anfangs mit Kummer und Furcht reagiert. Aber auch diese Reaktion ist normal und sollte Ihnen eigentlich willkommen sein, denn sie zeigt Ihnen, dass sich das Kind an jemanden gebunden fühlt, eine gesunde Reaktion auf Verlust zeigt und deshalb auch zu einem späteren Zeitpunkt die Fähigkeit haben wird, sich an Sie zu binden. Die besondere Eigenschaft eines adoptierten Kindes ist nicht, dass es adoptiert ist, sondern dass es durch den schwierigen Prozess der Trennung von seiner Mutter oder von seinem Waisenhaus gegangen ist, an das es sich gebunden fühlt, oder dass es aus der Fürsorge seiner Pflegeeltern entlassen wurde. Und inmitten dieses Prozesses werden ihm zwei nervöse fremde Menschen vorgesetzt.

Verschiedene Reaktionsmuster in verschiedenen Stadien des Entwicklungsalters

Vergegenwärtigen Sie sich, wie vielen Herausforderungen sich das Kind gleichzeitig während des kurzen Adoptionsvorgangs gegenübersieht. Es muss den Verlust des bisher Bekannten überstehen – die bekannten Menschen, Orte, Gewohnheiten und Vertrautheit. Es begegnet zwei vollkommen Fremden mit seltsamer Hautfarbe, Geruch und Aussehen (in China werden Kaukasier natürlich „Langnasen" genannt). Es muss sich praktisch übergangslos an neue Temperaturverhältnisse und neues Essen gewöhnen. Diese Erfahrungen fallen dann am schwersten, wenn ein Mensch auf halbem Weg seines normalen Bindungsprozesses unterbrochen wird (vom sechsten Monat bis zum sechsten Lebensjahr). Vor dem erstgenannten Alter können wir uns ohne besondere Mühe an neue Erwachsene gewöhnen. Nach dem sechsten Lebensjahr ist das Kind fähig, sich über die gesprochene Sprache, über Erklärungen, Gespräche selbst anzupassen und zurechtzukommen, wobei das gesprochene Wort in diesem Alter eine zunehmend gefühlsbetonte Bedeutung hat.

Kein Wunder also, dass Kinder während dieser Übergangsphase viele Reaktionen zeigen – sie fühlen Trauer und haben Angst vor dem neuen Elternpaar (das sie vom ersten Tag an glücklich sehen möchte) und wollen ihnen entfliehen. Das geschieht, indem sie durch die Belastung der Veränderung hyperaktiv werden und durcheinander erscheinen, sich zurückziehen und halbwegs verstummen. Das geschieht auch, indem sie den unausgesprochenen Wünschen ihrer Adoptiveltern vollkommen entsprechen und alles tun oder alle Kräfte darauf verwenden, ihnen zu gefallen. (Würden Sie das nicht auch, wenn Sie von Marsianern entführt worden wären?) Oder das geschieht, indem sie tage- oder wochenlang schreien. Diese Krisensymptome (denn das sind sie) kommen umso mehr zum Vorschein, je kürzer die Übergangsphase gewesen ist. Unsere Kinder hatten 10 Minuten Zeit, um in einem unbekannten Hotelzimmer den ihnen bekannten Erwachsenen „auf Wiedersehen" und uns „Guten Tag" zu sagen, und das war's dann auch. Eines der Kinder, das Mädchen, schrie verzweifelt und wollte nichts mit uns zu tun haben, ehe sie aus schierer Erschöpfung in meinen Armen einschlief. Das zweite Kind, ein Junge, rannte durch den Raum und blieb nach der Begegnung praktisch drei Monate lang an der Höchstgrenze seiner Belastung, ehe er normal Luft zu schöpfen und zu schlafen begann.

Sie mögen irritiert sein, warum mich diese Reaktionen glücklich machten. Sie waren der Beweis, dass beide Kinder in einer abnormalen und belastenden Situation normal reagierten. Ich hätte gebangt, wären sie mir einfach auf den Schoß gesprungen. Das ältere Mädchen hasste noch drei Jahre nach dem ersten Zusammentreffen Teddybären, und das war eine normale Reaktion. Wir hatten versucht, ihr im Hotelzimmer einen Teddy zu geben, und alles, was sie auch nur entfernt mit diesem Raum in Beziehung bringt, ist ihr ein Gräuel.

Das ist eine mild verlaufende Form einer posttraumatischen Belastungsstörung: Jegliche Assoziation mit dem Hotelzimmer ruft alle emotionalen Reaktionen dieser Situation hervor. Man muss sich auch darüber im Klaren sein, dass man selbst ein Teil dieser Situation ist. Deshalb soll man seine eigenen Bedürfnisse nach Sicherheit und Glück nicht auf das Kind abwälzen. Lassen Sie das Kind sich selbst sein, bis es zu schreien aufgehört hat und auf eigenen Wunsch hin mit Ihnen Kontakt aufnehmen möchte.

Psychologische Verteidigungs- und Überlebensmechanismen in verschiedenen Stadien der Entwicklung

Babys und kleine Kinder reagieren manchmal (abhängig vom Ausmaß des Schocks) mit den allerfrühesten Verteidigungsmechanismen und damit vorübergehend psychotisch. Diese Bezeichnung hat nicht die gleiche Bedeutung, als würde man sie auf das Verhalten eines Erwachsenen anwenden. Sie besagt, dass das Kind emotional und physisch betrachtet durcheinander gebracht ist, ehe es sich von diesem Erlebnis erholt. Manchmal können Babys nur auf diese Weise die Stressbelastungen überleben. Es kann auch sein, dass das Kind stunden- und tagelang schreit und sich gegenüber jeglicher Art von Beruhigungsversuchen unempfänglich zeigt bzw. ganz durcheinander kommt, wenn es müde ist. Dann wacht es nachts auf und schreit und merkt offensichtlich nicht, dass jemand Geborgenheit vermitteln möchte. Eine weitere Reaktion besteht darin, jeglichen Stimulationsversuchen gegenüber gleichgültig in einem fast katatonischen Zustand zu verharren.

In diesen Situationen besteht Ihre wesentliche Rolle darin, das Kind vor noch mehr Stress zu schützen und darauf zu achten, dass es genug trinkt. Die körperlichen Symptome von Stress und Belastungsbewältigung werden weiter unten noch genauer beschrieben.

Eine der normalerweise auftretenden psychologischen Verteidigungsmechanismen des Kleinkindes in entsprechenden Situationen besteht in deren Dichotomisierung („splitting"). Um etwas Ordnung in das Chaos zu bringen, trennt das Kind alles und jedes in schwarz und weiß, gut und böse etc. Dass es eine solche Wahl trifft, wird offenkundig, wenn es beschließt, die Adoptivmutter als „die Böse" zu bezeichnen (sie erinnert das Kind am ehesten an die Person, welche sie verließ, also entweder die eigene Mutter oder ein Mitglied des Waisenhauses und muss deshalb vermieden werden), wohingegen der Vater oder das männliche Mitglied des Betreuungspersonals „der

Gute" ist. Nach einer Weile legt sich das gewöhnlich, aber in der Zwischenzeit muss die zurückgewiesene Person einen weiteren Schlag in ihrem Bewusstsein als „liebenswerte Mutter" hinnehmen. Eifersucht und das Gefühl, zurückgewiesen zu werden und inkompetent zu sein, kann vom Kind auf die Betreuer übergehen und bilden ein sehr beliebtes Gesprächsthema, wenn das mit übernatürlichen Kräften ausgestattete Kind in Schlaf fällt, falls es überhaupt je schläft.

Sie können auch auf das Phänomen des „paradoxen Bindungsverhaltens" stoßen. Der Verlust der Familie löst im Kind Unsicherheit aus, und die Adoptiveltern machen als Folge davon gleichzeitig zwei verschiedene Erfahrungen. Als Quelle von notwendigem Trost, Sicherheit und Obhut, aber auch als Bedrohung, weil „dieser Erwachsene mich verlassen wird" so wie es jene Erwachsenen taten, denen ich Vertrauen schenkte. Das veranlasst das Kind innerhalb einer Verhaltenskette zwischen Annäherung und Zurückweisung zu alternieren. In der einen Minute hängt es an Ihnen, in der anderen weist es Sie zurück, beißt und schlägt Sie und flieht, und das den ganzen Tag lang. Essen ist (Gott sei Dank) die Hauptquelle der Behaglichkeit. Es kann sein, dass das Kind nichts mit Ihnen zu tun haben möchte, bieten Sie deshalb anfangs ohne Einschränkungen Essen an, um zu zeigen, dass Ihnen in dieser Hinsicht zu trauen ist.

Einen weiteren Mechanismus des Überlebens bildet der „blinde Fleck". Das Kind benimmt sich, als ob die nahe liegende Möglichkeit, ein neues Band zu knüpfen, nicht existieren würde, und es nimmt die betreffende Person mit Bedacht nicht zur Kenntnis. (Diese Person repräsentiert die der Liebe innewohnende Gefahr einer erneuten Zurückweisung.)

Kinder, die im **Vorschulalter** adoptiert wurden, haben wesentlich ausgereiftere Verteidigungsmechanismen. Dazu gehören Schuld, Scham und Loyalitätskonflikte angesichts der früheren Eltern und der Adoptiveltern/Adoptivbrüder/Adoptivschwestern. Das Grundschulkind hat bereits die Grundstufe der Ich-Identität und das Anfangsstadium des Selbstvertrauens erworben. Es erarbeitet sich auch das Handwerkszeug, mit dem es eine Reihe von Umweltbeziehungen meistern kann, so etwa die Sprache, kulturspezifische Verhaltensweisen und normative Gefühle und Vorstellungen.

Im Vorschulalter ist das aufkommende Gefühl für Identität natürlicherweise mit stabilen Umweltbedingungen verknüpft, durch die andauernd zustimmende Rückmeldung kommt. In diesem Entwicklungsstadium kann man sich nicht wirklich gut von der Umwelt lösen. Folglich führt der Verlust einer bekannten Umgebung häufig zu einem Verlust des bekannten Selbstkonzeptes.

Eines der wesentlichen Anfangsprobleme kann sein, dass das Kind plötzlich Menschen trifft, die kein Wort von dem verstehen, was es sagt, auch wenn es nur fragt, wo das Badezimmer ist. Dieses Problem kann sich natürlich verschärfen, wenn das Kind zuvor schon die Erfahrung der Abweisung gemacht hat. Das Kind reagiert, wenn es die Sprache seiner Adoptiveltern nicht spricht, unter Umständen mit dem Gefühl, dass etwas an ihm „falsch" ist usw.

Die diesen Gefühlen unterliegenden psychologischen Mechanismen haben mit Trennung zu tun. Sie stellen in der Tat die ganz normale Reaktion eines Vorschulkindes auf Trennung und Verlust dar, denn das Kind nimmt in diesem Alter gewöhnlich eine emotionale Interpretation der Trennung vor: „Ich wurde abgewiesen, weil ich nicht liebenswert bin, weil ich hässlich bin ..." oder was auch immer, jedenfalls ist es eine Eigenschaft mit negativem Vorzeichen. Ein möglicher Kompensationsmechanismus besteht darin, dieses Gefühl der Zurückweisung durch eines der Omnipotenz zu ersetzen und dieses auf die frühere Familie bzw. das frühere Milieu zu übertragen. („Mein früheres Zuhause war viel besser als dieses, mein Vater ist Bürgermeister einer Stadt, du bis ein Niemand, du verstehst mich nicht" etc.) Eine weitere Art und Weise, mit der erfahrenen Zurückweisung umzugehen, ist falscher Zynismus. („Es ist mir egal, wo ich bin und ob du mich magst, ich tue, was ich will und brauche keine Eltern.") Ein dritter Weg ist der des Rückzugs (wenn du mit niemanden Kontakt aufnimmst, kann dich keiner abweisen), ein vierter besteht darin, jede elterliche Erwartung zu erfüllen bzw. vorherzusehen, Angst vor dem Versagen zu haben und eine totale Selbstkontrolle auszuüben. Diese letztgenannte Bewältigungsstrategie verbindet sich auf gefährliche Weise mit der Furcht der Eltern, „dass etwas mit ihnen als Eltern nicht in Ordnung sein könnte". Es bildet sich in diesem Fall eine unheilige Allianz zwischen der Furcht des Kindes vor einer erneuten Zurückweisung und der Furcht der Eltern vor dem Versagen. Das Ergebnis davon ist ein Kind, das sehr früh spricht und geht, dass sich besser benimmt als andere Kinder des gleichen Alters, das seine Kleider niemals schmutzig macht und des Lehrers Liebling ist. Diese Kinder strahlen jedoch eine immerwährende Traurigkeit aus oder haben eine Reihe psychosomatischer Probleme, denn die Ursache ihres „guten Betragens" ist Furcht.

Wie kann man einem Kind klar machen, dass eine **geringe Selbstachtung, ein Mangel an Neugier und Abhängigkeit ganz normale Reaktionen nach Trennungserfahrungen sind?** Eine Möglichkeit, den Übergang des Vorschulkindes in die Adoptivfamilie erziehend zu begleiten, besteht sicherlich darin, dieses Abwehrverhalten des Kindes aufzufangen und nicht persönlich zu nehmen. Das ist schwierig und bedarf vieler Gespräche zwischen den (Adoptiv-)Elternteilen, was aber auch die eheliche Beziehung bereichert. Es ist zum Zweiten sinnvoll, dem Kind klar zu machen (auf eine Weise, die es als natürlich und verständlich empfindet), dass diese Reaktionen die Art und Weise darstellen, wie Kinder mit Trennungserfahrungen umgehen. (Zum Beispiel: „Du magst mich nicht und du sagst oft, dass ich weggehen soll. Du vermisst die Menschen, von denen du kamst und die Freunde, die du hattest. Du denkst, wenn du mich liebst, betrügst du sie. Aber weißt du was, das finde ich so in Ordnung. Du siehst, ich weiß, dass ein adoptiertes Kind sich weggeworfen und nutzlos fühlt. Das ist bei allen Kindern so, wenn jemand weggeht. Das find ich auch in Ordnung. Ich mag dich und wäre stolz, wenn du eines Tages mein Sohn/meine Tochter sein möchtest. Ich habe dich sehr gern, aber du musst mich nicht mögen. Ich weiß, wie traurig du bist, und bei uns kannst du traurig sein, so lange du willst. Ich hoffe, dass du mir eines Tages sagst, worüber du am meisten traurig bist. Ich werde froh sein, wenn ich es hören darf.")

Diese Art einer offenen Unterredung wird es dem Kind erleichtern, ablehnende und verbotene aus der Trennung entstandene Gefühle Ihnen gegenüber zu hegen.

Als Adoptiveltern transportieren Sie in Ihrem Lebensgepäck auch die (unbewussten) Lasten der Erfahrungen von Zurückweisung aus Ihrem eigenen Leben. Machen Sie diese nicht zum Problem des Kindes, indem Sie dessen Abwehrmechanismen mit nachdrücklichen und schnell gezimmerten Illusionen von Liebe erdrücken. Überlegen Sie selbst, ob Sie zum Kind zärtlich sind, weil Sie Angst haben, zurückgewiesen zu werden, oder ob Sie und das Kind meinen, einander zu streicheln sei das Beste, was man gerade tun könne. Seien Sie gegenwärtig, machen Sie sich die Situation bewusst, seien Sie freundlich und offen – aber lassen Sie das Kind immer den ersten Schritt machen. Sie können die ganze Sache etwa so betrachten: Ganz egal, was Sie tun, es kann nur ein Mensch sich dafür entscheiden, Sie als Eltern zu akzeptieren und das sind nicht Sie, sondern es ist das Kind. Sprechen Sie mit anderen Adoptiveltern oder einem unabhängigen Therapeuten; und zwar nicht nur über das Kind, sondern auch über Ihre Reaktionen, wenn Sie vom Kind abgewiesen werden.

Körperliche Belastungssymptome in der Übergangsperiode

Es gibt eine ganze Reihe von körperlichen Stressmerkmalen in einem unlängst adoptierten Kind. Am häufigsten sind gering ausgeprägte

Essstörungen. Das Kind weigert sich zu essen oder es isst nur, wenn es sich sicher fühlt. Häufig beobachtet man Schwierigkeiten mit der Kontrolle der Verdauungsorgane (Durchfall, Kolik, Probleme mit Blase und Stuhl). Stellen Sie sicher, dass das Kind genug zu trinken hat. Ein Zeitraum ohne Nahrungsaufnahme ist nicht schädlich, es sei denn, das Kind ist bereits mangelhaft ernährt. Falls das der Fall ist, dann gehen Sie sofort zum Arzt. Schlafstörungen und Alpträume sind am Anfang häufig, und es kann sein, dass das Kind davon am Tage nicht beeinträchtigt ist.

Einigen Stressproblemen kann man entgegentreten, indem man das Kind massiert oder die meiste Zeit so nahe wie möglich am Körper trägt. Gemeinsam zu baden ist auch eine gute Möglichkeit zur Besänftigung und um miteinander vertraut zu werden. Lassen Sie sich in Ihren Bemühungen nicht abhalten, falls das Kind anfangs Körperkontakt verweigert, gehen Sie in Ihren Kontaktversuchen respektvoll und mit Nachdruck vor. Ergreifen Sie dazu die nicht so gefährlich erscheinenden Situationen, wie das Umarmen im Handtuch nach dem Bad oder die kleine Massage von Hals und Nacken zur Schlafenszeit. Berühren Sie den vorderen Teil des Körpers nicht häufig, denn dieser Kontakt ruft mehr Vermeidungsreaktionen hervor als die Berührung von Rücken und Nacken. Nehmen Sie sich Zeit, und tun Sie es auf ruhige und sanfte Weise.

Regression ist notwendig

Regression ist eine weitere ganz normale Reaktion nach einer Adoption. Das Kind geht bildlich gesprochen „zurück" in seiner Entwicklung, um die Belastungen aushalten zu können. Ein Kind kann eine Menge Verhaltensweisen aus lauter Angst vor erneuter Zurückweisung lernen (Gehen lernen, Sprechen lernen, Toilettengänge erfolgreich erledigen etc.). Es ist sinnvoll, dem Kind zu verdeutlichen, dass Sie Ihre eigene Furcht vor abnormalem Verhalten und Ihren Wunsch nach der Entwicklung eines „normalen" Kindes in einer „normalen" Geschwindigkeit unter Kontrolle halten können. Sie können ihm eine Flasche Milch anbieten oder eine neue Windel und sich einfach darüber freuen, wenn sich das Kind wohl fühlt, und die Freude nicht auf Situationen beschränken, wo es eine neue Fertigkeit erlernt hat. Allgemein hat es sich bewährt, dem Kind das Maß an Zuwendung anzubieten, das es normalerweise braucht, wenn es halb so alt ist.

Am Anfang ist es – besonders beim ersten adoptierten Kind – schwierig, sich nicht zu viele Sorgen zu machen und das Kind sich selbst sein zu lassen. Führen Sie feste Gewohnheiten und eine vertraute Umgebung ein, um dem Kind dabei zu helfen, Personen, Handlungen und Orte so leicht wie möglich wieder zu erkennen – zerren Sie es nicht zu Besuchen an neuen Orten und halten Sie wohlgemeinten Familienbesuch während der ersten Wochen fern.

Sie sollten mit Ihrem(r) Gatten/Gattin nicht nur darüber reden, was das Kind tat oder sagte, sondern auch über Ihre eigenen Befürchtungen, über Trennungserfahrungen Ihrer eigenen Kindheit und welche Ängste Sie im vermeintlichen Interesse des Kindes zu sehr an bestimmten Zielen festhalten lassen könnten.

Die Krise der Adoptiveltern

Es ist wichtig, sich zu vergegenwärtigen, dass man beim ersten Adoptivkind selbst in eine kleine Krise gerät. Viele Adoptivehepaare sind der Ansicht, dass die Jahre des Wartens, der Fachbücher und der großen Erwartungen das Zusammentreffen mit dem Kind so blockieren, dass die Ehepartner einander kaum mehr eine Unterstützung sind. Stellen Sie sicher, dass jeder einen anderen Menschen hat, mit dem er sprechen kann, etwa darüber, was es bedeutet, eine Adoptivmutter zu sein (und wie töricht Adoptivväter sind) oder was es heißt, ein Adoptivvater zu sein (und wie töricht Adoptivmütter sind). Sehen Sie ein, dass jeder Elternteil jemanden Neutralen braucht, mit dem er/sie sprechen kann. Von Anderen Hilfe anzunehmen, bedeutet keinen Angriff auf die eheliche Loyalität, es sei denn, Sie verbergen dies voreinander. Seien Sie geduldig mit sich und Ihrem Partner/Ihrer Partnerin in dieser schwierigen Phase der Familienbildung. Es ist gut, mit anderen Adoptiveltern eine Gruppe zu bilden, denn diese Gruppe kann auch für die Kinder, die dazu gehören, eine wichtige emotionale Grundlage sein. Sie können etwa, wenn sie 14 Jahre alt sind, sich darüber austauschen, wie dumm Adoptiveltern sind, während die Eltern darüber reden, wie schwierig adoptierte Teenager sind.

Während des ersten Jahres erholen sich Adoptiveltern gewöhnlich so weit, dass sie wissen, wie sie heißen, dass sie wieder Nachrichten im Fernsehen anschauen und sich wirklich dafür interessieren, manche nehmen sogar ihr Sexualleben wieder auf. Das Kind bewegt sich freier und kann bis zu fünf Minuten allein gelassen werden.

Teil II: Kinder mit andauernden Bindungsstörungen

Eine kleine Gruppe adoptierter Kinder hat große Schwierigkeiten, wenn es um den Bindungsprozess geht. Manche Kinder sind schwer depriviert und haben augenscheinlich nicht die Fähigkeit, Kontakte aufzunehmen, wenn sie in ihrer neuen Umgebung sind. Manche erholen sich und entwickeln eine Bindungsfähigkeit, ein paar Prozent dieser Kinder aber haben große Probleme. Ob ein Kind an AD leidet, kann man erst am Ende des Vorschulalters beurteilen. Sie müssen also geduldig sein. Sie sollten auch, wenn möglich, Fachleute für die Diagnose in die Verantwortung nehmen. Etwa 10% aller adoptierten Kinder in Dänemark erhalten, aufgrund von Lernschwierigkeiten und Verhaltensauffälligkeiten, spezielle Hilfe während der Schulzeit. Im Allgemeinen (denken Sie daran, dass statistische Aussagen, auf das einzelne Kind bezogen, immer invalide sind) ergeben Studien, die sich mit der Situation nach der Adoption befassen, dass die Anzahl und Schwere von Problemen zunimmt, je älter die Kinder zur Zeit der Adoption sind.

Über das Thema der AD wird im Detail in diesem Buch in anderen Kapiteln geschrieben. Ich möchte hier deshalb nur dazu Stellung nehmen, wie sich AD bei adoptierten Kindern auswirkt, denn das allgemeine Leid und Elend des Lebens ist in seinen Auswirkungen von AD nur schwer zu unterscheiden. Generell ist es für eine Vorhersage nicht so wichtig, wie der momentane Zustand eines Kindes ist, sondern wie die Umwelt des Kindes vom Zeitpunkt der Empfängnis an bis zur Geburt und von da an bis zum dritten Lebensjahr gewesen ist.

Zunächst einmal sind adoptierte AD-Kinder gewöhnlich zum Zeitpunkt der Adoption älter als ein Jahr. Es kann auch sein, dass sie eine längere Periode der Vernachlässigung, des Hungers oder traumatischer Ereignisse hinter sich haben. Oft hat das Kind auch die wichtigste Bindungsphase (null bis drei Jahre) bereits hinter sich. Wenn das Kind körperlich behindert ist, ist die Gefahr noch größer, dass es Gewalt und Pflichtvergessenheit ausgesetzt war. Das gilt insbesondere für Kulturkreise, in denen schwächliche Kinder von der Familie oder von Staats wegen ausgesondert werden (z. B. in Rumänien oder Bulgarien). Auch das Geschlecht kann im kulturellen Bereich eine Rolle spielen, es kann sein, dass Jungen bevorzugt werden (z. B. in China). Eine allgemeine Hungersnot oder ein Mangel an Nahrungsmitteln kann ebenfalls Schäden der Hirnentwicklung verursachen.

Als Zweites ist zu nennen, dass Jungen Stress und Vernachlässigung gegenüber eher empfindlich reagieren als Mädchen: drei von vier AD-Diagnosen betreffen Jungen. Auch hier ist zu bedenken, dass Statistiken auf den Einzelfall nicht anwendbar sind. Wenn Ihnen ein Junge zur Adoption angeboten wird, sehen Sie sich den fraglichen Jungen an und nicht die Statistik.

Drittens gilt, dass Sie, wenn möglich, einen Blick in die „Bindungs-Akte" des Kindes werfen sollten, um eine Vorstellung seiner emotionalen Fähigkeiten zu bekommen. War die Mutter drogenabhängig oder Alkoholikerin, so ist die Gefahr eines minimalen Hirnschadens natürlich größer (und damit spätere Probleme der Impulskontrolle, Konzentration und Aggression). Gab es Schwierigkeiten zum Zeitpunkt der Geburt (Frühgeburt, niedriges Geburtsgewicht, schwere Komplikationen), so kommen diese zum Gehirnproblem noch hinzu. War die Mutter Patientin in einem psychiatrischen Krankenhaus gewesen, war sie oft umgezogen oder hatte sie häufigen Partnerwechsel, so kann das ein Indikator für ihre Unfähigkeit sein, für das Kind zu sorgen. Natürlich kann auch eine ansonsten unauffällige Person in die Prostitution getrieben werden und dennoch eine Grundversorgung sicherstellen. Sehen Sie sich auch die Menschen an, die Aufgaben im Bindungsprozess übernommen haben. Das kann ein Familienmitglied sein, jemand vom Pflegepersonal im Waisenhaus oder eine Pflegefamilie. Sie werden feststellen können, wie oft das Kind die Bindungsperson gewechselt hat. Je mehr Wechsel auftraten, desto geringer ist die Chance, dass der Bindungsprozess erfolgreich war.

Der nachteiligste Einfluss auf die Entwicklung des Bindungsverhaltens ist dann zu verzeichnen, wenn all die negativen Stressfaktoren, die oben erwähnt wurden, in der frühen Kindheit auftreten. Es ist dann sehr wahrscheinlich (nicht sicher), dass das Kind in seinem Bindungsprozess schwerwiegende Probleme haben wird und für AD einen Risikofall darstellt.

Ein Fall aus meiner Praxis:

> Es werden zwei Schwestern, fünf und sechs Jahre alt, aus einem osteuropäischen Land adoptiert. Sie fühlen sich in ihrer Haut niemals wohl und sind anderen Kindern gegenüber oft gewaltsam. Im Alter von 9 und 10 Jahren setzt vorzeitig ihre Mensis ein. Im Alter von 10 und 11 Jahren sind ihre Verhaltensprobleme so schwer, dass sie aus ihrer bis dato dritten Schule ausgeschlossen werden. Sie werden in ein therapeutisches Zentrum geschickt, in welchem das Personal gerade heftig das in den Medien neu aufgekommene Thema des sexuellen Missbrauchs diskutiert. Nach Ablauf einer Woche behaupten beide Mädchen, dass ihr Adoptivvater sie die ganze Kindheit hindurch sexuell missbraucht habe, und es kommt (gedeckt durch das therapeutische Zentrum) zu einem Gerichtsverfahren gegen ihn. Im Verlauf dieses Verfahrens erweisen sich die Zeugenaussagen der Mädchen als außerordentlich inkonsistent und widersprüchlich, es liegt ihnen im Wesentlichen daran, den Vorwurf des „sexuellen Missbrauchs" zu wiederholen. Ansonsten lachen, schimpfen und kichern sie oft, genießen es, im Zentrum der Aufmerksamkeit zu stehen und zeigen während des Gerichtsverfahrens keinerlei Anzeichen eines Traumas. Die Anklagen werden

fallen gelassen, und eine Woche später erheben sie die gleichen Anschuldigungen gegenüber einem Mitglied des Personals im Zentrum. Sie laufen oft fort, und schließlich stellt man im therapeutischen Zentrum fest, dass die Kinder an einer Behandlung kein Interesse haben und nicht begreifen, dass sie ein Problem haben. Die Adoptiveltern fühlen sich stigmatisiert und ziehen in eine andere Gegend. Die Kinder sind nur dann bei ihnen zuhause, wenn sich Eltern und Kinder an eine Reihe festgelegter Regelvereinbarungen halten, die von mir vorgegeben werden.

Dies ist schwere AD in einer sehr ernsten Form. Das andere Ende der Skala, eine gering ausgeprägte AD, lässt sich am Beispiel des Falles „Jaime" darstellen.

Jaime wurde im Alter von zwei Jahren von einer südafrikanischen Pflegefamilie adoptiert, die ihn auf der Straße aufgelesen hatte, als er etwa sechs Monate alt war. Jaime ist 10 Jahre alt. Er hat Schwierigkeiten, sich zu konzentrieren, und kann nicht lange bei einer Aufgabe bleiben. Wenn er nicht angeleitet wird, tut er nur, was ihm hier und jetzt Spaß macht. Manchmal lügt er, wenn lügen zweckmäßig erscheint, wobei er nicht abzusehen vermag, dass die Wahrheit in einigen Minuten oder Stunden ans Tageslicht kommen wird. Er ist außerordentlich charmant und beredt und wird von Menschen, die neu in sein Leben treten, gemocht. Diese verstehen auch nicht, warum die Adoptiveltern bei ihrer Ansicht bleiben, dass er Probleme hat. Er nimmt oft Kontakt mit Leuten auf der Straße auf und entwickelt Phantasien darüber, was er einmal tun wird, wenn er erwachsen ist. Die Mittel aber, die man anwenden muss, um die entsprechenden Möglichkeiten zu schaffen, interessieren ihn kaum. Er läuft zwar nicht weg, stiehlt nicht und scheint im Augenblick nur etwas unreif zu sein, jedoch sind seine sexuellen Aktivitäten und Spiele oft jenseits der Grenzen, die andere Kinder und Eltern akzeptieren. In der Schule ist er beliebt und gut im Sport, nicht aber in Gymnastik. Er geht immer neue Freundschaften ein, aber die Freunde verschwinden nach einigen wenigen Monaten aus seinem Gesichtskreis. Vielleicht wird er nicht fähig sein, für sein eigenes Leben Verantwortung zu übernehmen, und seine Eltern machen sich Sorgen über sein Erwachsenenalter und darüber, wer sich dann um ihn kümmert, denn sie sind selbst ziemlich alt.

Kapitel 9

Milieutherapie für das Vorschulkind

Milieutherapie für das Vorschulkind

Im Alter zwischen drei und sechs Jahren kommt immer deutlicher zum Ausdruck, ob sich das Kind erfolgreich an eine erwachsene Person zu binden vermochte. Falls dies nicht der Fall war, wird zunehmend deutlich, dass die anderen Kinder sich rascher entwickeln als es. Das Problem liegt nun in der entstehenden Lücke zwischen dem Lebensalter und dem „emotionalen Entwicklungsalter". Andere Kinder bemerken das oft und hören auf, mit AD-Kindern Kontakt aufzunehmen. Es kann zwar sein, dass das Kind zeitweise Freunde hat, aber es entwickelt keine dauerhaften Freundschaften. Das Kind versucht, mit den sozialen Anforderungen zurechtzukommen, indem es Verhaltensweisen und Redeweisen übernimmt, die es nicht wirklich versteht, oder indem es Wutanfälle bekommt. Die Beziehung zu Erwachsenen, z. B. der Betreuungsperson in der Tagesstätte, dem Personal im Kindergarten etc. wird auch oft gefährdet, wenn das anfänglich reizende Verhalten des Kindes als Offenheit und Vertrauen missverstanden und von der Erschütterung darüber gefolgt wird, wenn das Kind zeigt, wie unreif es tatsächlich ist.

Zu den typischen Beobachtungen bei Vorschul- und Kindergartenkindern kann man Folgendes zählen:

Beobachtungen durch geschultes Personal

- Das Kind wechselt je nach Situation unverzüglich seine Rolle.
- Das Kind macht andere Kinder oder Erwachsene für seine eigenen Handlungen verantwortlich.
- Das Kind kann zwar „richtige Sachen sagen", aber sich nicht an daraus resultierende Vereinbarungen halten.

- Das Kind reagiert heftig, wenn es Veränderungen oder neuen Situationen ausgesetzt wird.
- Das Kind verhält sich nur angemessen, wenn es allein mit einem Erwachsenen ist.
- Sowohl positive als auch negative Erregungen enden im Streit.
- Vertrauen und positive Ausgangssituationen werden vom Kind unterlaufen.
- Das Kind zeigt keine Anzeichen von Schuld, Nachdenklichkeit oder Furcht.

Verhalten in Kindergruppen

- Das Kind befasst sich zwanghaft mit Kontrollfragen (Unterwerfung/Dominanz).
- Das Kind respektiert weder soziale, sexuelle noch persönliche Grenzen anderer.
- Das Kind besteht darauf, in sozialen Spielen seine eigenen Regeln einzuführen.
- Das Kind fühlt sich von anderen verfolgt, auch wenn das Gegenteil der Fall ist.
- Das Kind streitet und stellt endlos Anforderungen und Regeln in Frage.
- Das Kind ist nicht fähig, sich als Mitglied einer Gruppe zu sehen („sie"/ich statt „wir".)
- Die Gruppe muss andauernd beaufsichtigt werden und „funktioniert" nicht.

Verhalten beim Lernen oder Üben

- Das Kind lernt nicht aus Erfahrung.
- Das Kind kann auswendig lernen, aber es beherzigt das neue Verhaltensmuster nicht.
- Das Kind sieht nur Unterschiede, aber keine Gemeinsamkeiten und Proportionen.
- Das Kind denkt in absoluten und konkreten Begrifflichkeiten.
- Das Kind hat eine kurze Aufmerksamkeitsspanne.
- Das Kind vermeidet Wiederholung und Routinearbeiten, ist ruhelos und bevorzugt Neues jeglicher Art.
- Das Kind kann seine eigene Arbeit nicht kritisch hinterfragen.

Das Wesentliche bei diesen Beobachtungen ist, dass Sie auf die Probleme eines sehr unreifen Kindes achten lernen. Diese Aufstellung sollte im Vordergrund stehen, wenn Sie das Kind mit anderen Kindern gleichen Alters vergleichen. Die Liste ist auch verwendbar, wenn Sie ein älteres AD-Kind oder AD-Jugendliche beobachten, denn es handelt sich um ein chronisch verlaufendes Verharren in der Entwicklung.

Ziele

Gleichen Sie Ihre sozialen Anforderungen mit den Fähigkeiten des Kindes ab. Bringen Sie dem Kind bei, was Sie von ihm wollen. Gestalten Sie die Umwelt überschaubar genug, um sie verständlich zu machen. Legen Sie Ihr Schwergewicht auf Verhaltensanforderungen, nicht auf emotionale Ansprüche. Bringen Sie anderen bei, wie man mit einem AD-Kind umgeht. Bilden Sie einen festen, freundlichen und einfachen Rahmen für den Sozialkontakt.

Methoden: Arbeiten Sie auf einer angemessenen Entwicklungsebene

1. Verhalten dem Kind gegenüber: Teilen Sie dessen Lebensalter durch zwei, drei oder vier

Der häufigste Fehler, den man bei der Arbeit mit AD-Kindern macht, besteht darin, jenseits ihres Entwicklungsniveaus zu handeln. Man führt z. B. eine Auseinandersetzung, man hält eine Moralpredigt, versucht „zu erklären" und zu argumentieren, man sagt: „Nun erinnere dich daran, was ich dir gesagt habe" oder man sagt: „Du hast mir versprochen, dass..." oder: „Es tut mir leid, dass..." etc.

Stellen Sie sich vor, Sie machen das alles mit einem 18 Monate alten Baby. Wird es funktionieren?

Worte zählen bei AD-Kindern nicht viel, denn die Sprache hat nicht die Kontrolle über ihre Handlung erlangt.

2. Einen Verhaltensbaustein sorgfältig ausführen lernen: Seien Sie das Spiegelbild

Folgendes sollten Sie tun, wenn Sie dem Kind irgendetwas beibringen wollen (am besten „einfache" Verhaltenseinheiten wie z. B. sich anzuziehen, etwas zu essen oder sonst etwas, das sich jeden Tag wiederholt).

a. Nehmen Sie zuerst Kontakt auf. Berühren Sie das Kind (an der Hand oder Schulter) und bitten es, Sie anzusehen. Stehen Sie vor

dem Kind. Verwenden Sie eindeutige Signale in Gesichtsausdruck, Gestik und Stimmklang. Lassen Sie nicht zu, dass Sie jemand unterbricht. Beginnen Sie die Übungen, wenn Sie mit dem Kind allein in einem stillen Zimmer sind.
b. Sagen Sie dem Kind, was Sie zusammen tun werden (nicht mehr als sechs Worte: „Jetzt legen wir deine Kleider an.").
c. Sagen Sie dem Kind: „Mache, was ich tue (während Sie es tun)."
d. Tun Sie das, von dem Sie wollen, dass das Kind es macht, und helfen Sie ihm, das Gleiche gleichzeitig zu tun.
e. Ignorieren Sie Misserfolge und bemerken Sie kurz, wenn es geklappt hat (wie etwa „gut", „ausgezeichnet").
f. Beginnen Sie immer dann mit dem Programmpunkt a., wenn das Kind die Konzentration verliert.
g. Verlangen Sie kein tiefer gehendes Verständnis. Seien Sie zufrieden, wenn das Kind Ihr Verhalten nachahmt und tut, was Sie es bitten. Arbeiten Sie nur ein paar Minuten.
h. Wenn das Kind das als Beispiel gewählte Verhalten auswendig kann, bleiben Sie bei der Anweisung, aber machen Sie es nun nicht mehr selbst. Bleiben Sie stattdessen vor dem Kind stehen, so dass es Sie sehen kann und bitten Sie das Kind, dass es sich vorsagt, was es tut. Manchmal können Sie das Kind auch fragen, was als Nächstes zu tun ist.
i. Wenn dieses Verhalten viele Male geübt ist, bitten Sie das Kind, es auszuführen, während Sie selbst etwas anderes tun. (Sie gehen z. B. für kurze Zeit in ein anderes Zimmer oder sind mit etwas anderem eine kurze Zeit lang beschäftigt.)
j. In der Übergangsperiode zwischen „ständiger Anwesenheit" und der „Erinnerung des Kindes an Ihre Anwesenheit" können Sie ein kleines Bild von sich am Ärmel des T-Shirts oder am Armband befestigen und sagen: „Sprich mit mir (dem Bild), während du das tust."
k. Verwenden Sie den gelernten „Verhaltensbaustein" im täglichen Leben da, wo er passt. Wenn Sie ihn in das Alltagsleben einführen, so beginnen Sie wieder so lange mit Programmpunkt a, bis in den meisten Fällen das Verhalten erfolgreich durchgeführt wird.
l. Rechnen Sie damit, dass das Verhalten ein bis drei Monate geübt werden muss, bevor es zur Gewohnheit geworden ist.

Bei den ersten Malen, wo Sie das Verhalten einführen, *wählen Sie bei Ihren Anforderungen immer etwas aus, von dem Sie wissen, dass das Kind dies (mit Sicherheit) tun kann*, denn das Kind soll so viel Erfolgserlebnisse wie möglich haben.

3. Die Verhaltenskette.
Bauen Sie aus einer Reihe von Verhaltensbausteinen „ein Haus" (eine Verhaltensfolge)

Wenn Sie gelernt haben, diesem Plan bei einfachen Verhaltenssequenzen zu folgen, können Sie beginnen, einen Verhaltensablauf wie etwa „aufwachen, anziehen, waschen, zu Tisch gehen" in seine Einzelteile zu zerlegen und täglich in der gleichen Reihenfolge zu üben.

> Verwenden Sie sensorische Stimulation, um jeden Verhaltensbaustein zu üben, z. B. so: „Wenn du aufwachst, siehst du dann diese Lichtstreifen? Die sind an der Zimmerdecke! Wenn du die siehst, dann schlüpfe in deine Morgenpantoffel, die sind weich, das ist schön! Jetzt gehe zum Tisch. Du siehst, alle deine Kleider sind der Reihe nach geordnet, das ist die gleiche Anordnung jeden Tag. Jetzt gehen wir zur weißen Tür, das ist das Badezimmer. Kannst du hier sehen, das ist der Kaltwasserhahn, brrr! Nun drehe den Hahn mit dem warmen Wasser auf ... der ist gut für dich, damit du dich waschen kannst ... schau den Schwamm hier, den roten. Kannst du die Seife daran riechen, das riecht gut! Iss die Seife nicht, sie schadet deinem Magen. Wasche jetzt dein Gesicht ... Hier ist das Handtuch, das ist schön und warm. Jetzt gehen wir zum Tisch zurück. Beginne an diesem Ende mit deinen Strümpfen, am anderen Ende ist dein Pullover." Und dann: „Jetzt bist du fertig mit Anziehen! Gut, schön."

Sie mögen sich vorkommen wie ein älterer, strenger Schullehrer, wenn Sie so vorgehen und das ist genau, wie Sie sein sollten (außer, dass Sie immer freundlich sind). Sie sind das nach außen verlagerte, Struktur verleihende Über-Ich des Kindes. Wenn Sie sich dann am Abend als ein ziemlicher penetranter und mühsamer Trottel vorkommen, dann haben Sie Ihre Über-Ich-Mission erfüllt, denn Sie haben alle unangenehmen, notwendigen Entscheidungen gefällt und Verantwortung auf sich genommen, um den Lernprozess am Laufen zu halten.

Das Ziel besteht darin, chaotische Erfahrung und chaotisches Verhalten in nachvollziehbare Einzelteile aufzubrechen, wobei folgende Verhaltensweisen und Erfahrungshintergründe invariabel bleiben sollen.

1. Stellen Sie Kontakt zum Kind her.
2. Bereiten Sie das Kind auf das vor, was geschehen wird (den Verhaltensbaustein), und tun Sie es selbst.
3. Machen Sie nach jeder Sequenz eine kleine Pause.
4. Fragen Sie: „Was haben wir gerade gemacht?"
5. Sagen Sie: „Nun machen wir dies."
6. Tun Sie es.
7. Machen Sie eine kleine Pause etc.

Nach zwei bis sechs Monaten können Sie möglicherweise 20 solcher Verhaltensbausteine zu einem Gesamtgefüge zusammenfassen, etwa wie „Hallo. Guten Morgen, bitte steh auf, wasch dich, zieh dich an und komm zu uns."

> Wenn etwas schief geht oder wenn das Kind bei seinen Übungen etwas „falsch" macht, dann geben Sie immer die gleiche Erklärung: „Es tut mir leid, ich war nicht da!" oder „Es tut mir Leid, das war zu schwierig für dich, ich hätte dich um etwas anderes bitten sollen" oder „Ich hätte dir besser helfen müssen". Nehmen Sie alle Schuld dafür, dass etwas schief geht, auf sich und geben Sie alle Verantwortung dafür, dass etwas klappt, an das Kind zurück: „Das hast du gut gemacht". Machen Sie sich keine Vorwürfe, sondern stellen Sie ruhig einmal mehr fest, dass Dinge schief gehen können, wenn Sie nicht da sind, oder dass Ihre Pläne gelegentlich zu ehrgeizig sind.

4. Gespür für Beziehungen und Gespür für Übungssituationen

Wenn Sie mit diesen Verhaltensbausteinen arbeiten, bewegen Sie sich auf zwei Ebenen:

Auf einer Ebene formen Sie aus dem Chaos früherer Deprivation (Sie werden überrascht sein, festzustellen, dass auch die einfachsten Verhaltensweisen dem Kind in seinem früheren Leben nicht beigebracht worden sind, etwa wie man isst, sich anzieht oder seine Zähne putzt) ein geordnetes sequentielles Verhalten.

Auf der anderen Ebene überwachen Sie die *zwischenmenschliche Beziehung*, die das Kind nie erlernt hat und mit vielen ablehnenden Gefühlen in Verbindung bringt. Das Ziel hierbei ist es, *dass das Kind lernt, dass ein Erwachsener (Sie) ein Kind etwas zu tun bittet.* Das Kind hat möglicherweise niemals den Unterschied zwischen Ihrer Rolle und Verantwortlichkeit als Erwachsener und der Rolle des Kindes als „Lernender von etwas" kennen gelernt. Vertrauen kommt nicht von selbst – im Gegenteil, Sie dürfen niemals eine Forderung aufstellen, die Sie nicht durchsetzen können. Seien Sie nicht streng, aber akzeptieren Sie, gehasst zu werden, weil Sie auf etwas bestehen. Was auch immer geschieht, bleiben Sie freundlich, aber werden Sie nicht vertraulich. Nehmen Sie Erfolg als einen Tatbestand auf, aber rufen Sie nicht laut „Hurra". Seien Sie nicht überrascht, dass Ihre Autorität bis an und über die Grenze ausgetestet wird, seien Sie erstaunt, wenn das nicht der Fall sein sollte.

> Albert besuchte das therapeutische Zentrum zum ersten Mal zusammen mit seinem Vater. Er lotete wie üblich die Grenzen aus, indem er an den Kaffeetisch stieß, die Türen zuschlug, laut schrie und furzende Geräusche von sich gab. Das geschah, ohne dass das Personal davon besondere Notiz

nahm, er machte deshalb auf diese Art weiter, als er in seine neue Klasse kam. Nach einigen Minuten sagte eines von den Kindern: „Du kannst auch aufhören, hier geben sie niemals auf." Albert schaute überrascht drein und prüfte diese Hypothese mit den verschiedensten Experimenten die ersten drei Wochen nach seinem Besuch im Zentrum.
Eines Tages drehte er sich dem anderen Jungen zu und sagte: „Du hattest recht."

Die meisten dieser Kinder hatten es niemals mit Erwachsenen zu tun gehabt, die wirklich meinten, was sie sagten und auch sagten, was sie meinten. Viele hatten im Alter von drei oder fünf Jahren bereits gefühlsmäßig entschieden, die Kontrolle über ihr eigenes Leben in die Hand zu nehmen, da die Kontrolle seitens der Erwachsenen – oder das Fehlen einer solchen – eine niederschmetternde Erfahrung gewesen war. Diese Erfahrung kann nur umgekehrt werden, wenn der Erwachsene auf etwas besteht und immer wieder zeigt, dass elterliche Kontrolle Vorteil und Schutz darstellt. Das braucht Zeit. (Auf der anderen Seite habe ich auch viele höchste Entscheidungsträger und Manager getroffen, die die gleiche Erfahrung in ihrem Lebensgepäck mit sich trugen, glücklicherweise hatten die meisten mütterliche Liebe erfahren, ehe sie an die Spitze gelangten. Jene, die das nicht hatten, lieferten früher oder später die Schlagzeilen der Presse.)

Sobald das AD-Kind in Rechnung stellt, dass „es jemanden gibt, der nicht mit mir schimpft, der darauf besteht, Kontrolle auszuüben und der immer da ist", kann es zu einer dramatischen Verhaltensänderung kommen. Das Kind erweist sich von der Entwicklung her gesehen als viel jünger, als es dem Alter nach ist. Ich erinnere mich an ein Zwillingspaar, deren einzige frühe Bindung darin bestand, dass sie sich gegenseitig die Füße auf den Bauch legten, wenn sie schliefen. Ohne wirksame elterliche Betreuung war es ihnen gelungen, eine Art Bindung und gemeinsame Privatsprache zu entwickeln. Als sie mit sieben Jahren im Pflegeheim ankamen, hatten sie zuvor auf einer Ausstellung in weniger als 20 Minuten ein Schiff im Wert von einer Million Dollar zerstört. Sie schufen ansonsten ihren Lebensunterhalt, indem sie älteren Frauen ihre Handtaschen stahlen, wobei sich der eine nach der Uhrzeit erkundigte und der andere von hinten die Tasche schnappte. Nach einer dreiwöchigen Phase ununterbrochener Katastrophen im Pflegeheim erinnerten sie an ein dreijähriges Zwillingspaar, das draußen spielte. Beide sind heute Zimmerleute, und man kann deshalb sagen, dass es für den Aufbau einer Objektbeziehung genügen mag, die Füße auf des Bruders Bauch zu legen; ein beruhigender Gedanke.

5. Seien Sie sich der „geistigen Beziehung" und der „Arbeitsbeziehung" bewusst.

Diese Differenzierung ist sehr sinnvoll. Die „geistige Beziehung" ist von einer Person zur nächsten sehr verschieden. Sie stellt eine Art „mentaler Kartierung" dar, hat aber mit den tatsächlichen Gegebenheiten und Beziehungen nichts zu tun. Es handelt sich um eine der Beziehung zugrunde liegende unbewusste emotionale Verortung dessen, was einen Menschen ausmacht, was sie erwarten und wie sie reagieren sollten. Diese „Kartierung der Denkweise anderer" wurde sowohl bei AD-Kindern als auch bei Ihnen vor dem dritten Lebensjahr erstellt und dient als Basis gegenwärtiger Beziehungen und Verhaltensweisen. Aber diese Basis ist in den beiden genannten Fällen natürlich sehr verschieden. Statt Ihre eigene Ansicht über die Denkweise anderer Menschen dem Kind aufzuzwingen, seien Sie neugierig genug, herausfinden zu wollen, welche Einordnung das Kind vorgenommen hat. Dies wird deutlich anhand seiner oder ihrer Haltung und Reaktionen Ihnen gegenüber. Sagen Sie nicht: „Ich mag dich, ich meine es gut, ich möchte, dass wir uns vertrauen können" und ähnliches. Damit bringen Sie in Wirklichkeit zum Ausdruck „Meine Ansicht über andere Menschen ist besser/richtiger als deine und deine grundlegende Ansicht über die Welt ist falsch". Damit bestätigen Sie nur die Vorstellung des Kindes: „Ich bin nicht akzeptiert."

Stattdessen könnten Sie sagen: „Nun hasst du mich, nun denkst du, ich mag dich nicht" ... etc., und zwar auf ruhige und freundliche Art und Weise, wobei Sie so genau wie möglich ausdrücken, was Sie denken, dass im Kind vorgehe. Da fühlt sich das Kind verstanden, angenommen und akzeptiert.

Wenn Sie wollen, können Sie auch das Konzept der „parallelen Wirklichkeiten" anwenden (wobei Ihnen klar sein muss, dass sich parallele Linien niemals treffen können). Das Kind mag z. B. sagen: „Ich hasse dich, ich weiß, dass du mich verletzen willst, und deshalb ärgere ich dich, ehe du mich ärgern kannst" oder eine ähnliche Variation seines zugrunde liegenden Modells einer „geistigen Beziehung". Sie könnten antworten: „Du hasst mich, willst mich verletzen und mich ärgern. Jetzt ist es acht Uhr. *Ich* möchte, dass du deine Zähne putzt, ehe du ins Bett gehst. Ich glaube, saubere Zähne sind gut, sie fühlen sich gut mit der Zunge an, und du bekommst keine Löcher. Kannst mich jetzt hassen und deine Zähne putzen?" (Arbeitsbeziehung). Sie akzeptieren vollkommen die geistige Repräsentation des Kindes von Ihnen und stellen dieser immerfort Ihre eigene dagegen, indem Sie aufzeigen, was Sie für sinnvoll halten und was zu tun ist.

Bleibt das Kind bei seiner ablehnenden Vorstellung von Beziehungen, so sollten Sie sich nicht auf diese Ebene der Denkweise einlassen, sondern auf die Beziehung *bei der Arbeit* Bezug nehmen, und zwar nach dem Motto: Es gibt Dinge, die wir gemeinsam tun können! Deshalb liegt Ihr Schwergewicht eindeutig auf den praktischen Konsequenzen Ihrer Zusammenarbeit.

Ihre Haltung sollte Folgende sein: Ablehnende Gefühle sind in Ordnung, sie sind eine Realität, aber sie interessieren mich nur insofern, als sie der gemeinsamen Arbeiten dienlich oder hinderlich sind. Verneinende Emotionen haben ihre guten Gründe und sollten akzeptiert und umgeformt werden.

Widersprechen Sie nicht, wenn es um Gefühle geht, diskutieren Sie nicht, erklären Sie nichts und kommen Sie nicht deswegen in Streit, bleiben Sie einfach bei Ihrem Bezugsrahmen, wo es darum geht, dass anstehende Arbeiten getan werden.

6. Seien Sie präsent – arbeiten Sie nur im Hier und Jetzt und mit Blick auf die unmittelbare Zukunft

Das AD-Kind hat einen sehr begrenzten Zeithorizont.

> Eleonora (sechs Jahre) hat den ganzen Tag über alle 30 Minuten einen Wutanfall, manchmal aus einem nachvollziehbaren Grund heraus, manchmal nicht. Es wurde überprüft, ob sie an epileptischen Anfällen leidet, aber das war nicht der Fall. Es sind zwei Mitarbeiter nötig, um sie während des Wutanfalles festzuhalten, denn sie entwickelt beachtliche Kräfte. Aber wo sie noch in einem Augenblick droht, sie auf eine Reihe ganz ungewöhnlicher Arten umzubringen, fragt sie zwei Minuten später: „Nun, sollten wir uns jetzt nicht um meine Hausaufgaben kümmern?" Sie erinnert sich nicht an die Situation und ihre Gefühle, die noch vor einem Moment herrschten, und wenn sie wütend ist, so erinnert sie sich nicht mehr an das nette Gespräch, das noch vor einem Augenblick geführt wurde.

Wenn ein Baby seine Gefühle nur so lange aufrechterhalten kann, als es einen direkten Kontakt zur Mutter hat, so trifft das natürlich auch auf die Beziehung zur Pflegeperson einer institutionellen Betreuung zu. Eleonora spürt nur, was gegenwärtig in ihr vorgeht, und bezieht sich nie auf vergangene oder bevorstehende Emotionen. Sie kommt niemals einen Tag nach einer Auseinandersetzung zu Ihnen und sagt: „Sind Sie noch böse auf mich?" oder „Ich bin noch wütend auf Sie". Sie spricht nur auf die gegenwärtigen Gefühle an.

Als Konsequenz daraus sollten Sie darauf vorbereitet sein, als Engel in einem bestimmten Augenblick und als Teufel im nächsten betrachtet zu werden. Vielleicht merkt das Kind nicht einmal, dass Sie immer ein und dieselbe Person sind.

Um den Blick darauf zu lenken, was zwischen Ihnen beiden geschieht, und um dem Kind zu helfen, planen Sie nur in die unmittelbare *Zukunft* und nur über kurze Zeitspannen hinweg. Das Gedächtnis ist in beide Richtungen offen, ob Sie also von etwas sprechen, das sich bereits ereignet hat, oder von etwas, das noch geschehen wird, es hat den gleichen verhaltensrelevanten Nutzen. Lernen Sie, zu beobachten und abzuschätzen, wie sehr das Kind in die Zukunft blicken kann, und helfen Sie ihm, die nächsten Sekunden, Minuten usw. zu planen. Etwa so: „Jetzt werden wir den Bus nehmen. Was machen wir, wenn der Bus ankommt und hält? Wo steigen wir ein? Was kann im Bus Schwierigkeiten machen? Wie könnten wir diesen begegnen? Was kannst du zum Fahrer sagen?" etc. oder: „Wir gehen von hier aus zur Schule. Wie begrüßt du den Lehrer? Wie begrüßt du die Kinder, die wir jetzt treffen?" etc. Diese Strategien zur Planung der unmittelbaren Zukunft lehren das Kind allmählich, Verhaltensweisen entsprechend vorherzusehen und zu planen.

7. Zeigen Sie Autorität und machen Sie Grenzen deutlich

Bestimmen Sie immer nur eine Autoritätsperson, und lassen Sie andere als deren „Helfer" agieren. Nur eine Person soll im Hinblick auf das Kind entscheiden, planen, geben oder einschränken. Wechsel von einem Zimmer zum anderen oder von einer Person zu einer anderen folgen einem bestimmten als Vorbereitung gedachten Zeremoniell. Etwa wie folgt: „Jetzt sind wir hier und ich gebe auf dich acht. Wenn wir zum Kindergarten kommen und durch die Eingangstür gehen, die rote Tür da, dann wird Frau Miller – nur Frau Miller – auf dich aufpassen. Sie ist dir bei allem behilflich. Zu Hause entscheide ich, wenn wir aber durch diese Tür gehen, dann entscheidet Frau Miller und ich mache, so lange wir hier sind, was sie sagt."

KAPITEL 10

MILIEUTHERAPIE FÜR DAS SCHULKIND

Milieutherapie für das Schulkind (7–12 Jahre)

Die Entwicklungsphase zwischen dem fünften Lebensjahr bis zum Eintritt der Pubertät verläuft gewöhnlich ziemlich ruhig. Und zwar in dem Sinne, dass es beim Kind zu keiner inneren körperlichen oder emotionalen Reorganisation kommt. Das ist ein Alter, in dem man in mäßigem Tempo wächst, seinen Einflussbereich vergrößert, längere Zeit ohne die Eltern auskommen kann, während andere Erwachsene die Aufsicht übernehmen, wo man lernt und die unerforschten Rätsel des sozialen Miteinanders und des Spiels erkundet.

Für das AD-Kind ist diese Phase allerdings eine, in der die Schwierigkeiten nicht länger ignoriert werden können. Die Kinder werden oft von der Schule verwiesen oder besuchen besondere Klassen, und sie sind häufig allein. Außerdem sind andere Kinder bereits auf manchen Gebieten erfahren und kompetent, auf denen AD-Kinder immer noch mit Problemen kämpfen, wie kleinere Kinder sie haben. Eine Möglichkeit, damit umzugehen, ist, den Schulbeginn und andere, das Kind fordernde, Gruppenbildungen hinauszuzögern, eine andere besteht darin, für das Kind eine Umgebung zu schaffen, in der es auf niedrigerer sozialer Ebene agieren kann. Viele Möglichkeiten werden in dieser Entwicklungsphase vergeben, weil therapiefeindliche Bedingungen geschaffen werden. So etwa „normale" Klassenstärken, eine Bildungskultur, die Eigenständigkeit in den Entscheidungen fordert, die auf Selbstregulation und Selbstfindung baut, die es erfordert, in zufällig zusammengestellten Projektgruppen zu arbeiten und die in den Pausen die Kinder sich selbst überlässt, die Bezugspersonen, Fächer, Gruppen und Räume häufig wechselt etc.

Ziele

Das wesentliche Ziel für diese Altersgruppe besteht darin, stabile Umweltbedingungen zu schaffen, in denen das Kind seine Intelligenz maximal zur Geltung bringen kann. Es soll verschiedene soziale Verhaltensweisen in unterschiedlichen Gruppen erlernen, eine Reihe von Fertigkeiten erwerben und in der Schule so viel wie möglich lernen. Ziel des Sozialtrainings ist, dem Kind Verhaltensmuster beizubringen, die so durchschnittlich wie möglich sind, damit es von Gruppen, mit denen es im späteren Leben zu tun hat, nicht zurückgewiesen wird.

AD ist, wie schon gesagt, von der Intelligenz unabhängig (gemessen durch IQ-Tests). Viele AD-Kinder haben also genügend Ressourcen, um zu lernen. Diese kommen allerdings oft wegen Verhaltens- und Beziehungsproblemen nicht zum Tragen. Es ist nicht ungewöhnlich, dass ein Kind vier normale Lernjahre in nur zwei Lebensjahren aufholt, vorausgesetzt, man schafft die notwendigen Voraussetzungen dafür. Der nachfolgende Text ist auf die Frage ausgerichtet, wie ein Schulkind so viel wie möglich lernen kann, ehe es in die Vorpubertät kommt.

Methoden

Der nachfolgend eingeschobene Abschnitt ist (wie der über die Adoptionsproblematik) als eine Einheit gedacht. Er kann kopiert und demjenigen zur Verfügung gestellt werden, der mit AD-Schulkindern arbeitet. Er ist auf die Situation in der Schule zugeschnitten (den wichtigsten Abschnitt des täglichen Lebens in diesem Alter) aber er kann auch auf Lernsituationen ganz allgemein übertragen werden. Zwei Hauptthemen stehen im Vordergrund: Zum einen die Frage, wie kann man ein Umfeld schaffen, in dem das Kind so viel wie möglich lernt, und zum anderen das Problem, wie kann man dem Kind seine eigene AD-Problematik begreiflich machen. Dazu dient eine schrittweise Methode, die hilft, Verhaltensprobleme anzugehen.

DAS BINDUNGSGESTÖRTE KIND IN DER KLASSE

Spezifische Lernprobleme bei AD-Kindern

Planung des Lernprozesses und des Umfeldes

Beherrschung und Entwicklung der sozialen Beziehungen, die Voraussetzung für Lernen sind

Die Beziehung zwischen Lehrer und AD-Kind verstehen lernen

Die Grundlage jedes Lernvorganges (unabhängig von Ihrer bevorzugten Methode) ist das emotionale Band zwischen dem Kind, dem Lehrer und anderen Klassengefährten. Warum? Weil die Grundlage des Lernens auf eine besondere Motivation zurückgeht, welche ihrerseits auf dem Gefühl basiert, das durch die erste Lehrerin, die Mutter, gefestigt wurde.

Jedes Kind überträgt unbewusst die frühesten Muster der Kontaktaufnahme und emotionalen Reaktionen auf den Lehrer, der zum Abbild dafür wird, wie das Kind Erwachsene im Allgemeinen wahrnimmt. Gewöhnlich ist diese Übertragung der Gefühle für die Eltern auf Sie eine gute Voraussetzung für den Unterricht. Sie können ein freundlicher, wohlmeinender, sorgender und begeisterter Lehrer sein, aber das alles hat wenig mit dem zu tun, wie Sie von einem AD-Kind gesehen werden. Das Kind kann Sie als das personifizierte Böse betrachten, und jeder Versuch, dieses grundlegende emotionale Elternbild als falsch unter Beweis zu stellen, zieht Sie u. U. tiefer in ein vom Kind erwartetes Interaktionsmuster hinein.

Wenn Sie über die Art der Beziehung zwischen Ihnen und den Kindern der Klasse nachdenken, können Sie vielleicht direkt daran ablesen, wie es die Kinder innerhalb der ersten drei Lebensjahre gelernt oder nicht gelernt haben, mit zwischenmenschlichen Beziehungen umzugehen.

Kinder mit Bindungsstörungen haben gemeinhin Lernprobleme im weitesten Sinne – und zwar solche, die **nicht mit der intellektuellen Kapazität zusammenhängen** – sondern durch Defizite in der Fähigkeit, emotionale und damit auch soziale Beziehungen einzugehen. Im Klassenzimmer wird das Lernverhalten andauernd durch Konflikte, Flucht oder Vermeidung, durch oberflächliche Kontakte, Mangel an gerichteter Aufmerksamkeit etc. unterbrochen.

Wie und unter welchen Bedingungen wird grundlegend gelernt, „wie man lernt"?

Die elementarsten Lösungswege des Herausfindens, wie man lernt, werden vom Baby in den Armen der Eltern hervorgebracht. Durch die aufmerksame Gegenwart eines achtsamen Erwachsenen und die andauernden zurückmeldenden Verbindungsschleifen mit ihm lernt das Kind,

- ein Grundvertrauen (das Aufrichtigkeit gegenüber anderen Personen und dem, was immer sie auch wollen, möglich macht)
- die Aufmerksamkeit auf etwas zu konzentrieren und sich über eine längere Zeit damit zu befassen (weil die Mutter die ganze Zeit aufmerksam ist und reagiert)
- sich unermüdlich mit der Mutter, dem „Gegenstand des Interesses", zu befassen (sie ist immer anwesend)
- ein und dieselbe Person aus verschiedenen Blickrichtungen zu betrachten und erfahren (die Mutter bewegt sich dauernd)
- Erfahrungen und Gefühle zu teilen (sie reagiert auf Ausdrucksverhalten)
- aus zufälligen sensorischen Reizmustern des Umfeldes bedeutungshaltige Vorstellungen zu entwickeln (sie ist das Zentrum emotionalen Erlebens, alles andere wird zur Hintergrundinformation)
- das Verhalten anderer vorherzusehen (sie ist vorhersagbar)
- die Aufmerksamkeit auf etwas zu richten und andere Reize zu ignorieren (sie ist das Zentrum)
- mit angemessenen Reaktionen auf Kontakt zu reagieren (sie tut es immer)

(statt dem „sie" für die Mutter setzt man fünf Jahre später „der Lehrer/die Lehrerin" ein).

Dieser Lernprozess formt sich im Baby, wenn zwei Bedingungen gegeben sind: interne, also körperliche, und externe Stabilität.

Werden die körperlichen Bedürfnisse des Babys erfüllt – d.h., es herrschen kein Hunger, kein Durst, keine Müdigkeit, keine Angst und keine überwältigenden oder deprivierenden externen Reizbedingungen –, dann entwickeln sich neue Verhaltensmuster. Das Baby beginnt z. B. einen Augenblick lang mit dem Finger der Eltern herumzuspielen. Dieses Verhalten macht ihm offensichtlich Spaß, und deshalb werden immer kleine neue Veränderungen eingeführt – das Baby versucht, das bereits Bekannte im Unterschiedlichen zu entdecken. Ein solches Verhalten hat kein besonders ausgewiesenes Ziel, außer Umweltbeziehungen kennen und beherrschen zu lernen (dabei sind die Eltern die wichtigsten Grundbestandteile). Innerhalb dieses Vorganges werden Erinnerung und Denken, senso-motorische Rückmeldeschleifen und motorische Kontrolle bis zur Vollkommenheit geübt. Bei diesem Prozess schwankt das Baby zwischen Neugier und Furcht hin und her, indem es lernt, seine Frustration in Grenzen zu halten, wenn unvorhergesehene Ereignisse und Reaktionen auftreten. Dabei werden Grenzen für Enttäuschung, Toleranz und internalisierte Kontrolle erarbeitet und überschritten.

Bei einem normalen elterlichen Kontakt erhält die **Objektkonstanz** (das Objekt ist die Mutter) beim Lernvorgang eine neue, stabilitätswahrende Qualität. Das bedeutet, das Baby kann eine ebenso **triebgebundene wie emotionale Begrifflichkeit der Eltern bewahren**, obwohl sich der Hintergrund wandelt. Zu Beginn des Lebens trägt dieses Konzept nur, wenn ein Elternteil physisch anwesend ist, aber bereits im Alter von zwei Jahren ist es so wirkungsvoll geworden, dass es Emotion, Motivation und Verhalten zu steuern vermag, obwohl die Mutter abwesend ist. Wie man leicht erkennen kann, ist eine solche stabile Konzeptbildung eine Vorbedingung, um sich im Alter vom fünf, sechs, sieben oder vierzehn Jahren an einen Lehrer oder einen Unterrichtsgegenstand gebunden zu fühlen.

Objektkonstanz kann man folglich als die Fähigkeit zur Aufrechterhaltung einer Stabilität bei den **Gefühlen** beschreiben, und diese Beständigkeit ermöglicht es,

- invariante **Begriffe** oder Vorstellungen beizubehalten, die es ihrerseits erlauben,
- überdauernde **Intensionen** zu bewahren, die dazu beitragen, stabile
- **Verhaltensmuster** (insbesondere solche des Sozialverhaltens) aufzubauen,

und zwar auch dann, wenn sich der Handlungshintergrund ändert. Das bedeutet, dass kompetentes Sozialverhalten das Produkt einer stabilen Gefühlsbindung ist.

> Sie bitten z. B. ein zweijähriges Kind: „Bitte hole eine Tasse aus der Küche." Es willigt ein, aber der Weg zur Küche ist voll von Ablenkungen: Der Hund leckt es am Kinn, der Fernsehapparat macht Lärm, die Windel ist nass etc., etc. und ... die eigentliche Aufgabe wird nicht gelöst. Ein Jahr später ist das emotionale Gedächtnis des Kindes an Sie und Ihre Wünsche viel besser, es ignoriert alle Störfaktoren und kommt triumphierend mit der Tasse zurück.

Irgendwann vor etwa dem zweiten Lebensjahr gibt es nur Widersprüche zwischen dem Kind und seiner Umgebung. Wird es enttäuscht, schlägt es seine Geschwister, es schreit, wendet seine Aufmerksamkeit etwas anderem zu oder findet andere Wege, sich vom inneren Druck zu befreien, indem es nicht sich selbst, sondern seine Umgebung ändert. Mit zwei Jahren beginnt das Kind innere Konflikte als solche zu spüren und zu lösen, indem es die Grenzen, die von den Erwachsenen vorgegeben werden, mit seinen persönlichen Bedürfnissen und Wünschen abgleicht. Durch Umsicht und vernünftige Rückmeldung lernt das Kind, gute Kompromisse zwischen sozialen Anforderungen und persönlichen Bedürfnissen zu schließen. Diese positive Erfahrung mit einer erwachsenen Person wird später vom Umgang mit den Eltern auf den Lehrer übertragen.

Offenkundig hat ein Kind, das unter einer frühen Deprivation zu leiden hatte, z. B. aufgrund einer psychotischen Mutter oder aufgrund zu vieler oberflächlicher Kontakte mit Erwachsenen, nur eine gering entwickelte Objektkonstanz. Deshalb kann es Konflikte auch nur lösen, wenn es die Umwelt verändert (das sind, nebenbei gesagt, Sie als Lehrer), und nicht, indem es sich selbst ändert.

In der Schule ist das AD-Kind nur eine kurze Zeit lang an etwas interessiert, es wechselt oft den Gegenstand seiner Aufmerksamkeit, ist schnell gelangweilt und kann sich ohne Ihre unmittelbare Nähe nicht an Anweisungen halten. Es traut Ihnen nicht, die Beziehung entwickelt sich nicht, und das Kind interessiert sich nicht für Ihre Gedanken oder Gefühle. Das Kind hängt nicht an bestimmten Dingen, wie etwa Teddybären, persönlichem Eigentum oder bestimmten Themen in der Schule, und Sie werden als Hindernis betrachtet, als garstige Person, als jemand, den man manipulieren und kontrollieren muss, oder als eine Art Akkreditiv für wünschenswerte Dinge. Das ist für einen engagierten und ehrgeizigen Lehrer eine wirklich verwirrende Erfahrung, und es gibt unzählige junge Lehrer, die in ihrem Beruf auf diese Weise traumatisiert wurden, als sie zum ersten Mal mit AD-Kindern zu tun hatten.

Zu den üblichen Lernschwierigkeiten, die von einer ungenügenden frühen Bindung (emotional und kognitiv) herrühren, gehören:

- **Ein herabgesetztes Empfinden für Verhältnismäßigkeit**
  Im emotionalen Bereich bedeutet das: Was sind schwerwiegende, was kleinere Ereignisse?
  Im kognitiven Bereich bedeutet das: Was ist „hoch", „niedrig", „groß", „klein" etc. etc.

- **Ein herabgesetztes Unterscheidungsvermögen zwischen Phantasie und Wirklichkeit**
  Im emotionalen Bereich bedeutet das: Habe ich das getan oder sie, habe ich mir vorgestellt, dass sie mir feindselig gesonnen sind, oder stehen sie mir wirklich feindselig gegenüber?
  Im kognitiven Bereich bedeutet das: Habe ich den Geldbeutel genommen, oder tat ich es nicht? (Diesen Kindern wird oft vorgeworfen, dass sie lügen, tatsächlich aber wissen sie nicht, ob etwas geschehen ist oder nicht, und sie sind sich ihrer eigenen Rolle dabei nicht bewusst.)

- **Ein verminderter Sinn für Nuancen und Abstufungen**
  Im emotionalen Bereich bedeutet das: Entweder lieben oder hassen sie mich, sind vollkommen böse oder gut.
  Im kognitiven Bereich bedeutet das: Es gibt Probleme, Entscheidungen zu treffen, z. B. ob etwas warm ist oder kalt, wie etwas im Gegensatz zu etwas anderem schmeckt, ob eine Berührung leicht oder schmerzhaft stark ist, ob ein Reiz von innen oder von außen kommt.

- **Eine herabgesetzte Fähigkeit zur Figur-Hintergrund-Differenzierung**
  Im emotionalen Bereich bedeutet das: Das Kind kommt durcheinander, wenn sich mehr als ein Erwachsener im Raum aufhält. Es kann Ihnen weder lange zuhören, noch Sie lange ansehen. Es tendiert dazu, die Aufmerksamkeit mal auf diese, mal auf jene Person zu richten.
  Im kognitiven Bereich bedeutet das: Es springt von einem Thema zum anderen. Es kann nicht lange bei einer Aufgabe bleiben, es ändert laufend seine Ziele, es wiederholt eine Aufgabe nicht.

- **Ein geringes Maß an Flexibilität und Komplexität in der Verarbeitung**
  Im emotionalen Bereich bedeutet das: Es ist stur und kann eine Beweisführung oder ein Gefühl nicht übernehmen. Es gerät leicht durcheinander, wenn die Gefühle des Erwachsenen nicht eindeutig sind oder geringe Intensität haben. Es kann seine Haltung nicht ändern.

Im kognitiven Bereich bedeutet das: Es kann nur nach schrittweiser Anleitung arbeiten. Es kommt bei einer relativierenden Argumentationsweise durcheinander und gerät in Schwierigkeiten, wenn eine Aufgabe mehr als eine Variable enthält oder voneinander unabhängige Variablen enthält. Es hat Probleme beim Erlernen der Grammatik.

Oben genannte Fähigkeiten sind Voraussetzung für ein Lernen, „wie man lernt" und sie bilden gleichzeitig eine Liste der fehlenden oder unausgereiften Funktionen im deprivierten oder beziehungsgestörten Kind. Es ist aber auch die Liste, auf die Sie Ihre Arbeit konzentrieren sollten: Ehe das Kind zu lernen beginnt, wie man liest oder schreibt, muss es lernen, wie man lernt! Es ist ein weit besseres Ergebnis, wenn sich das Kind am Ende des Schuljahres 60 Sekunden statt der anfänglichen 5 Sekunden konzentrieren kann, als wenn es alle Buchstaben des Alphabets auswendig gelernt hat. Es ist weitaus besser, wenn das Kind gelernt hat, einen Vorgang in Umkehrung zu betrachten (z. B. rückwärts zu zählen), als wenn es bis hundert zählen kann.

Das bedeutet, dass Sie auf das meiste, was Sie über Kinder gelernt haben, beim Unterrichten eines AD-Kindes verzichten müssen. Etwa darauf, dass Kinder glückliche, vertrauenswürdige, sich selbst regulierende Individuen sind, die persönliche Fähigkeiten haben, eigenständige Entscheidungen treffen, jeden Tag Neues erleben sollten und die enge soziale und emotionale Bindungen haben, die lernen sollten, wie man diskutiert, Verpflichtungen eingeht und debattiert etc. etc. Vergessen Sie das zumindest die ersten zwei Jahre im Unterricht. Die meisten dieser Vorstellungen treffen gut und sicher für Kinder zu, die vor dem Schuleintritt einen gesunden Bindungsprozess durchlaufen haben, aber sie gehen weit über die Kompetenz eines AD-Kindes hinaus. Konzepte dieser Art führen im Gegenteil bei AD-Kindern ein Chaos herbei und rufen primitive Verteidigungsmechanismen auf den Plan, wie etwa Kampf- oder Fluchtverhalten bzw. Rückzug.

Wenn Sie mit einem AD-Kind zusammen sind, bekommen Sie unvermeidlich das zunehmende Gefühl, vom Ziel abgekommen zu sein, denn genau das ist das Problem des Kindes. Sie beginnen sich zu fragen: „Wo sind wir? Wo war ich? Was plane ich da gerade? Wie spät ist es? Warum habe ich überhaupt diesen Beruf ergriffen?"

Wie findet man das Subjekt in einem Satz ...

In einem Seminar fasste ein Lehrer das Wesentliche der Arbeit mit der anfälligen Objektrelation eines AD-Kindes wie folgt zusammen:

Wie kann ich ihm Grammatik beibringen? Es wird seiner selbst nicht gewahr, so weiß es auch nicht, wie es in einem Satz das Subjekt, das Objekt oder irgendetwas anderes herausfinden soll. Nach einigen Diskussionen über diese wichtige Feststellung kamen wir dahingehend überein, dass das Kind Grammatik lernen soll, indem es frei dasteht und den Lehrer anblickt (der ebenfalls steht). Dann sollte er Folgendes üben: „Ich stehe hier, deshalb bin ich das Subjekt, Sie stehen dort, also sind Sie das Objekt und ich gehen nun zu Ihnen hinüber, folglich ist ‚gehen' das Verb". Das half ihm – im Alter von 10 Jahren!

Der Lehrer als Vermittler und Organisator von Beziehungen

(Oder: Hören Sie auf, ihm Mopeds zu geben – bauen Sie eine Wiege!)

Praktisch alle beruflichen Anfänger überschätzen die Fähigkeiten von AD-Kindern oder Schulanfängern, indem sie unbewusst davon ausgehen, dass grundlegende soziale Verhaltensweisen vorhanden sind (etwa ein Gewissen, eine Bindung an den Lehrer, Selbstbewusstsein, Schuld, soziale Anteilnahme). Diese Überschätzung ist zum Teil auf den pseudo-sozialen Anschein zurückzuführen, den das Kind an den Tag legt, um zu überleben, zum Teil auf den offensichtlichen Charme und die Spontaneität, die beide anfänglich schwer als schlichte Unreife erkennbar sind, und zum Teil auf den unbewussten Rückgriff auf eigene Bindungsprozesse in der Kindheit, der als allgemeiner Rahmen für Ihre Erwartungen dient.

Es ist auch sehr verwirrend festzustellen, dass emotionale und intellektuelle Entwicklung zwei vollkommen verschiedene Prozesse darstellen. Die neurologischen Grundlagen für emotionale Reaktionen werden zwischen der Geburt und dem dritten Lebensjahr gelegt, wohingegen die corticale intellektuelle Entwicklung ihre Blütezeit etwa zwischen dem $1^{1}/_{2}$ und dem 14. Lebensjahr hat. Erst wenn Sie dem AD-Kind nahe kommen, stellen Sie fest, dass die ausgeklügelte kognitive Ausdrucksweise papageienartige Nachahmungen der Erwachsenensprache ist und dass das Kind willentlich jede Art von sozialer oder moralischer Norm oder Regel nachahmen, aber nicht einmal die einfachste davon wirklich praktizieren kann. Oft sind Sie nach einer anfänglichen Phase des Optimismus tief enttäuscht, wenn Sie feststellen, dass das Kind nicht fähig ist, auf die meisten Ihrer beruflichen Ziele zu reagieren.

Das wichtigste Element des Unterrichts besteht darin, eine bedeutungsvolle Beziehung aufzubauen, d. h. für das **Kind ein eindeutiges Objekt** zu sein, und zwar unabhängig von den Inhalten, die man vermitteln möchte. Bei AD-Kindern dividiert man am besten das Lebensalter durch drei oder vier, um eine Beziehung zu schaffen, die das Kind nachvollziehen kann. Wie aber reagieren Sie angemessen, wenn ein zweijähriges Kind einen Wutanfall hat? Wie lange lassen Sie es außer Sichtweite und nehmen an, dass es gelassen und gefasst bleibt? Und inwieweit gehen Sie davon aus, dass es die praktischen Konsequenzen Ihrer moralischen Anforderungen nachvollziehen kann?

Auf diese Art und Weise sollten Sie auf 10- bis 14-jährige AD-Kinder dann besonders eingehen, wenn Emotionen im Spiel sind. In Situationen, die eher kognitiven Charakter haben oder Fakten betreffen, mag es sein, dass Sie mit dem gleichen Kind auf dem Stand eines Zehnjährigen umgehen können.

Kinder, die eine brüchige oder inkonsistente primäre Objektbeziehung erfahren haben, neigen dazu, sich mittels **Regression** über Wasser zu halten. Wenn Sie in Stress kommen, kehren Sie leicht zur internen emotionalen Reaktion eines Säuglings zurück. Das bedeutet Flucht- oder Vermeidungsverhalten, ein Aus-dem-Wege-Gehen von Anforderungen, Verweigerung von Augenkontakt und der Versuch, die Umgebung zu verändern, statt sich selbst.

Sie müssen in der Lage sein, auf diese Regression angemessen zu reagieren, indem Sie sich fragen, wie es kam, dass Ihr Verhalten Verteidigungsmechanismen hervorrufen konnte, und indem Sie auf der gleichen Ebene antworten, wie es das Kind (vorübergehend) tut. Dabei sollte Ihr Verhalten **komplementär** sein. Das bedeutet, wenn das Kind gerade „zwei Jahre alt" ist, dann regieren Sie, wie es Eltern einem Zweijährigen gegenüber tun. Ist es jetzt „gerade fünf Jahre alt", seien Sie Betreuungsperson oder Elternteil eines Fünfjährigen.

Es ist im Allgemeinen sinnvoll, sich mit Entwicklungspsychologie zu befassen – und zwar sowohl im emotionalen als auch im kognitiven Bereich – um das Verhalten in verschiedenen Entwicklungsstadien erkennen und darauf reagieren zu können. Natürlich sind auch Ihre eigenen Erfahrungen mit Kleinkindern und Babys dafür von höchstem Wert.

Die nachfolgend beschriebenen Phasen sind als generelle Richtlinie gedacht, um für ein AD-Kind in der für es chaotisch erscheinenden Atmosphäre des Klassenzimmers eine bestimmte Organisation erkennbar zu machen. Wie immer bei Ratgeberliteratur sind Sie genötigt, die entstehenden Lücken durch Ihre Vorstellungskraft und berufsbezogene Flexibilität und Kreativität auszufüllen – gegeben werden lediglich Vorschläge zur praktischen Umsetzung. Wesentlich ist, dass Sie die Bedeutung der vorgeschlagenen Organisationsstruktur erfassen und diese in die eigene Praxis umsetzen. Die Vorschläge basieren darauf, was weiter oben bereits erwähnt wurde, nämlich, dass die größten Probleme des AD-Kindes darauf zurückzuführen sind, dass es emotionale und perzeptuelle Fragestellungen nicht ausreichend einordnen kann. Diese Schwierigkeiten stammen wiederum von Problemen, die – insbesondere vor wechselndem Hintergrund – mit der Betrachtung des ursprünglichen Beziehungsobjekts, den Eltern, zusammenhängen. In einer milieugebundenen Umgebung halten sie also am besten den Hintergrund, vor dem die Beziehung aufgebaut werden solle, stabil.

Für jede der nachfolgend aufgeführten Phasen gibt es keinen Zeitplan. Es bleibt Ihrem eigenen Empfinden überlassen, das Ihnen sagt, wann Sie von einem zum nächsten Schritt weitergehen können. Sie müssen auch darauf vorbereitet sein, jedes Mal, wenn das Kind durch Ereignisse, die sich Ihrer Kontrolle entziehen, durcheinander kommt, einen Schritt zurückzugehen (etwa in dem Fall, wenn es heißt: „Mutter hat versucht, sich umzubringen, das 43. Mal in diesem Jahr").

Seien Sie ein eindeutig erkennbares Beziehungsobjekt für das Kind

Geben Sie sich und Ihr Umfeld für das Kind **eindeutig zu erkennen**, indem Sie bestimmte Rituale einführen, immer wiederkehrende Situationen schaffen und für einen gleich bleibenden Handlungshintergrund sorgen.

Machen Sie sich **unvermeidbar**, indem Sie auf etwas bestehen, von dem Sie wissen, dass das Kind es tun kann. Machen Sie sich **positiv**, indem Sie etwas anbieten, was das Kind möchte und auch erreichen kann, wenn es Ihre Anforderungen erfüllt. Machen Sie sich zu einer **sicheren** Basis, indem Sie immer ansprechbar und realistisch sind, keine Vorwürfe machen und **geduldig** ein Leitbild bis ins Einzelne hinein sind sowie hilfsbereit bleiben. Machen Sie zu einem Zeitpunkt nur eine Sache oder eine Betrachtungsweise zum Gegenstand.

Der **zeitliche Horizont** des Kindes ist **sehr begrenzt**, d. h. es bleibt nur so viel Zeit für etwas, als Sie eine Empfindung dafür aufrechterhalten können, und diese dauert bei einem AD-Kind nicht lange an. Von größter Bedeutung ist, dass Sie anfangs nur **in der Gegenwart** sprechen, nur über Dinge und Personen, die tatsächlich präsent sind, und nicht über ein „gestern" oder ein „morgen". Wenn Sie über die Zukunft sprechen müssen, dann verwenden Sie die nahest mögliche Form davon, etwa indem Sie sagen: „**Jetzt** werden wir gleich ..., nun werde ich ..., nun wirst du ..." Das Gleiche gilt für die Vergangenheit.

Tragen Sie die volle Verantwortung

Einem AD-Kind gegenüber verantwortlich zu sein, bedeutet die gesamte Verantwortung dafür zu tragen, was zu geschehen hat, in welchem Umfeld dies geschieht und welches die angemessenen Ziele sind. Sie übernehmen auch die Verantwortung für alle Arten von Konflikten.

Was auch immer schief geht, es gibt nur einen einzigen Grund für das Versagen, und diese Ursache liegt bei Ihnen. (Das ist damit gemeint, wenn es heißt, man sei der „Auffangbehälter" für die Probleme des Kindes.) Wenn etwas falsch läuft, so stellen Sie ganz einfach und gelassen fest: „Das ist meine Schuld, diese Aufgabe war zu schwierig für dich – deshalb konntest du es nicht so lernen, wie ich dachte, dass du es tun würdest", oder Sie sagen: „Schade, dass du das Haus in Flammen gesetzt hast, aber das geschah nur, weil ich fünf Minuten weg war, und das waren drei Minuten zu viel!"

Oder Sie sagen: „Du wolltest ihn mit einem Bleistift stechen. Ich war nicht schnell genug dabei, dich zu stoppen, ehe du damit beginnen wolltest. Das nächste Mal mache ich es besser." Kurz und gut, eines Tages gewöhnen Sie sich daran. Beachten Sie, niemals zu sagen, dass es Ihnen leid tut oder dass Sie sich für das entschuldigen, was Sie taten. Sie stellen fest, was geschah und inwiefern Sie Ihre Verantwortung für alles, was im Klassenzimmer geschieht, dafür nicht hinreichend wahrnahmen. Nicht mehr und nicht weniger.

Unterricht in Phase I.
Herstellung von Objekt und Hintergrund

Es ist sinnvoll, den Kindern beizubringen, dass sie vor dem Klassenzimmer warten sollen, bis Sie eintreffen. Die psychologische Botschaft lautet in diesem Fall: Die Welt der Schule beginnt, wenn der Lehrer kommt. Es belässt die Initiative auch da, wo sie sein sollte, in

Ihren Händen. Falls Sie meinen, dass dies zu autoritär wäre, dann müssen Sie andere Wege finden, um sich selbst in den emotionalen Brennpunkt der Aufmerksamkeit zu bringen.

Die erste Stunde ist die wichtigste, und Ihr Wille, für alles, was sich in der Klasse zuträgt, die Verantwortung zu übernehmen, muss als zwingend empfunden werden. Sagen Sie nicht „Hallo", sondern nennen Sie Ihren Namen und den Grund Ihrer Anwesenheit. Machen Sie den Kindern klar, wer Sie sind, warum man Ihnen trauen kann, was Sie von jedem einzelnen Kind wollen und was Sie von den Kindern insgesamt erwarten. (Sagen Sie nicht, was Sie nicht wünschen oder lieben – es wird sofort geschehen.)

Sagen Sie dem Kind, was es lernen wird, weil **Sie** entschieden haben, das es gut ist, gerade das zu lernen. (Machen Sie nie das Kind für den Anfang verantwortlich.) Äußert das Kind Zweifel an Ihren Zielvorstellungen, so antworten Sie, dass der- oder diejenige sich keine Sorgen machen soll, denn Kinder müssten nicht in der Lage sein, zu lernen, aber Sie, der Lehrer, können sie dazu bringen.

Wenn jemand Lernschwierigkeiten hat, kommt **der- oder diejenige zu Ihnen**, oder Sie zu ihm/ihr (statt zu anderen Kindern). Wenn Sie eine Klasse mit sechs Kindern haben, stellen Sie sich vor, es seien sechs Eltern-Kind-Beziehungen und nicht „ein Lehrer und die Gruppe".

Als Nächstes sagen Sie den Kindern etwas über **den Raum,** in dem sie sich gerade befinden. (Sagen Sie ihnen nichts über irgendeinen anderen Raum, ehe sie physisch dort anwesend sind.) Benutzen Sie nur die **Gegenwartssprache.** Sagen Sie, wozu der Raum genutzt wird, wie groß er ist und welche Form er hat, was Sie zum Sitzen nehmen, wie der Raum aussieht und welchen verschiedenen Zwecken er dienen kann. Reden Sie nur über Dinge und Angelegenheiten, von denen Sie wollen, dass das Kind zukünftig seine Aufmerksamkeit auf sie richten soll. Dann sprechen Sie über die Schreibutensilien und andere Schulsachen und deren Bedeutung für diesen Raum. Etwa so: Das ist ein Bleistift, damit kann man dieses und jenes machen, das ist deine Schultasche, die du für Folgendes nutzt und wie folgt behandelst; du stellst sie immer hierhin etc.

Vermeiden Sie es, Dinge im Raum zu haben, wenn sie keinen besonderen Zweck erfüllen. Machen Sie deutlich, wann die Unterrichtsstunde beginnt und wann sie endet und wie man das Klassenzimmer verlässt (z. B., indem Sie zuerst aus dem Klassenzimmer hinausgehen und den Kindern beim Anziehen helfen, ehe Sie diese zu einem abgelegenen Spielplatz begleiten). Benutzen Sie immer das gleiche Klassenzimmer, und lassen Sie die Kinder immer am gleichen

Platz sitzen, verändern Sie im Raum nichts von einem zum nächsten Tag. Lassen Sie niemanden, weder einen Erwachsenen noch ein Kind, ohne Ihre Zustimmung das Klassenzimmer betreten oder verlassen. Niemand kommt „nur mit einer kurzen Mitteilung einfach so" in Ihre Klasse – die Personen müssen anklopfen, darauf warten, dass Sie sie hereinbitten, und dürfen sich nur an Sie wenden. Ihr Telefon ist ausgeschaltet und kein Lautsprecher an der Wand kann allgemeine Durchsagen übermitteln.

Und merken Sie sich bitte die folgenden Sätze ganz genau:

- Lassen Sie nie mit sich handeln.
- Diskutieren Sie nicht.
- Entscheiden Sie!

Am nächsten Tag machen Sie alles genau so wie am Tag zuvor, und beginnen Sie allmählich im Laufe der ersten Woche damit, die Kinder zu bitten, sich an Einzelheiten zu erinnern („Oh, was mache ich mit der Schulmappe?").

Es mag notwendig sein, diese Prozedur wochenlang, manchmal jahrelang durchzuhalten, wenn das Kind schwerwiegend benachteiligt ist.

Benutzen Sie zur Begriffsbildung multisensorische Wirkungszusammenhänge

Wenn Sie genügend automatisch ablaufende Verhaltensmuster eingeübt haben, um eine einigermaßen ruhige Klasse zu haben, dann können Sie Ihren Unterricht mit Inhalten und Themen füllen. Zeigen Sie den Kindern durch Ihre Art der Bewegung, dass jegliches Unterrichten ein Prozess ist, der zwischen Lehrer und dem einzelnen Kind abläuft. Geben Sie ihnen, je nach ihrer Verständigkeit, Einzelaufgaben. Beginnen Sie damit, etwas zu fordern, von dem Sie absolut sicher wissen, dass das Kind es tun kann.

Benutzen Sie beim Lernen senso-motorische Unterstützung. Reden Sie nicht einfach über Autos, sondern tun Sie das, während Sie in einem sitzen. Verwenden Sie Lehrmaterialien, die viele Sinne ansprechen. Man kann z. B. einen Holzbuchstaben anfassen, man kann an ihm riechen und hören, wenn man mit ihm auf etwas klopft, man kann ihn bewegen und man kann ihn in eine Reihe mit anderen Buchstaben legen etc. Erklären Sie Grammatik nicht in Worten, sondern bildlich. Stellen Sie sich hin und sagen Sie: „**Ich** stehe hier, also bin ich das **Subjekt**, **du** stehst **dort**, also bist du das **Objekt**, ich

gehe zu dir hinüber, also ... etc., so wie es oben erwähnt wurde. Diese sehr konkrete Art des Lernens verhilft dem Kind zu einer tiefer gehenden Begriffsbildung. Jeder einzelne Begriff gründet auf eine bestimmte Wahrnehmung bzw. eine zusammengehörige Gruppe von Erfahrungen, und das AD-Kind kommt zu ihnen weder mit einer breiten Auswahl an sensorischer Erfahrung, noch mit Vorstellungen darüber, wie man diese in Begrifflichkeiten ordnen und in eine Reihenfolge bringen könnte.

Ermutigen Sie „lautes", wenn auch nicht zu lautes „Denken", wenn Sie an einer Fragestellung arbeiten, denn so lernen kleine Kinder zu denken. Lautes Denken hilft dem Kind, seine Problemlösung zu strukturieren. Sagen Sie: „Erzähle dir selbst, was du gerade tust und wie du das machst." Und das Kind beginnt: „Zuerst nehme ich meinen Bleistift, und dann lege ich das Blatt vor mich hin und dann ..."

Sie **geben dem Kind eine Aufgabe vor**, wobei Sie die volle Verantwortung dafür übernehmen und die Motivation aufrechterhalten. Das Kind hat vermutlich seiner eigenen Lernfähigkeit gegenüber eine sehr negative Einstellung, denn es wurde mehrfach der Schule verwiesen, von Erwachsenen abgelehnt etc. Deshalb sagen Sie ihm: „**Ich** habe heute beschlossen, dass du lernst, zwei verschiedene Briefe zu schreiben. Du brauchst nicht glauben, dass du es kannst, und du musst es auch nicht wollen. Und jetzt schreibe ich das ins Klassenbuch, von dem ich entschieden habe, dass du es heute lernst." Am Ende des Schultages sagen Sie: „Siehst du die Eintragung von heute morgen? Du kannst jetzt zwei Briefe schreiben, also mache ich eine Anmerkung in dieser Spalte (gelernte Inhalte). Morgen gebe ich dir eine neue Aufgabe. Wir haben hier zwei Spalten, eine, in die **ich** eintrage, was du meinem Entschluss entsprechend lernen wirst, und eine, die darüber Auskunft gibt, was du aufgrund meiner Entscheidung bereits gelernt hast."

Eine Methode zum Erlernen der sozialen Selbstwahrnehmung beim Kind

Phase I: Aufzeichnen von abnormalen Verhaltensmustern

Nutzen Sie den ersten Monat in einer Klasse dazu, *alle besonderen Verhaltensprobleme jedes einzelnen Kindes zu beobachten*, und halten Sie fest, wie sich jedes Kind Ihnen gegenüber verhält, ob es Sie meidet oder eine Beziehung eingeht.

Machen Sie eine zehnminütige Beobachtung (oder lassen Sie dies besser einen Kollegen tun, während Sie unterrichten). Notieren Sie jegliches Verhalten, von dem Sie aus Erfahrung wissen, dass es nicht normal ist. Das kann entweder etwas sein, was das Kind tut (es schreit oder geht auf andere Kinder los etc.) oder die *Art und Weise*, wie etwas getan wird (die Türe aufstoßen, durch den Raum rennen, laut schreien, die Schultasche in eine Ecke werfen, ein Gespräch unterbrechen etc.). Beschreiben Sie nur das Verhalten, wie etwa: „Er macht dies und dann macht er jenes etc."

Die Phase I ist beendet, wenn Sie eine klare Vorstellung von einfach strukturierten abnormalen Verhaltensmustern jedes Kindes haben.

Phase II: Lenkung der Aufmerksamkeit auf bestimmte Verhaltensmuster

Das AD-Kind hat eine gering ausgeprägte Selbstwahrnehmung was seine Verhaltensmuster und seinen Einfluss auf die Umwelt betrifft. Die am meisten deprivierten Kinder haben überhaupt keine Selbstwahrnehmung, die weniger betroffenen sind so unsicher, dass sie, indem sie ständig Aufmerksamkeit erfordern, fortwährend eine Bestätigung von außen suchen, die ihre Existenz bestätigt. Dieser Umstand ist, zusammen mit ihrer motorischen Unruhe, die Hauptursache für ihre Probleme im Betragen.

Machen Sie am Ende des Tages eine kurze Sitzung, wo das Kind sich im Spiegel betrachten kann, schauen Sie sich kurze Videobeiträge an, die während des Tages gemacht wurden, und kommentieren Sie diese. Sie können eventuell die Aufmerksamkeit des Kindes auf sich wiederholende Verhaltensmuster lenken, aber loben oder schelten Sie keine der Verhaltensweisen, helfen Sie dem Kind zu erkennen, was es von einem Augenblick zum nächsten tut – z. B. wie es isst, falls dies ein problematisches Verhalten darstellt. Wenn diese Situation im täglichen Leben wiederkehrt, so können Sie sich auf die Videoaufnahme berufen, um dem Kind zu helfen, aus dieser Situation herauszukommen. Sie können auch – wenn Ihnen ein Verhaltensmuster auffällt – unmittelbar neutrale Rückmeldung geben, Sie können in kurzen Gesprächen auch narzisstische Probleme ansprechen, etwa so: „Verschwinde ich oder sterbe ich, wenn sich niemand um mich kümmert?"

In späteren Gesprächen können Sie auch Rückmeldungen aus der Kindergruppe verwenden, wenn Sie der Ansicht sind, dass die Kinder die Verhaltensweisen der jeweils anderen Gruppenmitglieder ohne ein Zuviel an Aggression beschreiben können.

Phase III: Wiedererkennen von Verhaltensmustern

Wenn Sie eine gefestigte Routine im Lernen und ein bestimmtes Niveau an Selbstvertrauen erreicht haben, ist es an der Zeit, die Phase des Verstehens in die Wege zu leiten, und das bedeutet, dem Kind verstehen zu helfen, warum es Lernschwierigkeiten hat.

Zunächst kehren Sie zu Ihren anfänglichen Beobachtungen zurück, indem Sie die Verhaltensprobleme jedes Kindes festhalten.

Verwenden Sie die nachfolgende Auflistung, um eine kurze Unterrichtseinheit zusammenzustellen, und beginnen Sie mit einigen allgemeinen Bemerkungen:

1. Babys, die nicht viel in den Armen gehalten wurden, die hungrig waren, die man schlug oder die aufgrund von Krankheit separiert wurden etc., bekommen alle Schwierigkeiten, wenn sie älter werden. Alle Eltern wollen sich um ihre Babys kümmern, aber nicht alle fühlen sich dazu stark genug. Manche sind nicht gesund, manche leiden Hunger, manche wissen nicht, wie man sich um ein Baby kümmert, manche sind krank. Nicht alle Eltern können sich gut um ihre Babys kümmern, obwohl sie das wollen. Dafür kann man niemand die Schuld geben, weder den Eltern noch den Kindern. Jeder versucht sein Bestes. Deshalb hatten manche Kinder viele Probleme, als sie klein waren, und erhielten nicht viel Unterstützung. Niemand zeigte ihnen, was zu tun war. Deshalb sind wir hier in dieser Klasse: Wir lernen, was man tun kann. Und die Babys, die Hilfe brauchten, **machen alle das Gleiche,** wenn sie älter werden.

2. Dazu zählen (setzen Sie hier Ihre Ausgangsbeobachtungen ein):
   - wegrennen und kämpfen
   - nicht zuhören, wenn ein Erwachsener etwas sagt
   - die ganze Zeit immer nach etwas anderem schauen
   - andere Kinder verletzen oder Sachen kaputt machen wollen
   - immer widersprechen, was immer der Lehrer auch sagt
   - immer woanders sein oder mit jemand anderem sprechen wollen
   - zu glauben, man stürbe, wenn der Lehrer jemand anderen anschaut
   - sich nutzlos fühlen
   - misstrauisch sein

- alles tun, damit der Lehrer auf einen aufmerksam wird
- grundlose Wutausbrüche haben
- andere Kinder oder Erwachsene hassen
- Und was immer Sie noch in der Klasse gesehen haben. Sie können diese Liste aufschreiben oder illustrieren oder andere Mittel einsetzen, das hängt ganz vom Alter der Kinder ab.

Babys sind klug und geben immer ihr Bestes. Das bedeutet, wenn dich jemand schlägt, schlägst du zurück, wenn dir keiner etwas zuleide tut, schlägst du den Kopf an die Wand oder wiegst dich dauernd hin und her. Das ist das Klügste, das sich ein Baby ausdenken kann. Wenn das Leben für ein Baby schwer war, dann tut es weiterhin das Klügste, was es als Baby tun konnte, *obwohl* es älter wird.

3. Wie kann es nun trotzdem mehr lernen?
Machen Sie klar, dass kein Kind für die oben angesprochenen Probleme verantwortlich ist und dass es lernen kann, sich auf klügere Art und Weise zu verhalten. Dazu muss es den Lehrer nicht lieben, es muss nur lernen, wie man sich in der Klasse zusammen mit dem Lehrer verhält.

Es ist zwingend, dass Sie die oben angesprochenen Verhaltensweisen als das darstellen, was sie sind: *normale* Reaktionen auf einen frühen Mangel an Bindung (und deshalb das Beste, was ein Baby tun konnte). Wichtig ist auch, dass Sie dies auf eine offene emotionale Art sagen, also freundlich und als Feststellung einer Tatsache. So ist es! (Und weil der Lehrer gleich nach Gott kommt, muss er es wissen.) Sie sollten auch Wert auf die Feststellung legen, dass die Überwindung „früherer Verhaltensweisen" ein einfacher Lernprozess ist und dass das Ziel in dieser Klasse darin besteht, ihnen soziales Verhalten zu lehren. Das Resultat davon soll sein, dass sich jedes Kind so verhalten kann wie andere Kinder des gleichen Alters und eines Tages die lästige Kontrolle durch die Erwachsenen los sein wird.

Das Ziel dieser Phase besteht darin, genügend Selbstvertrauen aufzubauen, um dem Kind in der Schule mehr selbst gesteuerte Anpassungsmöglichkeiten zu geben. *Die Phase III geht zu Ende, wenn jedes Kind seine eigenen Verhaltensmuster ein wenig kennen lernt und wieder kennen kann* und z. B. sagen kann: „Ich mache dieses oder jenes" oder „Ich mache dieses folgendermaßen". Gehen Sie nicht weiter voran, ehe dieses Ziel erreicht wurde. Denken Sie daran: Das AD-Kind ist sich seiner selbst und seines Einflusses auf die Umgebung nicht bewusst. Das wichtigste Ziel besteht darin, dass es diesen Einfluss zur Kenntnis nimmt.

Phase IV: Verwenden Sie etwas, womit Sie das Verhalten steuern können

(Probieren Sie verschiedene Verhaltensmuster von Säuglingen aus.)

Wenn Sie erreichen können, dass eine *beliebige* Verhaltensweise verändert wird, dann ist dies kein impulsives Verhalten mehr, sondern es wird durch das Kind gesteuert. Das Ziel von Phase IV besteht darin, Variationen als Mittel zum Zweck der eigenen Verhaltenskontrolle zu benutzen. Sobald man in der Lage ist, eine Veränderung durchzuführen, ist es keine unbewusste zwanghafte Handlung mehr. Eine geplante und zur Ausführung gelangte Variation einer Handlungsweise (auch wenn sie unvollkommen ist) bedeutet, dass das Ziel der Verhaltenskontrolle erreicht ist.

Dabei sind alle Verhaltensweisen auf zwei Variablen reduzierbar: auf Intensität und Geschwindigkeit.

Nehmen Sie sich ein Verhaltensmuster vor (einfache, kurze Handlungen aus der Beobachtungsliste, etwa wie „die Tür aufstoßen", „durch den Raum rennen", „ein Gespräch zwischen zwei anderen Personen zu unterbrechen"). Versuchen Sie nicht, das fragliche Verhaltensmuster zu ändern, lassen Sie es gewähren.

Lassen Sie ein Kind zu einem bestimmten Zeitpunkt dieses Verhalten durchführen, während die anderen als Teilnehmer der Runde fungieren – nur dieses eine Mal soll das Kind das *Verhalten gemäß einer Instruktion* durchführen, etwa nach folgendem Muster:

1. Kannst du es doppelt so schnell machen?
2. Kannst du es dreimal so schnell machen?
3. Kannst du die Bewegung verlangsamen (wie langsam kannst du sie machen)?
4. Kannst du doppelt so laut schreien?
5. Kannst du die ganze Zeit nur flüstern?
6. Kannst du das, was du tust, rückwärts machen (beginnen Sie da, wo das Gespräch unterbrochen wurde)?
7. Kannst du deine Schultasche doppelt so schnell werfen?
8. Wie langsam kannst du deine Schultasche werfen?

Man kann die Kinder abwechselnd jedes dieser Beispiele durchführen lassen.

Sie können auch Veränderungen in Sprachstereotypien anregen (wie etwa: „du Schwachkopf") oder in jedem anderen Verhaltensaspekt. Versuchen Sie nicht den Inhalt des jeweiligen Satzes zu ändern, nur die Art und Weise, wie er ausgesprochen wird. Zeigen Sie nur Interesse am Wie der Ausführung, nicht am Inhalt.

Loben Sie, sobald eine Veränderung erreicht wurde, und ignorieren Sie Misserfolge.

Auf die Art können Sie auch vorgehen, um die Frustrationstoleranz zu erhöhen. Nehmen Sie eine kleine Tüte mit Bonbons, und bitten Sie die Kinder, sich der Reihe nach vor Ihnen aufzustellen. Machen Sie klar, dass die erste Person in der Reihe ein Bonbon bekommt, die zweite zwei, die dritte drei, usw. Oder legen Sie zwei Bonbons auf den Tisch, und gehen Sie und das Kind jeweils in die entgegengesetzte Seite des Raumes. Nun sagen Sie, dass derjenige/diejenige beide Bonbons erhält, der/die als letzte(r) beim Tisch eintrifft. Überlegen Sie sich weitere Möglichkeiten, um Frustrationstoleranz zu üben.

Am Ende jeder Übungseinheit machen Sie deutlich, dass es dem Kind abermals gelungen sei, das Verhalten zu ändern, denn dies sei in der vorausgegangenen Übung als möglich nachgewiesen worden. Deshalb gelte: Es könne etwas auf eine andere Art durchführen.

Stellen Sie keine Anforderungen bezüglich einer gewünschten Änderung im Verhalten außerhalb des Unterrichts.

Überprüfen Sie, bevor Sie weitermachen, ob alle Kinder versucht haben, Verhaltensänderungen durchzuführen, und ob sie sich das bewusst gemacht haben.

Phase V: Das Klassenzimmer als „Versuchsraum zur Einübung alternativen Verhaltens"

Statt unerwünschtes Verhalten zu verbieten oder zu unterbrechen, versucht man mittels dieser Übungen, aus den ursprünglichen Verhaltensweisen (die des Babys) weitere Entwicklungen abzuleiten. Richten Sie nun eine Art Versuchsstation ein, wo die Kinder Vorschläge für weitere Eigenschaften des jeweiligen Verhaltens machen können, damit diese von anderen Kindern besser akzeptiert werden und zielführend sind.

Zu Anfang sagen Sie den Kindern, dass ein kluges Baby, wenn es zu schreien, um sich zu schlagen oder zu heulen beginnt, immer etwas Wichtiges haben wollte: Vielleicht war es hungrig oder wollte, dass man es beachtete. An dieser Frage, *wie man das bekommt, was man will*, würden Sie jetzt mit den Kindern arbeiten und damit natürlich auch an der Frage, wie man andere dazu bringt, einem das zu geben, was man wolle. Wenn man es richtig mache, bekomme man, was man wolle. Falls nicht, würden die Leute einen ausschimpfen oder zurückweisen. Wie also sollte man sich verhalten, dass man das bekomme, was man wolle?

Ein Beispiel: Setzen Sie sie im Kreis zusammen und wählen Sie ein bekanntes, allgemein nicht akzeptiertes Verhalten aus, woran die Kinder üben können, Verbesserungen zu machen. Ein Kind macht es vor, und dann halten Sie darüber eine kurze Gruppendiskussion: „Was könnte man in diesem Falle noch machen? Kann man es anders machen – macht bitte Vorschläge?" Mit jedem Vorschlag wird das Verhalten mit neuen Modifikationen nachgespielt. Nach zwei oder drei Veränderungen davon führen Sie einen anderen Diskussionspunkt ein: „Wie reagieren die anderen darauf?" Dann nehmen Sie sich ein anderes Verhalten vor und lassen es ebenfalls durch die Veränderungsmaschinerie laufen usw. Ein Erwachsener kann das „Gegenüber" spielen und Rückmeldungen über die veränderten Verhaltensweisen geben. Am Ende jeder Sitzung sollen die Kinder diskutieren: „Wäre das in Ordnung für dich, wenn sich dir gegenüber jemand so verhielte/auf diese Weise mit dir sprechen würde?"

Sie sind der Schiedsrichter, der beurteilt, ob ein bestimmtes Verhalten den gewünschten Erfolg hat: Seien Sie anerkennend, zeigen Sie Ihre Genugtuung. Sie können z. B. eine Skala von 1–10 verwenden, um die Leistung zu beurteilen, und von einer Anzahl Punkten ab, kleine Geschenke verteilen.

Denken Sie daran, dass Erfolg beim Kind mit Angst verbunden ist und dass die Abwehrmechanismen umso stärker werden, je mehr Erfolg zu verzeichnen ist (Sabotage, verschiedene Ablenkungsmanöver, Konflikte). Erklären Sie sich das als ein weiteres Zeichen dafür, dass „ein kluger Kerl aus dem innewohnenden Baby herauswächst". Treten Sie diesem Verhalten mit der Haltung gegenüber: „Wir (die Lehrer) wissen, dass du dieses Ziel (verbessertes Verhaltensmuster) erreichen wirst, deshalb machen wir weiter."

Wenn die Kinder eine Zeit lang neue Verhaltensmuster entworfen und ausgeübt haben und routinemäßig bei der Erarbeitung neuer Muster zusammenarbeiten können, dann ist Phase V zu Ende.

Phase VI: Übertragung der „Laborsituation" auf das allgemeine Leben in der Klasse

Nun kann man einige der neuen Verhaltensweisen auswählen und sie während des Unterrichts, also außerhalb der bisherigen Treffen, zur Regel machen. Nehmen Sie nur einige wenige Verhaltensweisen, und machen Sie deutlich, in welchen Situationen sie zum Tragen kommen.

Wenn ein Kind in das Klassenzimmer hereingerannt kommt und die Türe zuschlägt, können Sie jetzt etwa sagen: „Eric, könntest du bitte die langsamere Bewegungsart verwenden – und wenn du zu uns kommst, dann warte bitte, bis ich mit Janet zu Ende gesprochen habe. Bleib einfach hier stehen."

In den Sitzungen arbeiten sie nun daran, wie die modifizierten Verhaltensweisen im Klassenverband umgesetzt werden können (noch nicht außerhalb des Unterrichts). Diskutieren Sie die Schwierigkeiten, die die Kinder haben, die neuen Verhaltensweisen auszuführen, und bitten Sie um Vorschläge, diese Probleme zu überwinden. In der tatsächlichen Situation im Klassenzimmer können Sie sagen: „Halt! – das wollen wir nochmals versuchen", falls jemand versagt und Hilfe braucht.

Phase VII: Anderen zeigen, was im Unterricht gemacht wird

Die Klasse lädt Gäste ein (andere Kinder, andere Lehrer), und die Kinder erklären ihnen, warum sie in dieser Spezialklasse sind, womit sich die Kinder dieser Klasse beschäftigen, was sie nicht konnten, als sie anfingen, und wozu sie jetzt bereits in der Lage sind. Die Kinder können die Gäste anleiten, einige der Übungen durchzuführen.

Nun können Sie damit anfangen, Kinder jeweils zu zweit aus der Klasse hinauszuschicken, um eine kurze Zeit lang ihre veränderten Verhaltensweisen durchzuführen (z. B. gemächlich und ruhig auf dem Schulhof umherzugehen).

Ethische Aspekte

Viele Lehrer halten sich bezüglich direkter Fragestellungen bei Bindungsstörungen sehr zurück. Meiner persönlichen moralischen Haltung nach haben jedoch Kinder, die in eine besondere Schule eingewiesen werden, ein Grundrecht darauf zu erfahren, warum die jeweiligen verantwortlichen Erwachsenen sie gerade dorthin gebracht haben. Sie haben ein Recht darauf, offen und ehrlich über Bindungsprobleme informiert zu werden, mit denen sie täglich konfrontiert werden. Nebenbei gesagt, erhöht sich auch die Wahrscheinlichkeit einer Zusammenarbeit, wenn sie wissen, dass andere Menschen davon überzeugt sind, dass sie Probleme haben und ihnen Praktiken anbieten, diese zu überwinden. Wenn Sie an irgendeiner Krankheit litten, wären Sie dann auch nicht froh, wenn Ihre Umwelt diese zur Kenntnis nähme, darüber spräche und Sie offen darüber informierte?

Mich lehrt, abschließend gesagt, meine Erfahrung, dass AD-Kinder bereits eine unbestimmte und Teilbereiche abdeckende Vorstellung ihrer eigenen Reaktionsmuster und ihrer Verhaltensprobleme haben, aber nicht wissen, wie sie damit umgehen sollen. Außerdem treffen sie keine Erwachsenen, die sich getrauen, darüber zu reden.

Die durchleben immer dann, wenn ihnen eine Angelegenheit entgleitet, Erziehungsversuche und Moralpredigten in Hülle und Fülle. Aber wer spricht wirklich mit ihnen auf eine faktenorientierte und direkte Art darüber, warum sie Verhaltensprobleme haben und wie diese sich äußern?

Wie soll man beginnen?

Natürlich fragen Sie sich selbst: Kann ich/können wir auf diese Art und Weise arbeiten? Nun, vielleicht hat es zum einen auf die Art, wie Sie es bisher versucht haben, als Sie auf konventionelle Routineverfahren und Mittel zurückgegriffen haben, nicht geklappt? Ist aber ein heilloses Durcheinander während des Unterrichts moralisch vertretbar? Ein weiterer Grund liegt meines Erachtens darin, dass Sie meinen, therapeutisch nicht genug geschult zu sein, um diese Unterrichtsform durchzuführen. Freud hat jedoch einmal festgestellt, dass die besten Therapeuten niemals Psychologen, sondern die Laien sind, denn diese haben eine andere berufliche Praxis, deren Erkenntnisse sie in ihr therapeutisches Arbeiten einfließen lassen können.

Die Aufgabe des Lehrers besteht nach wie vor darin, zu unterrichten und das Wissen des Kindes zu fördern. Bei AD-Kindern allerdings beginnt dieser Lernprozess ganz von Anfang an mit dem Lernen damit, wie man lernt.

Natürlich muss die Methode mit den Kollegen, dem leitenden Personal und anderen beteiligten Parteien abgesprochen werden. Bringen Sie die Leute dazu, diesen Text zu lesen, und erarbeiten Sie Möglichkeiten um gemeinsame Richtlinien für eine Herangehensweise und die Zusammenarbeit zu finden.

Zusammenfassung:
Wichtige Ziele/erfolgreiche Kriterien

1. Das Kind hat gelernt, seine Aufmerksamkeit auf Sie zu richten (auf Sie zu schauen und zuzuhören), um eine Verhaltensanwei-

sung zu erhalten und diese durchzuführen. Es hat ebenfalls gelernt, Ihre Hilfe ohne zu viel Protest, Flucht- oder Vermeidungsverhalten anzunehmen. Das ist gewöhnlich nach einer Reihe von Konfrontationen der Fall, bei denen das Kind herausfindet, dass Sie tatsächlich meinen, was Sie sagen, und dass Sie lediglich vernünftige, wenn auch unvermeidbare Anforderungen stellen.

2. Das Kind erlebt Sie als jemanden, den man weder zu etwas bewegen noch vernichten oder zerstören kann und weder ihm entkommen kann noch gemeinsame Sache machen. Sie sind, kurz gesagt, vertrauenswürdig. Sie sind gelassen und freundlich und übernehmen Verantwortung für alles, was schief geht.

3. Sie haben die Ebene herausgefunden, auf der das Kind lernt. Sie nähern sich dem Kind gelassen und realistisch, wobei Sie wissen, dass die Entwicklung verzögert ist und die geistige Reife etwa einem Drittel des Wertes der Lebensjahre entspricht. Sie können fordern, dass es in der Klasse mitarbeitet, und es wird versuchen, dies zu tun.

4. Sie haben akzeptiert, dass das Kind zwar auswendig lernen kann, aber von der sozialen und emotionalen Bedeutung dessen, was es gelernt hat, nicht viel versteht (einer Verhaltenssequenz, einem Text, einer sozialen Regel etc.).

5. Das Kind hat Kenntnisse darüber erworben, inwiefern frühe Deprivation/Gewalt sein jetziges Verhalten und seine Probleme beeinflusst. Das Kind ist sich darüber im Klaren, dass diese Ursachen keine Entschuldigung für das gegenwärtige Fehlverhalten sind, sondern eine Herausforderung darstellen, neue Strategien des sozialen Umgangs zu erlernen, denn normales Verhalten kann gelernt werden.

6. Das Kind weiß, dass Sie sich immer rasch, freundlich und konsequent mit Verhaltensproblemen auseinandersetzen. Meistens sehen Sie diese voraus und handeln, ehe es zu einer Eskalation kommt.

7. Wenn Sie das Niveau des Unterrichts für ein Kind festsetzen, dann geschieht das nach einem Zwiebelschalenmuster, d. h., Sie finden den tatsächlichen Kenntnisstand heraus und beginnen ein wenig darunter.

Es liegt immer in Ihrem Ermessen, wann die Klasse bereit ist, von einer Phase in die andere überzugehen. Manchmal müssen Sie monatelang in einer Phase arbeiten, manchmal geht es etwas flüssiger. Gehen Sie einen Schritt zurück, wenn Sie merken, dass die Kinder zu große Schwierigkeiten haben. Es ist besser, zu langsam als zu schnell zu sein. Es gibt drei Möglichkeiten, um AD-Kindern zu helfen: Geduld, Geduld, Geduld. Oder, gibt es vielleicht vier Wege?

Notwendige Organisationsstruktur

Die Bezeichnung der Klasse sollte faktenorientiert sein, etwa „ Klasse für Sozialbeziehungen". Es kann auch ein anderer Name sein, der das besondere Ziel reflektiert.

Die Klasse (fünf bis sieben Kinder) hat ihren eigenen Raum, wobei zwischen den Kindern genug Platz sein muss. Die Farben sind ruhig, und es gibt keine störenden bewegenden Objekte darin. Handy-Telefone, Game-Boy-Spiele und ähnliche Dinge sind entweder nicht erlaubt oder werden in der Schublade des Lehrerpults aufbewahrt.

Die Innenausstattung des Klassenzimmers bleibt immer gleich. Alles ist auf den Platz des Lehrers ausgerichtet. Alle Gegenstände haben ihren besonderen Platz, und die Ausführung ist so gut, dass man ganz natürlicherweise auf die Materialien achtet. Alles was zerbrochen ist, wird sofort repariert oder ergänzt. Es ist mindestens ein Lehrer dabei, wenn die Kinder außerhalb des Klassenzimmers auf dem Spielplatz sind.

Es gibt nicht notwendigerweise viele Lehrer (einen oder zwei im Laufe des Tages), aber die Mittel sollten ausreichend sein. Es besteht gegenüber der restlichen Schule/dem Rest der Welt ein gewisses Maß an Isolation, und jeder Kontakt zur Umwelt wird besonders vorbereitet. Die Klasse kann in einer gewöhnlichen Schule untergebracht sein, sollte aber nicht wie eine normale Klasse behandelt werden, sondern als unabhängige Organisationseinheit, die mit der restlichen Schule einige Einrichtungen und Ereignisse teilt.

Die Lehrer unterstehen direkt dem Schulleiter oder Direktorium. Sie sollten zu einer länger dauernden Arbeit in dieser Einrichtung bereit sein (mindestens drei Jahre), und sie sollten nicht zu jung/ unerfahren sein. Die Lehrer akzeptieren neben ihrer gewöhnlichen Lehrerrolle ihre Rolle als „erfolgreiche Eltern". Sie akzeptieren, dass die Kinder mehr oder weniger emotional benachteiligt sind und dass sie vielleicht niemals „normal" werden. Ihre Aufgabe besteht darin, ihnen zu helfen, mit dem Handicap zu leben und so viel wie möglich zu lernen. Jeder, der im Team arbeitet oder damit in Beziehung steht, ist bereit zu kooperieren und Zeit für die Entwicklung des Teams zu investieren. Normalerweise braucht es für die Entwicklung einer beständigen Organisationskultur drei bis fünf Jahre, wobei viele Enttäuschungen den Weg säumen.

Gemäß meiner Erfahrung als Mentor sind dies die realistischen Zeiträume, die man in Rechnung stellen muss, um das Frustrationsniveau derer, die sich dieser schwierigen Aufgabe widmen, in einem erträglichen Rahmen zu halten.

Ergebnisse

Selbst Kinder mit einer schwerwiegenden kriminellen Vergangenheit und emotionalen Behinderungen kommen, nachdem sie eine Weile in diesem Programm waren, überraschend gut zurecht. Das bedeutet nicht, dass die Kinder in ihrer Reife Fortschritte gemacht haben, sondern dass Sie als Lehrer genau die Zusammenstellung an Problemlösemöglichkeiten angeboten haben, die die Kinder zur Bewältigung ihrer Schwierigkeiten benötigen. Lassen Sie sich durch die Fortschritte der Klasse nicht dazu verführen, anzunehmen, dass das Kind auf wundersame Weise „geheilt" wurde. Sie stellen oft fest, dass ein Mangel an Strukturiertheit außerhalb des Klassenzimmers eine unmittelbare Regression in bestimmte Verhaltensmuster nach sich zieht.

Am wichtigsten ist es, dieses Verhaltensprogramm als eine sichere Grundlage zu betrachten, die ausreicht, damit das Kind seine Intelligenz zum Lesen- und Schreibenlernen verwenden kann, anstatt sich auf Energie verzehrende Art und Weise verteidigen zu müssen.

Ende des Abschnitts über die Situation im Klassenzimmer.

KAPITEL 11

DAS ALLTAGSLEBEN IN DER FAMILIE, DER PFLEGEFAMILIE ODER DER PFLEGEEINRICHTUNG

Alltagsleben in der Familie, der Pflegefamilie oder der Pflegeeinrichtung

Wenn das AD-Kind größer wird, wird die Lücke zwischen dem, was das Kind sozial leisten kann, und der entsprechenden Leistung anderer Kinder offenkundig. Andere Kinder können mit einer Gruppe von Erwachsenen zurechtkommen und untereinander Freundesbande schließen. Das AD-Kind ist oft allein, es mag viele Bekannte haben, aber es hat auf lange Sicht keinen Freund. Vermutlich werden Herausforderungen des Lernens und der Sozialisierung eher gemieden als angenommen. Die oft als unlösbar aufgefassten Anforderungen können das Kind zum Rückzug in die Isolation oder zur Flucht oder zum Angriff veranlassen.

Die Haltung anderer Kinder gegenüber dem AD-Kind ist oft von Bewunderung geprägt (es geht Risiken ein und ist ungehorsam) oder von Furcht (bedrohendes, dominierendes oder aggressives Verhalten, manchmal auch einschließlich sexueller Verfehlung).

Zu Hause kann die enge Vertrautheit des Familienlebens das Kind provozieren und kann in andern Familienmitgliedern das Gefühl der totalen Verausgabung erzeugen oder beim Kind das Gefühl der Verlassenheit auslösen. In der Tat kann diese große Vertrautheit der Familien, die uns zum Einschreiten veranlasst, im Kind den „schlafenden Löwen" wecken (frühe unbewusst bleibende Erfahrungen von Vernachlässigung und Wut). Viele Familien versuchen oft, „an das Kind heranzukommen", indem sie noch enger zusammenrücken, was jedoch die früheren Aktionsmuster des Kindes umso mehr provoziert.

Ziele

Geben Sie dem Kind die Möglichkeit, seine Umwelt zu verstehen. Minimieren Sie die Häufigkeit und Schwere von Konflikten. Versuchen Sie, das elterliche Verhalten der emotionalen und kognitiven Fähigkeit des Kindes anzupassen. Schützen Sie andere Kinder in der Familie. Überprüfen Sie die sozialen Beziehungen in der Familie, um eine Zurückweisung des Kindes durch die örtliche Umgebung und die Familienbeziehungen im weiteren Sinne zu verhindern.

Methoden

Die häufigste Methode, die von Adoptiv- oder Pflegeeltern angewandt wird, besteht darin, dass diese Eltern sich große Mühe geben, einen emotionalen Kontakt herzustellen, indem sie die Vertrautheit vergrößern, sobald Probleme entstehen. Das tun sie, weil „gegenseitige Vertrautheit" als Meilenstein erfolgreicher Elternschaft gilt. Wenn dies nicht gelingt, so bedeutet das, dass ihre „Elternschaft" von Inkompetenz geprägt ist. Diese Vorstellung ist leider ebenso geläufig wie falsch. Die wichtigste Entscheidung, die man trifft, besteht darin, das Ziel der Vertrautheit anfangs zurückzustellen und sich darüber klar zu werden, dass das Kind mit Intimität ein Problem hat, welches bei einem „direkten Angriff" durch schützende Verteidigungsmechanismen zu lösen versucht wird. Wenn Sie diese Schwierigkeit ignorieren und auf kurzem Wege Liebe erzwingen wollen, wird der Weg dorthin nur länger. Was folgt, sind Dichotomisierung, Projektion und psychotische Episode.

Sie müssen Ihre eigenen Bedürfnisse nach Rückversicherung Ihrer Rolle zurückstellen und stattdessen sich zu fragen beginnen, welches Verhalten für das Kind bedeutsam und verständlich ist. Die Frage ist nicht „wie kann ich ihren/seinen Panzer durchbrechen?" Die Frage ist: „In welcher emotionalen Entfernung scheint es das Kind am behaglichsten zu haben und zeigt es die besten Leistungen?"

Dividieren Sie zuerst das Lebensalter durch vier. Dann überlegen Sie sich, welches elterliche Verhalten für ein Kind dieses Alters am ehesten angemessen wäre. Würden Sie einem Kind dieses Alters eine Moralpredigt halten, wenn etwas schief gegangen wäre? Wie lange würden Sie ein Kind dieses Alters allein lassen und erwarten, dass es sich an das erinnert, was Sie ihm gesagt haben? Wie lange würde es sich auf ein Gespräch oder auf Hausaufgaben konzentrieren können? Wie gut würde es zwischen Wahrheit und Phantasie unterscheiden können? Würden Sie das Kind mit Zündhölzern oder Feuerzeug allein lassen? Würden Sie es mit einem jüngeren Kind allein lassen, wenn es eifersüchtig ist?

Das alles ist gemeint, wenn von emotionaler und sozialer Entwicklung die Rede ist, d. h. Sie müssen Ihr alltägliches Sozialverhalten und Ihren Kommunikationsstil dem eines viel jüngeren Kindes anpassen.

Reduzieren Sie die Belastung

Fragen Sie sich selbst, während Sie den Alltag an sich vorüberziehen lassen, wo und wann das Kind unfähig ist, unsere Verhaltensweisen zu verstehen, weil wir im Hinblick auf seine Fähigkeiten weit über die seinen hinausgehen. Wo kommt es wiederholt zum Konflikt, weil wir nicht die Kontrolle übernehmen und das Offenkundige tun: nämlich jede problematische Entscheidung zu übernehmen, die das Kind nicht übernehmen kann? Wo reden, diskutieren, streiten, moralisieren, schimpfen und überreden wir, statt unserer simplen Eingebung zu folgen und auf bestimmende Weise zu agieren, ohne darauf zu achten, ob wir Zustimmung erfahren? Wie oft wechseln wir den Hintergrund unserer Handlungen (den Raum, die anwesenden Menschen, die Art und Weise, etwas zu tun, den Zeitplan, die Geschichte beim Zubettgehen, das Essen, das Thema, die Gruppen). Wie oft fordern wir das Kind mit zwei Erwachsenen gleichzeitig heraus, statt dass sich nur einer an es richtet?

Nehmen Sie die Belastung von diesem „verloren gegangenen Eroberer". Das Kind wird jede einzelne Schlacht anfangen und sie gewinnen. Sie aber siegen zum Schluss immer, denn Sie haben mehr Geduld, bestehen mehr auf etwas, sind stärker und klüger. Was immer das Kind auch sagt, ohne Ihre Hilfe kann es nicht leben.

Belastung Nr. 1: Entscheiden, auswählen, streiten, vereinbaren und motivierend sein

Zeigen (nicht: sagen) Sie dem Kind, dass Sie bereit sind, jegliche Entscheidung zu übernehmen, die das Kind zu übernehmen nicht fähig ist. Sagen Sie dem Kind, was im Augenblick geschieht (anziehen, essen, Zähne putzen, spazieren gehen). Achten Sie darauf, dass es getan wird. Wenn möglich, wenden Sie keinen Zwang an. Wenn nötig (weil das Kind müde ist) zögern Sie nicht, Zwang anzuwenden. Besser ist aber immer noch, zu sitzen und zu warten, bis das Kind von selbst auf Sie zukommt. Wenn das Kind z. B. nicht essen möchte, dann sagen Sie ihm, wie lange das Essen auf dem Tisch bleibt, bleiben Sie sitzen, sprechen Sie nicht, und ermuntern Sie das Kind nicht zu essen. Wenn die Zeit vorbei ist, so sagen Sie in ruhigem Ton, dass Sie nun das Essen wegtragen. Was immer das Kind auch sagt, ob es Sie beschuldigt oder an Sie appelliert, stellen Sie lediglich fest, dass das Essen so und so lange zur Verfügung stand, und nichts weiter. Sie können über den Tag verteilt viele kleine Mahlzeiten anbieten, weil sich Kinder dann besser entwickeln. Aber wann immer Sie etwas anbieten: Bleiben Sie bei Tisch sitzen und legen Sie fest, wie lange das Essen dort sein wird. Und ändern Sie nicht das Speiseangebot, wenn sich das Kind weigert zu essen.

Sie können Ihre eigene Vertrauenswürdigkeit durch eine einfache Gleichung überprüfen: Laufen Sie dem Kind hinterher oder es Ihnen?

Bieten Sie dem Kind keine Auswahl an, sondern bieten Sie Ihre Wahl an. Wenn das Kind Ihre Entscheidung infrage stellt, so sagen Sie: „Du brauchst nicht glauben, dass das eine gute Idee ist, du brauchst es auch nicht mögen. Das geht in Ordnung. Ich habe entschieden, dass es so am besten ist."

Erwarten Sie nicht, dass das Kind zustimmt, erwarten Sie, dass es nicht einverstanden ist und weiß, dass Sie es trotzdem tun. Behalten Sie Ihre Zweifel für sich. Mit diesen müssen Sie allein umgehen oder Sie mit anderen leitenden Personen, z. B. Ihrem Ehepartner, besprechen. Kinder mit AD geben keine angemessenen Antworten darauf, deshalb beruhen alle Entscheidungen auf Ihrer alleinigen Urteilskraft. Je mehr Sie sich auf Diskussionen einlassen, desto weniger traut das Kind Ihnen als einer Person, die stärker ist als seine Angst.

Wenn Sie Teil einer Gruppe oder Familie sind, die mit dem Kind arbeitet, so gilt: Ändern oder diskutieren Sie niemals eine Entscheidung, die jemand von Ihnen getroffen hat, und setzen Sie sie auch nicht außer Kraft. Ganz egal, für wie falsch Sie die Entscheidung halten, dies kann nur auf der Strategiebesprechung thematisiert werden, nachdem das Kind im Bett ist. Während des Tages gilt: Machen Sie in den Augen des Kindes eine Person zur Leitfigur und zur Entscheidungsträgerin.

Erwarten Sie nicht, dass das Kind von Ihren Plänen angenehm überrascht oder glücklich darüber ist. Wenn das Kind dies nicht als Baby gelernt hat, müssen Sie sich auf Ihre eigene Begeisterungsfähigkeit berufen.

Belastung Nr. 2: Veränderungen des Hintergrundes

Wie weiter oben beschrieben, bedeutet eine unausgereifte Konstanzfunktion, dass jede Veränderung im Hintergrund und jede unerwartete Veränderung dazu führt, dass die Aufmerksamkeit auf die Gestaltbildung dessen, was geschieht, auf der Stelle in sich zusammenbricht.

Machen Sie aus dem ganzen Tag eine Serie von kurzen festliegenden Ritualen. Tun Sie die gleiche Sache zur gleichen Zeit im gleichen Zimmer in der gleichen Stimmlage, und behalten Sie Ihre impulsiven und spontanen Einfälle für sich. Halten Sie jede Woche den gleichen Tätigkeitsplan ein. Falls Sie einen schönen Hut oder ein neues Make-up gekauft haben, legen Sie es weg, bevor Sie das Kind treffen. Oder tragen Sie den Hut ständig.

Machen Sie nichts, ehe Sie das Kind nicht darauf vorbereitet haben. Steigen Sie am Supermarkt nicht aus dem Auto, ehe Sie dem Kind gesagt haben, wo Sie beide von hier aus hingehen, was Sie sehen werden, wie man sich beträgt und dass es immer an Ihrer Seite bleiben soll. Fangen Sie mit dem Zu-Bett-Gehen nicht an, ehe Sie dem Kind gesagt haben, was jetzt und danach geschieht, ehe es schläft. Vor dem Einschlafen erzählen Sie dem Kind, was am nächsten Tag geschehen wird, und das wiederholen Sie am nächsten Morgen beim Frühstückstisch.

Ihr Kind reagiert empfindlich auf jede Veränderung. Sagen Sie, was geschieht, warten Sie die Reaktion der Überbelastung ab, und sagen Sie es dann nochmals.

Sagen Sie Gästen, dass sie während des Besuchs beim gleichen Ritual bleiben sollen. Bitten Sie diese, wenn das Kind sie etwas fragt, zu antworten: „Mama oder Papa wissen das/entscheiden das/planen das, frage Sie." Trennen Sie sich gütlich von Freunden und Verwandten, die das nicht verstehen. Stärken Sie denen den Rücken, die es tun. Seien Sie bereit, jedem, den Sie treffen, eine kurze Erklärung des Problems Ihres Kindes zu geben. Zögern Sie damit nicht, und erwarten Sie nicht, dass die Menschen zustimmen oder Sie verstehen. Nennen Sie Ihre Bedingungen, um mit Freunden und Familienmitgliedern zusammen zu sein.

Wenn Sie eine Überraschungsparty feiern, versichern Sie sich, dass das Kind nicht im Haus ist. Und planen Sie unter keinen Umständen eine Überraschungsparty für den Geburtstag des Kindes.

Wann immer Sie in eine neue Situation kommen (einen Laden betreten, andere Kinder oder Erwachsene treffen), lassen Sie das Kind neben sich gehen und halten u. U. die ganze Zeit seine Hand. Erzählen Sie, was „wir von hier aus sehen", um dem Kind zu helfen, einen Rahmen für das, was an diesem Ort geschieht zu bilden. Bilden Sie einen „Eltern-Kinder-Kreis" bei jeder Art von Ausflug.

Stehen größere Veränderungen an (Umzug, neue Umgebung, Schulbeginn), dann führen Sie das Thema erst kurz vor der Veränderung ein, eventuell nur wenige Tage vor dem Ereignis. Alle unbekannten zukünftigen Möglichkeiten und Spekulationen verzehren die ganze Energie des Kindes. Stellen Sie sich vor, was in einer Firma los ist, wenn „Gerüchte über Veränderungen in der Chefetage" zirkulieren. Wenn Sie über die Konsequenzen eines Wechsels im Zweifel sind, nehmen Sie die Zukunft des Kindes als entscheidenden Kennwert und nicht die Zweifel der Gegenwart.

Belastung Nr. 3:
Komplexe soziale Beziehungen und Kontakte

Eine Sozialisierung des emotional noch kleinen Kindes bedeutet *nicht*, Sozialisierung in Gesellschaft anderer Kinder. Es bedeutet den Austausch einfacher und eindeutiger Gefühle durch Berührung und Augenkontakt innerhalb des magischen Zirkels der Mutter-Kind-Beziehung, der niemals durch Außenseiter zu stören ist.

Wenn Sie einem Kind eine Anweisung geben, seien Sie sich sicher, dass Sie es währenddessen auch berühren (halten Sie es an der Hand oder legen Sie eine Hand auf dessen Schulter), und stellen Sie sicher, dass es Sie anblickt. Sagen Sie ihm nichts, ehe Sie eine gewisse Aufmerksamkeit demgegenüber spüren, was Sie gerade wollen. Warten Sie deshalb gelassen ab, bis das Kind seinen Widerstand gegenüber der Kontaktaufnahme überwunden hat. Bleiben Sie am Thema, und helfen Sie dem Kind, Ihre Anweisung auszuführen.

Lassen Sie den magischen „Mutter-Kind-Kreis" auch bestehen, wenn Sie mit anderen Menschen zusammen sind. Entlassen Sie das Kind daraus nicht, es sei denn, Sie sind damit einverstanden, wohin es geht und wann es wieder zu Ihnen zurückkommt. Wann immer auch das Kind zurückkommt, geben Sie eine kleine Belohnung im Sinne von „das ist schön, dass du da bist". Wenn das Kind nicht zurückkommt, so holen Sie es zurück und sagen: „Oh, ich hätte dich nicht weggehen lassen dürfen; der Kuchen war offensichtlich so lecker, und das war insgesamt zu schwierig für dich."

Machen Sie sich selbst zu einem sicheren Zentrum für kurze Ausflüge. Üben Sie z. B., Sie kommen überein, dass das Kind einen kurzen Augenblick weggeht, etwas nachschaut, zurückkommt und darüber redet. Geben Sie dem Kind ein Armband oder eine Uhr, auf der Ihr Bild ist, während es „weg" ist. Oder geben Sie dem Kind ein Handy oder eine Walkie-Talkie-Ausrüstung und bleiben Sie beständig mit ihm im Gespräch, während es in der Küche etwas nachschaut oder tut und Sie auf der Veranda sitzen und sowohl entspannt als auch interessiert währenddessen an einem Glas Orangensaft nippen.

Belastung Nr. 4: Beschuldigt oder ausgeschimpft werden, wenn etwas schief geht

Was auch immer schief läuft oder das Kind falsch macht, sagen Sie sich auch dann, wenn Sie wissen, dass das Kind die Absicht hatte, Ihre Absichten zu unterlaufen, einfach: Sie waren nicht da, um zu helfen, die Anweisungen, die Sie gaben, waren zu schwierig für das Kind, Sie hatten nicht bedacht, wie wütend Sie oder er war, Sie haben das Kind zu großen Veränderungen ausgesetzt.

Alles, was falsch geht, ist *Ihre* Verantwortung. (Fühlen Sie sich deswegen nicht schuldig, es handelt sich lediglich um etwas, das bei unreifen oder kleinen Kindern vorkommt.) Allmählich können Sie die Aufmerksamkeit des Kindes auf eine andere Tatsache lenken, z. B. indem Sie sagen: „Weißt, das ist ja merkwürdig, die Dinge laufen immer nur schief, wenn ich nicht da bin. Ist dir das schon aufgefallen?" Nach ein paar Monaten werden Sie unvermeidbar und unentbehrlich.

Wenn etwas klappt, geben Sie Ihre freundliche Zustimmung im Sinne von „du lernst das jetzt".

Bei diesen Rahmenbedingungen ist es für das Kind nicht möglich, überhaupt irgendetwas falsch zu machen.

Es braucht einige Zeit, ehe Sie jeden Morgen aufs Neue zu einem solch neuen, unbeeinflussbaren und schönen „Auffangbehälter" werden. Finden Sie auch eine Möglichkeit, diesen Behälter zu leeren; etwa durch einen Therapeuten, Ihren Ehepartner (veranstalten Sie jeden Abend ein „Müllkippen-Treffen") oder durch Freunde.

Nehmen Sie zur Kenntnis, dass Sie sich in einer Art Belagerungszustand befinden – schauen Sie also zu, dass von außen Frischwasser zugeführt wird.

Belastung Nr. 5: Eltern, die zu sehr aufs Tempo drücken

Machen Sie langsam. Wenn Sie eine Gutenachtgeschichte lesen, so versuchen Sie langsamer zu lesen. Machen Sie kleine Pausen, und fokussieren Sie kurz jedes neue Ereignis. Etwa so: „Es war einmal ein Prinz – *Oh, Mann, ein Prinz, was weißt du darüber – weißt du, wie ein Prinz aussieht?* Nun, dieser Prinz lebte bei seinem Vater, nachdem seine Mutter gestorben war – *Oh, armer Junge! Keine Mutter! Was glaubst du, wie es wäre, ohne Mutter zu leben?* Wie dem auch sei, er lebte in einem Schloss etc." Lesen Sie die gleiche Geschichte 20 Abende lang.

Machen Sie also wirklich langsam. Eine Sache konzentriert zu tun ist besser, als zehn ohne Konzentration in Angriff zu nehmen. Fertigen Sie sich eine Liste von diesen zehn Posten, die Sie mit und für das Kind heute noch abarbeiten wollen, dann streichen Sie acht davon heraus und machen den Rest gut.

Schieben Sie jede Anforderung an die Entwicklung und jeden Wechsel einer Einrichtung so lange wie möglich hinaus. Lassen Sie das Kind ein weiteres Jahr im Kindergarten. Spielen Sie nur mit einem Kind zu einer Zeit, während ein anderer Elternteil anwesend ist.

Nehmen Sie es als gegeben hin, dass die Entwicklungsverzögerung mit zunehmendem Alter immer deutlicher zu Tage tritt.

Wenn Sie gelassen bleiben, entscheiden und festlegen, ohne zu streiten, das Zentrum jeglicher Exploration und die Ablademöglichkeit aller Lasten sind, dann kann sich das Kind sicher fühlen. Und dies ist die notwendige Voraussetzung dafür, dass man alles, was zwischen dem fünften und elften Lebensjahr zu lernen ist, auch lernen kann.

Wenn Sie auf diese Weise eine sichere Zufluchtsstätte für das Kind geschaffen haben, dann ist die Zeit reif, um dem Kind beizubringen, wie es mit Alltagsproblemen fertig wird.

Erwerb neuer Fähigkeiten in sechs Schritten

Ein Baby lernt, indem es das Verhalten der Eltern nachahmt. Vielleicht irritiert Sie das an Ihrem Kind, denn Sie sehen, „ganz egal, wo wir sind, er/sie kann die Wünsche anderer Personen ‚riechen' und ihr oder sein Verhalten spiegelbildlich nachahmen und jeder findet sie so süß". Nun, das ist ein vollkommen natürliches Verhalten eines Säuglings und eine natürliche Reaktion auf dieses babyartige Verhaltensmuster.

Sie sollten keinesfalls irritiert sein, sondern zur Kenntnis nehmen, dass dieses Verhalten der Schlüssel zur Kontaktaufnahme und das Tor zu wechselseitig rückgekoppelten Lernschleifen ist.

Jedes gesunde Baby imitiert das Verhalten der Mutter und hat keine Ahnung, warum wir dies oder jenes tun. Es tut alles und jedes, weil es die Mutter tut. Erst viel später beginnt das Kind, die Bedeutung und den praktischen Zweck des Verhaltens zu begreifen.

Wenn Sie etwas einüben wollen, sollten Sie nachfolgend aufgeführten Lernschritten folgen. Gehen Sie dabei nicht von einem zum nächsten über, ehe Sie sicher sein können, dass das Kind alle vorausgegangenen automatisch beherrscht. Konzentrieren Sie sich immer nur auf einen Schritt.

Die zu erlernenden Fertigkeiten müssen kurz und einfach sein, etwa „einen Menschen zeichnen", ein Hemd anziehen, „die Hände waschen", „Ball spielen" oder was immer Sie glauben, dass in Alltagssituationen nützlich ist.

Beginnen Sie mit einer Fertigkeit, die das Kind schon beherrscht, damit die neue Situation angenehm und erfolgreich gestaltet wird. Hören Sie nicht auf, nur weil anfänglich einige Fehler auftreten, denn es braucht Zeit, sich an die Lernsituation zu gewöhnen. Sie können mit „Imitationsspielen" anfangen und jedes Spiel mit einer kleinen Belohnung beenden. So zum Beispiel das Nachahmen eines Gesichtsausdruckes, eines Winkens mit der Hand etc. Wenn dem Kind der Augenkontakt Schwierigkeiten bereitet, so schauen Sie einfach über oder unter Augenhöhe, und ermutigen Sie es, auf das zu achten, was Sie tun.

Erster Schritt:
Seien Sie unmittelbares Spiegelbild im Verhalten

1. Wählen Sie eine Position vor dem Kind, so dass die Distanz zwischen Ihnen etwa einem ausgestreckten Arm entspricht. Sie können die Entfernung auch variieren, bis Sie Ihr Optimum finden.
2. Sagen Sie dem Kind, was Sie jetzt gleich gemeinsam tun.
3. Sagen Sie dem Kind, dass es genau das machen soll, was Sie tun (zur selben Zeit).
4. Machen Sie das, von dem Sie wollen, dass das Kind es tut, und helfen Sie ihm bei der Imitation Ihrer Bewegungen.

Zweiter Schritt:
Ihre Stimme hilft, Verhaltensabläufe zu planen

Bewegen Sie sich immer weniger, und beginnen Sie gleichzeitig „laut zu denken", indem Sie dem Kind sagen, was es gerade macht, während es etwas zu tun versucht. So z. B.: „Jetzt drehe ich den Kaltwasserhahn auf, nun den Warmwasserhahn, ist es jetzt warm? – Ich muss den Warmwasserhahn noch ein wenig mehr aufdrehen. So ist es angenehm. – Jetzt greife ich nach der Seife – hui – ist die glitschig – und nun halte ich sie mit beiden Händen ..." etc.

Dritter Schritt:
Die Stimme des Kindes als Ordnungsmoment

Ermutigen Sie das Kind, das Verhalten auszuführen, während Sie immer noch vor ihm stehen, aber Sie bewegen sich noch weniger, bleiben sichtbar und passiv interessiert und lassen das Kind sich selbst Anweisungen geben, etwa, indem es laut über das spricht, was man beim Händewaschen tut.

Vierter Schritt: Arbeiten in Parallelpositionen

Führen Sie eine Handlung aus, indem Sie nicht vor, sondern neben dem Kind stehen. Sie arbeiten immer noch in simultanen Bewegungsfolgen, aber allmählich werden Sie immer passiver, auch wenn Sie interessiert und aufmerksam bleiben.

Fünfter Schritt: Außer Sichtweite sein

Jedes Mal, wenn das Kind eine bestimmte Handlung durchführt, bewegen Sie sich weiter weg. Und immer, wenn das Kind dabei nicht erfolgreich ist, rücken Sie wieder näher heran. Ermutigen Sie, wenn nötig, das Kind durch Ihre Stimme.

Sechster Schritt: Ich kann es allein!

Beginnen Sie damit, eine kurze Zeit lang etwas anderes zu tun, während das Kind die zu übende Handlung ausführt. Ermutigen Sie das Kind zu flüstern, statt laut zu sprechen. Und bringen Sie es nun allmählich dazu, überhaupt nicht zu sprechen, sondern es „sich innen" zu sagen. Sie können selbst auch flüstern, während Sie etwas machen. Lassen Sie allmählich die Detailangaben weg, und verwenden Sie stattdessen allgemeine Anweisungen, wie etwa: „Wasch jetzt deine Hände". Verlassen Sie für eine kurze Zeit den Raum – Sie können derweil ein Bild von sich am Badezimmerspiegel befestigen, das dem Kind hilft, die Objektkonstanz aufrechtzuerhalten. Stehen Sie im benachbarten Zimmer, und sprechen Sie mit dem Kind. So z. B.: „Du kannst mich jetzt nicht sehen, oder? Weißt du noch, was ich dir gesagt habe?"

Diese sechs Schritte sollten eingehalten werden, um Alltagsaufgaben zu erlernen. Hat sich Ihr Kind erst einmal an diese Abfolge gewöhnt, stellen Sie rasch fest, dass sich die Anzahl der Konflikte reduziert und das Kind mit den Anforderungen des täglichen Lebens immer besser zurechtkommt.

Das AD-Kind und andere Kinder in der Familie

In einer Familie gibt es viele Zielvorstellungen: finanzielle, emotionale und soziale. Mit einem AD-Kind in der Familie wird es schwierig, diese Bedürfnisse in Einklang zu bringen. Es bedarf einer sorgfältigen Planung, um die notwendig werdenden Entscheidungen abzugleichen. Die emotionale Belastung kann zu verzehrenden Konflikten zwischen den Ehepartnern führen oder zu unrealistischen, kostenträchtigen Ausbrüchen auf der Suche nach Wunderkuren.

Die emotional gesunden Kinder der Familie sollten geschützt werden und Hilfe erhalten. Das bedeutet, dass die übliche „Wir"-Kultur in der Familie (alle Regeln gelten gleichermaßen für alle Mitglieder, alle führen die gleiche Lebensart und teilen die gleichen Erfahrungen der Erziehung) zugunsten einer eher der Wirklichkeit entsprechenden Herangehensweise aufzugeben ist.

Man sollte Geschwister offen und so früh wie möglich über das Handicap ihres Bruders oder ihrer Schwester informieren, und es soll ihnen auch gesagt werden, dass sich die erzieherischen Maßnahmen der Eltern nach der Fähigkeit eines jeden Kindes richten. Das AD-Familienmitglied hat als Baby viele Dinge nicht gelernt, und deshalb müssen die Eltern diesem Kind viel Zeit und Aufmerksamkeit widmen und speziell für dieses Kind Regeln festsetzen. Man sollte auch offen darüber sprechen, dass die Aufmerksamkeit der Eltern gegenüber dem gesunden Kind manchmal zurückfällt. Wenn das AD-Kind in einer Pflegefamilie ist, mag es eine gute Idee sein, dem eigenen Kind ein symbolisches Taschengeld zu geben, da die Familie eine Art Arbeitsplatz darstellt, an dem auch das gesunde Kind mitarbeitet. Das kann dem Kind helfen zu verstehen, dass es die Eltern wirkungsvoll unterstützt, und es ihm erlauben, sich manchmal auch „einen Tag frei zu nehmen". Sinnvoll ist auch, wenn sich die Ehepartner die Verantwortung der Fürsorge teilen, so dass zu einer Zeit ein Elternteil für das AD-Kind verantwortlich ist, während der andere den anderen Kindern oder dem anderen Kind seine Aufmerksamkeit schenkt. Das kann die Angst vor einem „Verlust der Beachtung" bei allen Kindern reduzieren.

Wie oben beschrieben, kann das AD-Kind nur eine 1:1-Beziehung, d. h. eine Mutter-Kind-Beziehung überblicken. Es kommt deshalb oft zu Eifersucht oder Aggression gegenüber dem normalen Kind. Sie sollten deshalb dem AD-Kind dabei helfen, eine effektive Bewältigungsstrategie zu entwickeln, und auf eine strikte Beachtung des Grundsatzes „ich rede jetzt nicht mit dir, sondern mit deiner Schwester" Wert legen. Teilen Sie den physikalischen und emotionalen Lebensraum in verschiedene „Zeitsegmente und Orte" ein, und machen Sie dem Kind klar: Hier (zu dieser Zeit, an jedem Tag) sind wir alle zusammen, hier bin ich mit dir, hier bin ich mit deiner Schwester oder deinem Bruder etc.

Seien Sie sich über die „frühen Abwehrmechanismen" im täglichen Leben der Familie im Klaren, die durch jene des AD-Kindes ausgelöst werden. Sind Dichotomisierung, Verleugnung, Abwehr, das Gefühl aufgegeben worden zu sein und eine schleichende Zurückweisung in der Beziehung und der Kommunikation in der Familie zu beobachten, dann sollten diese Fragen erörtert und über die vorherrschenden Gefühle gesprochen werden. Dies soll eher der Fall sein, als über die kleinen praktische Probleme oder Streitgespräche zu diskutieren, an denen sich der Konflikt entzündete.

Verändern Sie den Gegenstand Ihrer Aussprache immer so, dass Sie von praktischen Problemen oder Konflikten rasch wegkommen und zu den dahinter stehenden Gefühlen, welche die Intensität des Problems ausmachen, gelangen.

Kapitel 12

Milieutherapie für den Jugendlichen

Der Weggang von Zuhause mit leichtem Gepäck

Das Teenager-Alter ist auch für normale Kinder schwierig. Unter dem aufrührerischen Durcheinander bildet sich das Kontaktmuster heraus und werden verschiedene Verhaltensweisen des Erwachsenseins erprobt. Eine Folge der Funktionsfähigkeit unabhängiger innerer Veränderungen ist eine Trennung von Eltern und anderen Erwachsenen. Das Bindungsverhalten, das bisher auf die Eltern zentriert war, wandelt sich, und es kommt zur Bindung an Gleichaltrige und kurzzeitigen intensiven emotionalen Beziehungen zu Freunden und Partnern.

Beim AD-Jugendlichen besteht die Tendenz, dass körperliche Entwicklung und Wachstum die Unreife der emotionalen Persönlichkeit besonders zum Vorschein treten lassen. In diesem Alter wird es gewöhnlich dem AD-Jugendlichen zunehmend deutlich, dass die Möglichkeiten, die das Leben bietet, für ihn nicht in gleicher Weise zugänglich sind wie für andere. Eine Folge davon ist, dass aus dem Konflikt zwischen dem Wunsch nach Unabhängigkeit und dem Mangel an ausgereiften psychologischen Fähigkeiten starke, aber unrealistische Karrierevorstellungen resultieren, wohingegen das tatsächliche Interesse am Lernen aber verschwindet. Die Regression zu Bindungsmustern der frühen Kindheit kommt häufig vor, so dass der normalerweise allmählich verlaufende Prozess eines zunehmenden Freiheitsbedürfnisses sehr plötzlich und intensiv eintreten kann. Denn die dabei auftretenden ablehnenden Gefühle, die aus der frühen Trennung resultieren, werden auf die Sorgeberechtigten in der Kindheit, z. B. die Adoptiveltern, projiziert.

Angesichts der Tatsache, dass er noch viele Jahre auf die Hilfe von Erwachsenen angewiesen sein wird, wird der Jugendliche oft die Problematik verleugnen, heftige Konflikte austragen und vielleicht weglaufen. Manchmal findet so eine ziemlich ruhig verlaufende Schulphase ihr abruptes Ende. Der/die Jugendliche betrachtet sich vom Beginn der Pubertät an als „erwachsen" und schlingert typischerweise zwischen der Suche nach Gesellschaft viel jüngerer und viel älterer Personen hin und her.

Aufgrund der mangelnden Fähigkeit, Richtiges von Falschem zu unterscheiden und sexuelle Impulse zu unterdrücken, kommt es häufig zu einer sozialen Fehlanpassung. Kriminelle Verhaltensweisen, wie etwa Betrug und Gewalt, und sexuelle Tätlichkeiten können in Formen vorkommen, die nicht länger ignoriert werden können. Dazu gehören Promiskuität, sexuelle Gewalt gegenüber Kindern oder anderen als ungeeignet zu betrachtenden Sexualobjekten.

Das ursprüngliche psychosoziale Handicap kann durch Sekundärprobleme, wie etwa Drogenkonsum, noch belastender werden.

In anderen Worten: Die Pubertät ist ein schwieriger Lebensabschnitt, in dem die Hilfe von außen allmählich abklingt und die intrinsische Motivation, Hilfe zu erbitten, gering ausgeprägt ist. Das wird dann zu einem besonderen Problem, wenn sich Eltern „ganz normal verhalten", so wie es bei manchen Adoptivfamilien der Fall ist. Die hohen Erwartungen seitens der Adoptiveltern und dazu die Tendenz, „alle Probleme innerhalb der Familie zu lösen" und bei der Annahme professioneller Hilfe zu zögern, führen u. U. dazu, dass sich die angesammelten Probleme in einer Reihe explosiver Konflikte entladen. Der Jugendliche erlebt möglicherweise frühere traumatische Ereignisse wieder und projiziert das Gefühl des Verlustes und der Einsamkeit auf Eltern oder Helfer. Deshalb kommt er vielleicht in einer anderen Umgebung mit weniger vertraulichen Beziehungen besser zurecht. Die Eltern brauchen oft eine Therapie, um mit der recht verwirrenden Einsicht klarzukommen, dass sie ein „immerwährendes Kind" haben, das sich gleichzeitig weigert, gerade von ihnen Hilfe anzunehmen.

Ziele

Ein wesentliches Ziel besteht darin, durch die Erwachsenen so lange wie möglich Kontrolle und Schutz zu gewähren und in Kontakt mit dem AD-Jugendlichen zu bleiben. Eine zweite Aufgabe besteht darin, sekundäre Schwierigkeiten, wie etwa die Zurückweisung durch die Umwelt, jugendliche Straftaten und sexuelle Vergehen, zu verhindern. Eine dritte Aufgabe ist es, den Eltern dabei zu helfen, die Zurückweisungen seitens des AD-Jugendlichen zu überwinden und Kontakt mit ihm aufrechtzuerhalten, ohne dass sie finanziell oder auf andere Weise ausgenutzt werden.

Methoden

Ruhelosigkeit und Reizbarkeit sind übliche Zustände während der Pubertät, umso mehr noch bei AD-Jugendlichen. Dem ausgeprägten Verlangen „wegzukommen" kann auf verschiedene Weise entsprochen werden.

Eine ist, den Jugendlichen in eine abgeschiedene soziale Umgebung zu bringen (am besten ein oder zwei Jahre vor der Pubertät), wo er nicht mit kriminellen Banden in Berührung kommt; so etwa in einem kleinen Dorf auf dem Land.

Auch ein Internat kann für intelligentere Jugendliche eine gute Möglichkeit sein, denn dort gibt es viele vorgegebene Strukturen und Rituale und keine besonderen Anforderungen bezüglich Vertrautheit und emotionalen Charakteristika.

Man kann auch die „Känguru-Methode" für Heranwachsende anwenden, um die Phase der Kontrolle durch Erwachsene zu verlängern, indem etwa jedes Jahr für den Jugendlichen eine neue Pflegefamilie gefunden wird und er wechseln muss. Die gleiche Methode kann man anwenden, um mit unrealistischen Zukunftsplänen und Wünschen des AD-Jugendlichen umzugehen. Die Haltung dabei sollte nicht die sein, die Hoffnungen des Jugendlichen zunichte zu machen, sondern deren Verwirklichung zurückzustellen und zwar dergestalt, dass man ihm zu verstehen gibt: „Wenn du diese Ziele im Alltagsleben erreicht hast, dann können wir auf dein eigentliches Ziel zu sprechen kommen." Alles, was sich der Jugendliche wünscht, setzt dann voraus, dass er täglich kleine Pflichten erfüllt.

Der nicht abreißende Kontakt mit Verwandten kann dadurch unterstützt werden, dass es eindeutige Vereinbarungen darüber gibt, wann Treffen stattfinden, wie lange sie dauern, und dadurch, dass man gemeinsame Aktivitäten ins Auge fasst. Viele Adoptivfamilien und Pflegefamilien werden durch die Jugendlichen ausgenutzt, insbesondere dann, wenn Drogenmissbrauch im Spiel ist. Da kann es sein, dass die Eltern zur Unterstützung ihrer Entscheidungen über die Grenzen und Bedingungen des Miteinander therapeutische Hilfe benötigen. Eltern sind sich oft nicht darüber im Klaren und in der Frage zerstritten, was es heißt, Unterstützung zu gewähren und unter welchen Bedingungen diese gegeben wird. Uneinigkeit bezüglich der Einhaltung einer „strengen oder nachgiebigen Haltung" kann selbst zur Scheidung der Eheleute führen.

Jede Strategie sollte auf dem Prinzip basieren, dass es für die persönliche Entwicklung des AD-Jugendlichen besser ist, viele Jahre über gleichmäßig geringen Kontakt zu haben als zu viel Kontakt am Anfang, der dann von einem Kontaktabbruch gefolgt wird, weil die Kräfte vollkommen verausgabt wurden. Sind in der Familie noch andere Kinder, so müssen die Eltern wählen zwischen einem erträglichen Leben für sich und die anderen Kinder und einem Leben, in dem sie alle Ressourcen für den AD-Jugendlichen verausgaben. Meiner Erfahrung nach verläuft die Entwicklung des Jugendlichen ziemlich ähnlich, ganz unabhängig davon, ob die Eltern sich in ihrer Energie vollkommen verzehren oder nur einen Teil dafür hergeben. Die Determinanten des Sozialleben in der Jugend und danach stammen nicht aus den Ressourcen der Eltern, sondern aus der Reifung der Persönlichkeit des AD-Jugendlichen. Das Wichtige für die Eltern ist, eine Reihe regelmäßiger kurzer Kontakte aufrechtzuerhalten und sich nicht so intensiv einzubringen, dass sie sich verausgaben und dann aufgeben. AD-Jugendliche, die regelmäßig etwas Kontakt mit ihrer Familie oder ihrer Pflegefamilie haben, erhalten eine bessere Prognose, auch wenn der Kontakt die ganze Zeit über als sinnlos erschienen ist.

Die Voraussetzung für diese positive Entwicklung ist, dass sich die Eltern nicht übernehmen.

Der Ablöseprozess in der Pubertät ist oft sehr schwierig und von Gegensätzen geprägt. Dazu einige Beispiele aus meiner Praxis:

Eine milde Form von Pubertätsproblemen

In einer gut eingespielten Adoptivfamilie kommt der Junge in die Pubertät und gerät ziemlich abrupt in Konflikte mit seinen Pflegeeltern, und zwar sowohl, was die Autorität angeht, als auch deswegen, weil sie ihn seiner Ansicht nach nie geliebt haben und ihn loswerden wollen. Er möchte sterben und glaubt, sie hätten ihn nur adoptiert, um ihre eigenen Bedürfnisse zu befriedigen etc.

In der Therapie definiere ich Adoptivfamilien als Familien, in denen alle Mitglieder etwas darüber wissen, was Verlust bedeutet. Ein adoptiertes Kind der Familie ist nicht „unser" Kind, sondern ein Gast, der aus einem oder dem anderen Grunde woanders unerwünscht war. Die Eltern wissen, dass sie das Kind verloren haben, das sie einst so gern gehabt hätten, und der Adoptivsohn weiß, dass er seine biologischen Eltern verloren hat. Beide Teile leben wegen dieses Verlusts in andauernder Trauer und Sorge, und diese interferieren mit ihrer Fähigkeit, einander zu lieben, es sei denn, es wird offen ausgesprochen. In einigen Sitzungen arbeiten wir daran, die Reaktionen und Verarbeitungsstrategien jedes Familienmitgliedes abzubilden und das ist natürlich ein schmerzhafter Prozess. Ich lege auch fest, dass die „Anwartschaft auf bestimmte Probleme" und deren Lösung eine generelle Schwierigkeit ist, die weder durch eine Person gelöst werden kann, noch einer Person zukommt, sondern die in einer Generation auftaucht und durch zwei oder drei nachkommende Generationen bearbeitet und gelöst wird.

In ein paar Einzelsitzungen arbeite ich mit dem jungen Mann zusammen, wobei ich mich auf vier Themen konzentriere. Eines hat zum Inhalt, dass all seine Reaktionen für ein Kind, das seine Eltern verloren hat, normal sind und dass er lernt, seine eigenen Sorgen zu respektieren. Er ist weder verrückt noch „seltsam" sondern zeigt eine gesunde Reaktion auf Verlust. Zum Zweiten ist er nicht „irgendwo in der Leere" verloren. Wenn er eines Tages Kinder hat, dann ist er der Erste seiner Generation. Und wenn man Generationen zurückblickt, kommt man immer auf jemanden, der der Erste war und vor dem es nichts gab, und in diesem Fall ist das eben er. Drittens arbeiten wir an der Tatsache, dass er seine biologischen Eltern als gegenwärtige Wirklichkeit in sich trägt (was sich an seinen besonderen Gewohnheiten, seinen emotionalen Verhaltensweisen und seiner Physiognomie zeigt) und mit denen er „reden kann", wie er in einigen bewegenden Selbstgesprächen auch tut. Viertens untersuchen wir, wie einzelne Beiträge von verschiedenen Personen zusammen eine „Elternschaft" gebildet haben, die aus ihm das machten, was er heute ist, und dass Elternschaft durch viele verschiedene Mitglieder verschiedener Gruppen ausgeübt werden kann. Der Wechsel der Personen hat es für ihn natürlich schwierig gemacht, alle diese verschiedenen und verwirrenden Eindrücke zu integrieren, und deshalb verwenden wir einige Zeit darauf, diese verschiedenen „Mitgifte" zu einem sinnvollen Ganzen zu formen.

In einer Schlussbesprechung kommen wir auf das Thema zurück, inwiefern jedes Familienmitglied zu einem tieferen Verständnis dieses Verlusts beitragen kann. Dieses Mal nähern wir uns aus einem persönlichen Blickwinkel und geben dem Verarbeitungsprozess jedes Mitgliedes mehr Raum. Einvernehmlich entscheidet sich der junge Mann, nahe bei seinen Adoptiveltern zu leben, und ihre Konflikte reduzieren sich auf das Alltagsniveau.

Ein schwieriger Fall von Pubertätsproblemen

Ein junger Mann einer Adoptivfamilie kam zu dieser im Alter von vier Jahren, und zwar aus einer sehr benachteiligten Umgebung. Nach vielen anfänglichen Konflikten und abweichenden Verhaltensmustern, scheint er sich gut anzupassen, obwohl er oft sehr wütend ist und manchmal auch gegenüber anderen Kindern der Schule gewalttätig wird.

In die Pubertät gekommen, beginnt er seine Pflegeeltern zu manipulieren: Manchmal emotional, indem er seine wirklichen Eltern zurückhaben möchte, manchmal indem er offen droht, wenn seine Forderungen nicht sofort erfüllt werden. Dieses Verhalten eskaliert zu Wutausbrüchen, als er beginnt, sie körperlich anzugreifen, wenn sie ihm sagen, wann er abends zurück sein soll oder es ablehnen, ihm mehr Geld zu geben. Er drückt oft Gefühle der Abscheu und der Wut ihnen gegenüber aus. Obwohl die Eltern sich weigern aufzugeben, werden sie durch die Ereignisse gezwungen, ihn einem pädagogischen Projekt zur Behandlung anzuvertrauen, wo er auch eine Zeitlang auf einem Schoner segeln geht.

Sobald er mit Anforderungen konfrontiert wird, möchte er heimgehen, und einmal läuft er weg und taucht mitten in der Nacht zuhause auf, wirft Steine an die Fenster und beschuldigt seine Eltern aller Verbrechen, die ihm einfallen. Schließlich wird durch die Nachbarn die Polizei alarmiert, und diese nimmt ihn in Gewahrsam. Seine Eltern haben einfach Angst vor ihm und werden leicht zum Ziel seiner Ausbeutung. Meistens gibt er das Geld für Versuche aus, Freunde und Bewunderung zu erkaufen. Als er einer Anzahl von Vergehen wegen – dazu zählen Betrug und ein Armbruch seiner Adoptivmutter – vor Gericht kommt, beschuldigt er dort seinen Adoptivvater, ihn sexuell missbraucht zu haben (möglicherweise wurde er vor der Adoption missbraucht). Das spaltet die Sozialarbeiter, die an den Trainingsmaßnahmen beteiligt sind, in solche, die ihm glauben, und solche, die das nicht tun, und führt zu häufigen Wechseln in den Meinungen. Es bereitet seinem Rechtsanwalt keine Schwierigkeiten, diese Unsicherheiten dazu zu benutzen, Freispruch zu fordern. Der Jugendliche schlingerte danach noch eine Weile hin und her, ehe er erneut wegen weiterer Gewalttätigkeiten eingesperrt wurde.

In der Therapie kommt sehr deutlich zum Ausdruck, dass er sehr intelligent agiert, um zu erreichen, was immer möglich ist, und dass der Grund seines Kommens darin besteht, dass er eine Haft durch „Kooperation" vermeiden möchte. Dessen ungeachtet gibt er mit seinen Fähigkeiten auf eine ziemlich naive Weise an.

Seine Eltern werden angewiesen, ihn in der Behandlungseinrichtung nur einmal pro Monat für die Dauer von zwei Stunden zu besuchen, und das auch nur in Begleitung von Personal. Die meiste Arbeit wird hierbei darauf verwendet, eine Kontaktform herzustellen, die es erlaubt, dass sie ihn regelmäßig besuchen können, ohne ausgenutzt zu werden. Dies wird allmählich in dem Maß erreicht, in dem die Eltern die Schwere seiner Behinderung erkennen.

Das zuletzt genannte Verhaltensmuster ist nicht ungewöhnlich, wobei insbesondere Adoptiveltern anfällig für Beschuldigungen und Ausnutzung sind.

Vom 30. bis 35. Lebensjahr an stellt man einen deutlichen Rückgang krimineller und aggressiver Verhaltensweisen fest, dies gilt auch für psychopathische Personen und hat vermutlich mit einer späten Ausreifung einer Persönlichkeitsstruktur zu tun (Hare 1992).

Einige Überlegungen zur Therapie von Eltern und AD-Jugendlichen

Im Folgenden möchte ich einige der zugrunde liegenden Überlegungen ansprechen, die aus Therapiesitzungen mit biologischen Eltern/ Pflegeeltern/Adoptiveltern hervorgegangen sind.

Warum ist die Pubertät für manche Kinder mit Bindungsproblemen ein so schwieriger Zeitabschnitt? Es scheint, als treffen eine Reihe von Ursachen unglücklicherweise gerade in diesem Alter zusammen. Sie scheinen alle auf das immer gleich bleibende Problem der emotionalen und sozialen Identität hinzuweisen: Auf die Empfänglichkeit für das Gefühl und damit für das tiefgründige Wissen darüber, wer man ist und dass man sich in allen Situationen immer als ein und dieselbe Person empfindet. In einem Film der Marx Brothers gibt es einen wunderbaren Dialog, der die Situation des AD-Jugendlichen illustriert:

- „Es gibt einen versteckten Schatz unter dem Nachbarhaus!"
- „Es gibt aber gar kein Nachbarhaus ..."
- „Nun gut, dann bauen wir eben eines, nicht wahr?"

Wenn Sie sich an das Modell erinnern, das am Anfang des dritten Kapitels (Kontaktstörung und Unvermögen, Konstanz zu gewährleisten) dargestellt wurde, so beginnt jede neue Entwicklung mit einer symbiotischen und abhängigen Phase, gefolgt von einer ambivalenten Phase, aus der unabhängige Funktionen hervorgehen, und endet schließlich in einer autonomen Phase, in der das Individuum ohne äußere Hilfe bestehen kann, da es interne Systeme aufgebaut hat. Bei einem AD-Jugendlichen war die anfängliche Symbiose nicht ausreichend, und das macht die Abtrennung um ein Vieles schwerer. In der Pubertät ist eine Regression zu frühen emotionalen Zuständen und Kontaktformen unvermeidlich und notwendig, um alle vorausgegangenen Erfahrungen in ein Selbstkonzept zu überführen.

Bei AD-Jugendlichen ist allerdings diese Regression ausgeprägter und aktiviert frühe ablehnende Modellvorstellungen des „anderen", dazu zählen Zorn, extreme Empfindungen der Vernachlässigung und Einsamkeit, paradoxe Bindungsvorstellungen, Überzeichen von Gefühlen, Hass etc. Die enorme Heftigkeit dieser Modellvorstellungen bindet somit weitere Entwicklungsfortschritte durch Wiederholungen früher Verhaltensmuster. Selbstverständlich werden diese Gefühle auf die gegenwärtigen Beziehungspersonen mit Elternfunktion projiziert, seien es die Pflegeeltern, die biologischen Eltern oder die

Adoptiveltern. Und natürlich regredieren auch die Eltern, wenn sie unter den Druck der emotionalen Aufgewühltheit des Jugendlichen kommen. Die vergangenen Beziehungen können die gegenwärtigen nicht mehr ausgleichen. Dann ist der Punkt erreicht, wo auch eine tolerante Umgebung die Probleme der AD nicht länger auffangen kann.

Die Eingangserhebung, die der Therapie vorausgeht, dient dazu festzustellen, ob die AD-Probleme so schwerwiegend sind, dass eine Therapie aller Familienmitglieder zusammen auszuschließen ist. Ein weiterer Grund dieser Erhebung dient zur Feststellung, ob eventuell Betreuungspersonen dermaßen traumatisiert sind, dass sie von einer Therapie nicht profitieren können. Wenn das der Fall ist, wird in der Therapie mit den Eltern über einen neuen Platz für das Kind gesprochen, darüber, wie man das Kind über die Entscheidung informiert und wie man eine gute Vermittlung zustande bringt. Die nachfolgende (sehr komprimierte) Beschreibung betrifft nur Familien, wo das Kind fest genug an die Erzieher gebunden ist und diese ihm immer noch positiv verbunden sind. Die Sitzungen sind, falls die junge Person nur kurzzeitig aufmerksam bleiben kann, oft sehr kurz.

In der Therapie beginne ich oft mit einem Vorgang der „Aufzeichnung der Emotionen", wo beide Elternteile und das Kind gebeten werden, offen über die derzeitigen Gefühle des Jugendlichen gegenüber seinen gegenwärtigen Betreuern (die Betreuer werden darüber unterrichtet, die Gefühle weder zu kommentieren, noch darüber zu streiten oder zu diskutieren) zu berichten. Hier werden besonders ambivalente oder widersprüchliche Gefühle näher beleuchtet und identifiziert (so wie etwa das gleichzeitige Gefühl von Abhängigkeit und Hass). Ich bitte den Jugendlichen, *mir* die Gefühle zu beschreiben, während die Eltern zuhören, ansonsten endet dieser Prozess im Streit. Es wird großer Wert darauf gelegt, alle Gefühle im Detail zu beschreiben, dazu gehören auch die Situationen, die sie am ehesten auslösen. Die Beschreibungen drehen sich häufig um elementare soziale Themen, wie etwa das Gefühl, aus der Familie ausgeschlossen, vom Erzieher dominiert oder emotional nicht akzeptiert zu werden.

Beide Mechanismen – Regression und die Projektion von frühen „Modellvorstellungen" – werden dann im Einzelnen erklärt und mit praktischen Beispielen dessen, was der Jugendliche gerade gesagt hat, bereichert. Etwa wie er oder sie mit „Eltern spricht, die einst nicht so waren, wie sie hätten sein sollen" und die sich daraus ergebenden Konsequenzen, wenn man auf diejenigen trifft, „die jetzt Eltern sind". Die (sehr verschmähten) Reaktionen der jetzigen Eltern werden dem Jugendlichen im Prinzip als die gleichen beschrieben: Die

Jugend gehört der Vergangenheit an, und das führt dazu, dass die Eltern in der Regression auf ihre eigene Vergangenheit zurückgreifen (auf Zeiten, wo sie als Kinder drangsaliert, ungerecht behandelt oder misshandelt wurden). Die Schlussfolgerung ist:

Du sprichst zu deinen Eltern, „die es einmal gab" und deine Eltern sprechen zu „ihren Eltern, die es einmal gab". Das Ziel der Sitzung besteht darin, dass du und deine Eltern herausfinden, wie ihr direkt miteinander sprechen könnt ohne das „Gespenst" einer lang vergangenen missglückten Elternschaft. Beide haben ein Recht darauf, ärgerlich über das zu sein, was ihr nicht bekommen habt, aber dieser Ärger gehört in eine andere Zeit, bezieht sich auf andere Eltern, und es sollte ihm nicht gestattet werden, eure Zusammenarbeit zu stören. Bis jetzt streiten nur drei unglückliche Kinder.

Dann bitte ich die Eltern einzeln zu beschreiben, wie sie aufgewachsen sind und was zum Erlangen ihrer Autonomie gefehlt hat oder hinderlich war. Des Weiteren bitte ich sie zu beschreiben, in welchen Fällen sie gerade so auf die heutige Jugend reagieren, wie es ihre Eltern taten.

Andere wichtige Verluste, etwa kein biologisches Kind zu haben, werden ebenfalls erkundet (falls es scheint, dass sie die Kommunikation beeinflussen).

In der Sitzung erstellen die Teilnehmer eine Schemazeichnung, in der sie sich selbst abbilden, ihre aktuellen Eltern/Kinder in der Mitte platzieren und darüber die „ehemaligen" Eltern setzen, die „diktieren", was in der gegenwärtigen Beziehung gesagt, getan und gefühlt werden soll. Ich bitte die Teilnehmer zu untersuchen, inwieweit die Verhaltensmuster der „ehemaligen" Eltern durch die gegenwärtigen Dialoge zwischen Eltern und Jugendlichen unterstützt und weitergeführt werden. Ich gebe immer Rückmeldung, wenn ich ein eindeutiges Statement höre, das auf die jetzige Beziehung gemünzt ist, und nehme eine eher humorvolle Haltung gegenüber den bestehenden „alten Beziehungsmustern" ein. Ziel ist, dass Eltern und Jugendliche erkennen, inwiefern sie den Dialog des „einsamen Kindes" aufrechterhalten, und dass sie fähig werden, aus einer gereiften Position heraus zu handeln. Alle Rückschläge werden als die Notwendigkeit eingeordnet, „eine Weile wieder die gute alte Wiege in Gebrauch zu nehmen".

Ich bitte die Jugendlichen und die Eltern, sich an ihre „ehemaligen" Eltern auf der Abbildung zu wenden und ihnen zu sagen, was sie richtig und was sie falsch gemacht haben und dazu die relevanten Gefühle zum Ausdruck zu bringen (Zorn, Traurigkeit, Verlassenheit, Verlangen).

Dann beschreibe ich den Vorgang der Empfängnis, des Gestilltwerdens, der Erziehung, des Aufwachsens und Unabhängigwerdens als „ein gemeinsames Malen eines Bildes" und als einen andauernden Prozess des Gesprächs zwischen Eltern und Kindern, der in der Jugend endet, wenn die Jugendlichen beim Eintritt ins Erwachsenenalter das Bild selbst fertig malen.

Im vorliegenden Fall (mit einer unterbrochenen frühen Jugend, voll von Verlust, Mangel an Fürsorge und Wechsel zwischen ganz verschiedenen Eltern) ist die Arbeit viel schwieriger. Mehr als um das Zeichnen geht es darum, ein Puzzle zusammenzusetzen, das aus sehr verschiedenen Ereignissen und Beiträgen zum Leben des Kindes besteht. Die Puzzleteile passen nicht sofort zusammen, sie stammen sogar aus verschiedenen Puzzlespielen, und manche Teile fehlen vollkommen. Das bedeutet, dass sich das Kind sehr früh in seinem Leben an verschiedene Erziehungsstile, Sprachen und Umgebungen anpassen musste und dass ein Teil der Unterstützung, die zur Reifung nötig ist, vollkommen gefehlt hatte.

Das Ziel dieses Gesprächs besteht darin, auf Tatsachen basierend bei Eltern und Kindern gleichermaßen eine Hochachtung vor dem Problem eines vereinheitlichenden Gefühls für Identität zu erzeugen. Einige der häufigen Aufgabestellungen sind nachfolgend aufgeführt.

- Sie sind fast an einem Mangel an Essen und Trinken gestorben, und sie haben darauf reagiert, indem sie kluge Strategien des Überlebens entwickelten. Als sie in eine Pflegefamilie kamen, durften sie all ihr Wissen über ihr Überleben (schreien, lügen, stehlen, beißen) nicht anwenden.
- Niemand hat sie geliebt, und plötzlich waren die anderen enttäuscht, wenn sie nicht beide Eltern auf der Stelle lieb hatten.
- Sie mussten ihren neuen Eltern gefallen, um zu bestehen, und sie waren auf sich selbst immer noch wütend.
- *Sie verloren ihre Mutter, und eine andere Mutter wollte, dass sie sie gleich danach liebten.*
- Sie lernten gerade Hindi, als sie auf die XY-Sprache wechseln mussten, und der Lehrer in der Klasse schimpfte mit ihnen, weil sie „faul" waren.
- Sie wollten so sehr erwachsen werden, aber der Verlust der Eltern zur Zeit, als sie noch ein Kind waren, ließ sie viel langsamer groß werden. Sie brauchen ihre Eltern, aber sie wollen sie nicht.
- Sie hatten eine Mutter und einen Vater, aber keine Eltern, nun haben sie Eltern, aber keine Mutter und keinen Vater.

Alle diese unvereinbaren Erfahrungen entsprechen ungefähr der, in ein Konzentrationslager gebracht zu werden, oder besser noch, in eine Reihe von Konzentrationslagern.

Die naturgemäße Frage ist zu erkunden, wie der Jugendliche das aushalten konnte, und seine Identität in den verschiedenen Überlebensstrategien zu identifizieren. In mancherlei Hinsicht nämlich ist der Jugendliche kompetenter und reicher an Wissen als die Eltern oder Gefährten, die solche Extremsituationen nie ausprobiert haben. Gleichzeitig aber haben die Belastungen eine Reihe von Verhaltensfunktionen verlangsamt, so etwa die Kontrolle über Gefühle, die Fähigkeit, Vertrauen in Beziehungen zu setzen, Hilfe zu suchen, zu entspannen und sich zu freuen, sich „zu Hause" zu fühlen etc. Auch dies kann vom Jugendlichen innerhalb eines Bildes oder einer Schemazeichnung dargestellt und mit der Überschrift versehen werden „das bin ich". Dabei werden all die nicht zueinander passenden Beiträge von verschiedenen „Eltern" und Orten im Verlauf des Lebens dargestellt.

Die Probleme des Jugendlichen können somit umdefiniert werden als solche, die entstehen, weil er gleichzeitig „sehr jung und sehr erfahren" ist oder weil er „so viele verschiedene Mitgifte erhalten hat", dass es praktisch unmöglich ist, sie alle zu benutzen oder sie in einem Ganzen zu vereinen.

Nun richtet sich in der Diskussion darüber, wie mit diesen unterschiedlichen Eigenschaften im täglichen Leben umzugehen ist, die ganze Aufmerksamkeit auf die Eltern, und der Jugendliche hört zu. Es ist wichtig, dass die Eltern darüber, wie sie mit der Alltagssituation umgehen, auch ihre eigenen Entscheidungen treffen, anstatt hierbei Vereinbarungen mit dem Jugendlichen zu schließen.

Dieser Prozess führt häufig zu einem wechselseitigen Verstehen der Familienmitglieder, zumindest was diese Probleme angeht. Die Folge ist in diesen Fällen, dass die emotionale Heftigkeit von Konflikten im täglichen Leben reduziert wird. Die Probleme von AD werden als gerechtfertigt angesehen und zu einer gesunden Reaktion auf untragbare Belastungen umdefiniert, nur, dass diese Reaktionen eben sehr unausgereift sind. Die Fähigkeit der Erzieher, die Gefühle der Jugendlichen aufzufangen, wird erweitert, ihre Zweifel darüber, wie sie Forderungen stellen und ihre Wirkung abschätzen können, werden verringert. Der Prozess lässt den Therapeuten auch verstehen, ob die junge Person in einer psychopathischen Entwicklung begriffen oder (nur) tief greifend traumatisiert ist und noch über ein intaktes Bindungspotential verfügt.

Den jeweiligen Umständen entsprechend kann in der Abschlusssitzung eine zeitweise oder dauernde Unterbringung außer

Haus besprochen werden. Voraussetzung dafür ist, dass ein gut strukturiertes und vernünftiges Gesprächsniveau erreicht wurde, ehe diese Entscheidung getroffen wird. In anderen Fällen kann man aufgrund der gewonnenen Einsicht einen weniger emotional geladenen Dialog führen.

KAPITEL 13

BINDUNGSSTÖRUNG, PROBLEME IM SEXUALVERHALTEN UND SEXUELLER MISSBRAUCH

Umgang mit Verhaltensproblemen, die durch eine verzögerte psychosexuelle Entwicklung entstehen

Bindungsstörung, Probleme des Sexualverhaltens und sexueller Missbrauch

Das Thema wird hier besprochen, weil einige AD-Kinder und Jugendliche häufig eine abnormale Entwicklung von sexuellen Verhaltensmustern zeigen. Das kann ihrer Fähigkeit schaden, in sozialen Beziehungen Akzeptanz zu erreichen, und es kann die allgemeine Tendenz, sie aus der Gemeinschaft auszuschließen, beschleunigen. Die Spannbreite sexueller Verhaltensprobleme reicht von übertriebener Masturbation bei Kleinkindern hin zu Vergewaltigung und anderen Formen von sexuellem Missbrauch bei Jugendlichen. Ich werde insbesondere auf sexuellen Missbrauch eingehen, da AD-Kinder in früher Kindheit oft sexuell missbraucht wurden und ihrerseits häufig zu sexuellem Missbrauch neigen.

Leider ruft das Problem sexuellen Fehlverhaltens in der Gesellschaft so viel Aggression und Scham hervor, dass es als das, was es darstellt, nur dürftig untersucht und selten im relevanten Kontext verstanden wurde: nämlich ein weiteres Symptom der Bindungsstörung.

Als Folge davon sind die wirkungsvollen Therapieansätze noch weniger untersucht worden. Das sollte uns aber nicht daran hindern, die diesem Verhaltensmuster zugrunde liegenden Mechanismen zu verstehen versuchen. Dazu gehört z. B. die seltsam anmutende Tatsache, dass die sexuellen Straftäter selbst oft in Abrede stellen, irgendetwas falsch gemacht zu haben, und eine nur geringe Einsicht in die zerstörerischen Wirkungen haben, die durch ihr Verhalten beim Opfer zu beklagen sind.

Mangels einer in sich geschlossenen Theorie abweichenden Sexualverhaltens habe ich Daten aus verschiedenen wissenschaftlichen Forschungsgebieten zusammengetragen, um einen Überblick und einige Anregungen für mögliche therapeutische Methoden zu geben.

So ist zum einen das Alter, in dem Menschen zum ersten Mal sexuell aktiv werden, während der letzten Jahrzehnte beträchtlich gesunken. Wie in der Einleitung dieses Buches beschrieben, spielt die Tendenz, Kinder in frühem Alter von ihre Müttern (und den Eltern im Allgemeinen) zu trennen, bei dieser Entwicklung zweifellos eine Rolle. Kinder von überarbeiteten Eltern bilden ihre eigenen „Gemeinschaften" und reagieren (oder vergelten damit) auf das Verlassen durch die Eltern, indem sie so schnell wie möglich selbst erwachsen werden wollen. Nehmen wir als Beispiel dieses Schrecken erregende Zitat einer Frauenzeitschrift (*„Ladies Home Journal"*) über das „geheime Sexualleben der Kinder": *„... und im kleinbürgerlichen Verwaltungsbezirk Rockland in Georgia (Staat in den USA) wurden im Jahre 1996 mehr als 200 Kinder – manche waren erst 12 Jahre alt – durch Gruppensex mit Syphilis angesteckt. Die Bediensteten des örtlichen Gesundheitsamtes waren entsetzt, als sie von 14-Jährigen hörten, die bis zu 50 Sexualpartner hatten, und von Mädchen, die mit drei Jungen gleichzeitig geschlechtlich aktiv waren."* Viele der Mädchen berichteten, dass sie nun Probleme hätten, zwei Aspekte miteinander zu verbinden, nämlich Zärtlichkeit bzw. Fürsorglichkeit auf der einen und sexuelle Empfindungen auf der anderen Seite.

Da sie den meisten Teil des Tages ohne erwachsene Führung allein in der Schule waren, hatten die Teenager abweichende Gruppennormen entwickelt. Dieses war möglicherweise nur ein Zeichen ihrer außerordentlich einsamen Kindheit und Jugend. Das Leben hat in der heutigen Gesellschaft, ehe man ins Erwachsenenalter eintritt, keine sinntragende Bedeutung (der einzige Zugang dazu besteht darin, ein arbeitendes Mitglied der Gesellschaft zu sein, und Kinder und Jugendliche tragen nicht mehr zur Produktion oder zum Haushalt bei).

Jeder gesunde Teenager muss daraus den Schluss ziehen, dass die Kindheit so schnell wie möglich hinter sich zu lassen ist. Man kann dieses Problem vielleicht auch aus einer neurologischen Perspektive betrachten: Man sieht oft, dass frühe Trennung und Verlassenheit nach Art eines naturgegebenen Überlebensmechanismus die Geschwindigkeit der körperlichen Entwicklung beschleunigen. Der

Preis für diese frühe Reifung ist natürlich ein Mangel an Ausgereiftheit der verschiedenen Stadien psychologischer Entwicklung.

Solche Verhaltensweisen kann man als Symptome eines allgemeinen Mangels an Qualität und Dauerhaftigkeit der Bindung beschreiben. Diese aber sind – so schwerwiegend sie auch sein mögen – jenseits des Rahmens dieses Buches, denn sie beziehen sich nur auf Bindungsprobleme im Allgemeinen.

Befasst man sich mit sexuellem Verhalten, das mit schwerer AD in Beziehung steht, so sieht man sich oft dem Befund gegenüber, dass ein einzelnes Element einer an sich normalen emotionalen oder sexuellen Entwicklung zum sexuellen Verhaltensmuster als solchem wird. Man kann dies möglicherweise als Teil eines emotionalen „Imprinting"-Prozesses verstehen.

Dem Alter nach geordnet, gehören folgende zu den häufigsten sexuellen Problemen von AD-Kindern:

Kleinkinder: Exzessive Masturbation. Diese ist Teil eines Deprivationssyndroms und deshalb nicht ein Verhalten, dem eine sexuelle Absicht unterliegt. Masturbation ist eher ein Zeichen (vgl. den Abschnitt über Deprivationssymptome bei Babys) eines Mangels an Stimulation und Fürsorge.

Vorschulkinder: verschüchtertes Verhalten und Mangel an Sensitivität bezüglich körperlicher und persönlicher Grenzen.

Es kommt zu einer Nachahmung des Sexualverhaltens von Erwachsenen, da die Eltern hierbei häufig keine Unterscheidung treffen zwischen Kindern und Erwachsenen.

Schulkinder und Jugendliche: Schüchternheit, Vergewaltigung, sexuelle sadistische Verhaltensweisen, pseudo-sexuelles Verhalten zur Kontrolle anderer oder aus ökonomischen Gründen, multiplex kurze sexuelle Kontakte.

Mangels Studien, die AD und sexuellen Missbrauch betreffen, beginne ich mit einem Überblick über sexuellen Missbrauch von Kindern im Allgemeinen.

Stammesgeschichtlich und biologisch begründete Theorien des Überlebens: Sexuelle Präferenzen als „emotionale Prägungen"

Wie kann es sein, dass unsere sexuellen Neigungen (seien sie „richtig" oder „falsch") im Laufe unseres Lebens so beständig sind?

Gemäß Freud befindet sich das neugeborene Kind in einem von ihm als „polymorphe Perversion" bezeichneten Zustand. Das Neugeborene ist fähig, „angenehme" von „unangenehmen" Emotionen zu unterscheiden, die von seinem Bindungsobjekt ausgehen, und es entwickelt natürlich den Hang, die angenehmen Stimuli anzustreben.

Die Sensibilität, das Wohlgefühl und die Intimität, welches es beim Kuscheln und wechselseitigem Kontakt erfährt, wird die Basis für die spätere sexuelle Entwicklung und die für die Fähigkeit zu adultem Bindungsverhalten. Man nennt diese Basis die sog. emotionale Prägung.

Zu bemerken ist, dass diese elementare „Programmierung" weitaus früher stattfindet als die Entwicklung eines Gefühls dafür, was angemessen ist und was nicht. Das heißt, das sinnliche Verhaltensmuster der Eltern wird unbesehen zum späteren sexuellen Verhaltensmuster des Kindes, ganz unabhängig davon, wie abwegig es sein mag. Gemäß Bowlby (1973) haben frühe emotionale Erfahrungen und Verhaltensweisen fast den Charakter von Reflexen, die während des Bindungsvorganges gebildet wurden.

Im limbischen System des Gehirns speichert die Amygdala alle Informationen und emotionalen Reaktionen auf sehr intensive sensorische Reize, seien sie nun „angenehm" oder „unangenehm". Während der Obhut durch die Mutter in den ersten Lebensjahren ist die Amygdala sehr aktiv (van der Kolk und Greenberg 1987).

Es ist also gut möglich, dass eine hohe Intensität der Reizung – unabhängig von ihrer Art – zur Basis der sexuellen Erregung im späteren Leben wird. Denn weil unsere Emotionen anatomisch gesehen so eng verbunden sind, ist vermutlich eher die Stärke der Prägung als die Art des einzelnen Gefühls dafür ausschlaggebend.

Das AD-Kind wird häufig einem außerordentlich hohen Stressniveau ausgesetzt (Belastung des Verlassenseins, abnormes elterliches Verhalten wie etwa physische Bestrafung etc.) und das kann die anfängliche Fähigkeit, milde, angenehme und negative Empfindungen zu differenzieren, zunichte machen. Abhängig von solchen frühen Erfahrungen und diese außer Kraft setzenden starken Prägungen, kann das Kind eine Spanne von sexuellen Neigungen entwickeln, die mit diesen ersten starken Prägungen im Zusammenhang stehen. Häufig zeigt sich dann im Verhalten der erwachsenen AD-Person, dass ein einfaches und gewöhnliches Element des sinnlichen Verhaltens alle sexuellen Verhaltensweisen des Individuums dominiert. Es wird gewissermaßen das Fragment einer Fähigkeit bzw. eine Teilfähigkeit des einen oder anderen Entwicklungsstadiums zum alleinigen Auslöser von sexueller Erregung gemacht.

Wie oben bereits erwähnt, besteht eines der Zeichen mütterlicher Deprivation bei Babys darin, dass sie versuchen, ihre Gehirnaktivität durch Selbstreiz aufrechtzuerhalten. So etwa indem sie schaukeln oder masturbieren, sich Haare ausrupfen, unablässig Daumen lutschen, sich beißen (oder später schneiden) oder laute seltsame Geräusche von sich geben, um die Stimme der Mutter zu ersetzen. Diese Verhaltensweisen können zum Auslöser für eine spätere sexuelle Erregung werden, insofern als wesentlich ältere Kinder oder Jugendliche übermäßig viel masturbieren, wenn sie durch Ereignisse belastet werden oder keinen Kontakt aufnehmen können. Sehr verschlossene und zurückgezogene AD-Kinder können auch eine autoerotische Persönlichkeit entwickeln und Selbstbefriedigung gegenüber zwischenmenschlicher Sexualität vorziehen.

Ein sexuelles Verhaltensmuster kann also als eine späte Entwicklung intensiver emotionaler und sinnlicher Erfahrungen in frühester Kindheit verstanden werden. Es könnte sein, dass das Baby die seltsamsten, ja vielleicht sogar schädliche Verhaltensweisen der Eltern im Rahmen seiner angeborenen Tendenz, die Eltern nachzuahmen, internalisiert, weil damit sichergestellt wird, dass diese Bindung, die von höchster Wichtigkeit für das eigene Fortbestehen ist, weiterbesteht.

Von einer stammesgeschichtlichen Perspektive aus betrachtet, können andere Hypothesen abgeleitet werden. Bei manchen Affenarten wird Geschlechtsverkehr (oder eine Imitation) auch zwischen Mitgliedern ganz unterschiedlicher Altersgruppen oder des gleichen Geschlechts eingesetzt, um Konflikte zu lösen. Dieses Verhalten hat seine überlebenswichtige Bedeutung darin, dass keinem Individuum im Rahmen eines Konflikts ein Leid geschieht.

Hypothetisch betrachtet sind sexuelles Verhalten und sexuelle Präferenz eine Frage der genetischen Prädisposition. Das Verhalten im sexuellen Bereich kann sozial betrachtet natürlich ganz früh im Leben weitergegeben werden, und ob bestimmte Praktiken auch genetisch weitergegeben werden, ist noch offen. Meiner Kenntnis nach wurde eine genetische Übertragung von abweichendem Sexualverhalten in AD-„Familien" noch nicht untersucht. Vermutlich entwickeln sich Sexualverhalten und sexuelle Präferenzen als ein Teil der Persönlichkeits- und Sozialentwicklung insgesamt.

Neurologische Theorien

In gewisser Hinsicht entsprechen neurologische Befunde den oben dargestellten Beobachtungen, denn es gibt erste Möglichkeiten, um genau zu beschreiben, welche funktionell bedeutsamen Gehirnregionen als Folge einer abnormen frühen Umgebung und zu intensiven Erfahrungen gestört sind.

Das wichtigste Organ für eine frühe emotionale Prägung ist die Haut. Starke taktile und sensorische Einwirkungen (der Haut, des Mundes, der Zunge, der Genitalien) sind deshalb sehr wahrscheinlich eine wichtige Determinante sexueller Neigungen. Eine abweichende Hautstimulation kann zu zwei Arten abnormen Verhaltens führen:

Eine zu geringe Stimulation führt dazu, dass das Baby eine normale Gehirnaktivität durch Selbstreizung herbeizuführen versucht. Dazu gehören, wie oben angesprochen pausenloses Saugen, Schaukeln, sich Beißen (später Schneiden), Haare ausreißen und Masturbieren, wenn eine Belastung vorliegt oder der Kontakt abgeschnitten wird. Dieses Verhaltensmuster kann sich zu einem autoerotischen Verhalten entwickeln, in dem das/der zurückgezogene und verschlossene Kind/Jugendliche sexuelle Kontakte mit anderen vermeidet und sich selbst befriedigt.

Eine Überreizung führt zu Verteidigungsreaktionen und einer Dissoziation (emotionale Loslösung von Situation) sowie der Tendenz, sensorische Stimulation nicht zu verarbeiten oder nicht in Erfahrung zu bringen. Dadurch reduziert sich im späteren Leben die Empfänglichkeit für soziale Kontakte. Die Erfahrung der Körperempfindungen und die Fähigkeit, Emotionen vorherzusehen und zu interpretieren, kann in Mitleidenschaft gezogen (Montagu 1986) und die Sexualität des Erwachsenen folglich von Sensibilität und Bindung getrennt werden.

Teicher et al. (1998) schlagen eine Reihe von möglichen abweichenden neuralen Entwicklungen vor, die auf sexuellen Missbrauch folgen. In der Praxis wird es aber vermutlich schwierig sein, Missbrauchsfolgen von anderen Ursachen, wie Gewalt und elterlichem Fehlverhalten im Allgemeinen zu trennen. Teicher vermutet, dass der Hippocampus, ein Gebiet, das auf excessive Erfahrungen sensibel reagiert, von Bedeutung ist, denn der Hippocampus spielt bei der Wahrnehmung von Gesichtern und beim Gedächtnis für Ereignisse eine große Rolle und könnte deshalb auch für die Entwicklung dissoziativer Phänomene, von Angst, Panikstörungen und exzessiver Hemmung von Verhaltensweisen von zentraler Bedeutung sein.

Der präfrontale Cortex ist bei der Selbstkontrolle, dem Kurzzeitgedächtnis und der Impulshemmung beteiligt. Die Projektionen (Verbindungen im Cortex) reifen erst spät in der Entwicklung aus – etwa zwischen der Pubertät und dem 30. und 40. Lebensjahr. Intensiver Stress kann diese Projektionen zu sehr aktivieren. Teicher vermutet, dass eine zu frühe Reifung des Präfrontalcortexes eine geringere Wachstumsgeschwindigkeit in der Pubertät und danach nach sich zieht.

In Tierstudien wurde gezeigt, dass das Corpus Callosum (eine Brücke für Informationen zwischen den beiden Hemisphären) durch exzessive Eindrücke seinen Kommunikationsfluss von einem bilateralen zu einem unilateralen verändern kann. So ist es möglich, dass beim missbrauchten Kind Lateralisierungsunterschiede zwischen den Hemisphären frühzeitig auftreten und die Verarbeitungsmöglichkeiten zwischen beiden Hemisphären unvollständig machen. Einige Untersuchungen legen auch nahe, dass die linke Hemisphäre (logisches Denken, Umgang mit Zahlen, Zeitwahrnehmung) bei missbrauchten Kindern am meisten geschädigt ist.

In diesem Teilgebiet der Naturwissenschaft wird erst begonnen, entsprechende Hypothesen zu testen und Nachweise zu erbringen. Schore (1994) gibt jedoch, bei ihrem Versuch, die emotionale Entwicklung zu verstehen, einen ausgezeichneten Überblick über die neurobiologische Theoriebildung, der auch auf die Probleme des sexuellen Missbrauchs angewandt werden kann.

Theorie der Objektrelation: Unausgereifte Verteidigungsmechanismen bei der missbrauchten und der missbrauchenden Person: Drei Schweregrade einer zum Stillstand gekommenen Persönlichkeitsentwicklung

Bei der Arbeit mit Eltern, die Missbrauch treiben (und den zukünftigen Missbrauch treibenden Personen, ihren Kindern), habe ich einen grundlegenden Charakterzug festgestellt: Das Wissen um den Missbrauch ist eingekapselt in ganz massiven, unreifen, psychologischen Verteidigungsmechanismen, die teilweise von anderen intellektuellen Fähigkeiten der Person unabhängig sind. Kennzeichen dieser Verteidigungsmaßnahmen ist, dass sie in einer Form auftreten, die man normalerweise vor dem fünften Lebensjahr beobachtet. Auch hier halte ich Blatts (Blatt 1988) Modell einer frühen emotionalen und kognitiven Entwicklung für sehr hilfreich, um die unterschiedlichen Schweregrade des Missbrauchs zu verstehen. (Die Erweiterung dieser Theorie um den Bereich des sexuellen Missbrauchs ist meine Interpretation.) Blatts Theorie über frühe Stadien der Entwicklung von Konstanz wurde weiter oben bereits beschrieben.

Sexualität zeigt sich charakteristisch in der Aktivierung früher Verhaltensmuster (so wie kuscheln, spielen oder küssen). Es ist nur natürlich anzunehmen, dass sexuelle Erregung eine Regression früherer Verhaltensmuster verursacht.

Sexualität nach dem Zufallsprinzip: Missbrauch im Stadium I

Wenn die Entwicklung im ersten Stadium der emotionalen Entwicklung zum Stillstand kommt, so ist der Mensch, der jemand anderen missbraucht, nicht in der Lage, ein Sexualobjekt vom anderen zu unterscheiden. Bei dieser Person wurden zwischen dem ersten und dem sechsten Lebensmonat die Gefühle seitens der Betreuungsperson oder von seinen Eltern nicht ausreichend zur Ausprägung gebracht.

Der erwachsene Missbrauch treibende Mensch kann Sexualpartner nicht unterscheiden und lässt sich praktisch auf jede sexuelle Aktivität ein, unabhängig davon, ob er vom Objekt seiner Wahl akzeptiert oder zurückgewiesen wird. Die Person engagiert sich ebenso in kurzlebigen seriellen als auch in ähnlich kurzen simultanen Beziehungen. Das Ziel der Sexualität ist allein die Befriedigung eines momentanen Bedürfnisses. Dem Prinzip des geringsten Widerstandes folgend, sind die Opfer des Missbrauchs im Stadium I oft auch Kinder. Dieses Verhalten kann, besonders, wenn das Kind sehr klein ist, an das Opfer weitergegeben werden.

Im Rahmen der kurzlebigen sexuellen Beziehungen kann es sein, dass die Person den Unterschied zwischen dem missbrauchenden Menschen und dem Opfer nicht wahrnimmt (symbiotische Beziehung). Ich habe zum Beispiel oft erlebt, dass psychopathische Mütter ihre Söhne als Sexualpartner und verlässliche „Ehepartner" sehen und darauf bestehen, dass „er es mag", „keine Probleme damit hat" etc. Inzestuöser Missbrauch (etwa 10% aller Missbrauchsfälle) wird vermutlich am häufigsten von Personen des Stadiums I praktiziert.

Das sexuelle Verhalten des AD-Kindes im Stadium I ist nur Teil eines allgemeinen Mangels an Sensibilität gegenüber den Grenzen anderer Kinder, und es beinhaltet oft Charakteristika und Vokabular des erwachsenen Menschen.

Beispiel:

> Eine Mutter, die fünf Kinder hat, lebt mit multiplen „Ehemännern" in einer völlig chaotischen Wohnung. Die Kinder und Eltern (und die beiden Hunde) verbringen die meiste Zeit des Tages im Bett. Die Mutter erlaubt es ihrem Ehemann, ihren fünfjährigen Sohn sexuell zu missbrauchen, angeblich, weil sie keine „allein erziehende" Mutter sein möchte. Sie sieht nicht ein, dass an

ihrem Verhalten irgendetwas falsch sein könnte, und sagt: „Ich habe das Gleiche ausprobiert, als ich klein war". Sie hat keine Lust, irgendetwas dagegen zu unternehmen, und eine Vermittlung des Kindes in eine Pflegeeinrichtung hat nur deshalb Erfolg, weil der Stiefvater eines vorausgegangenen Urteils der gleichen Straftat wegen in Haft ist. Nach der Einweisung in die Anstalt versucht der Junge, andere Kinder und Erwachsene zum Sexualverkehr zu überreden, und er zeigt sich gegenüber den Versuchen, sein Verhalten zu ändern, absolut gleichgültig.

Projektion des schwachen Selbst: Missbrauch im Stadium II

Kommt die emotionale Entwicklung im zweiten Stadium zum Stillstand, dann ist das Kind von Panik, Furcht und Angst vor menschlichem Kontakt ergriffen, gleichzeitig aber sehnt es sich nach Fürsorge und Schutz seitens der Eltern. Um diesen unerträglichen Konflikt zu lösen, sucht die Missbrauch übende Person eine zeitweise Erleichterung darin, indem er oder sie seine negativen Eigenschaften auf das als Opfer ausgesuchte Objekt seines Sexualverhaltens projiziert. Das bedeutet, jeder Sexualpartner wird nur als Statist genutzt, der die Charakteristika und Emotionen verkörpert, die die Person nicht länger für sich behalten oder ausdrücken kann. Da der ursprüngliche Konflikt nicht lösbar ist, wiederholt die Missbrauch treibende Person das Drama ihrer Kindheit immer dann, wenn es durch emotionale Spannung aktualisiert wird.

Das Opfer ist folglich jemand, der schwach ist oder Eigenschaften zeigt, die die missbrauchende Person als ihre eigenen verbotenen Charakteristika oder Emotionen erkennt. Ein Kind zeigt oft solche Eigenschaften und wird so ein Objekt des Missbrauchs. Hat ein Kind eine sadistische oder sehr ambivalente Mutter erlebt, so kann es als Mädchen oder Frau Objekt negativer Projektionen werden.

Kernberg (1996) beschreibt diesen Geisteszustand als „malignen Narzissmus". Das einer paradoxen Bindung ausgesetzte AD-Kind versucht oft, eine Freundschaft zu beherrschen, und fühlt sich dann vom Kind hintergangen. Das ruft Zorn und manchmal auch Gewaltanwendung gegenüber dem „Betrüger" hervor. In schwereren Fällen kann es sein, dass das Kind Opfer findet, die schwächer sind als es, die es verfolgt, belästigt oder tötet. Dessen ungeachtet wird der Missbrauch treibende Mensch behaupten, dass das Objekt seines Handelns es „so wollte" oder in die sexuelle Aktivität einwilligte. Der Missbrauchende ist häufig geradezu besessen von dem Gedanken, sexuelle Grenzen und Normen auszutesten und zu übertreten.

Das einsame, verschlossene Kind: Missbrauch im Stadium III

Ein Kind mit stabilen Bindungen, das einzelne Trennungstraumata erlebt, ist kein potentiell missbrauchender Mensch. Aber das Kind kann leicht Opfer von Missbrauch treibenden Personen werden, die als Elternersatz agieren, um das Kind zu sexuellen Aktivitäten zu verführen. Weil das Kind von der großen Wirkung einer widersprüchlichen Beziehung überwältigt wird, die gleichzeitig auch Freundlichkeit und „elternähnliches" Verhalten gewährt, kann es sein, dass es dadurch geprägt wird und später selbst Missbrauch treibt. Die geringe Selbstachtung des durch eine Trennung traumatisierten Kindes und seine Neigung zu Schuldgefühlen machen es dem missbrauchenden Erwachsenen leicht, eine Art Geheimpakt zu schließen. Hinzu kommt, dass die Verwirrung des Kindes durch die gefühlte Nähe zum Täter noch gesteigert wird. Gemäß Leth werden 80% der Missbrauchsfälle Personen zugeschrieben, die sich in der Nähe des Kindes aufhalten und diesem bekannt sind (Verwandte, Freunde der Familie, Sportlehrer etc.).

Diese später auch Missbrauch treibenden Kinder wissen oft, dass sie falsch handeln, und leiden vermutlich an Schuld und hilfloser Abhängigkeit, verbunden mit Verleugnung und Repression traumatischer Gedächtnisinhalte.

Beispiel:

> Ein erwachsener Mann, der sexuellen Missbrauch treibt, hat erlebt, dass man ihn als Kind wegschickte und in einem Internat unterbrachte. Von seinen Eltern getrennt, wird er zu einem leichten Missbrauchsopfer für seinen Lehrer. Er schwankt dann hin und her zwischen vorgespieltem Verhalten und depressiven Schuldgefühlen. Als Missbrauch treibender Erwachsener glaubt er, andere Menschen, insbesondere Frauen, seien an ihm uninteressiert und betrachtet sich selbst als jemanden ohne soziale Kompetenz. Mit Kindern erlebte er persönliche Nähe und Wertschätzung. Sein innerer Konflikt kommt in Alkoholismus und selbstverletzendem Verhalten zum Ausdruck und endet schließlich mit Selbstmord.

Sozialpsychologische Theorien: Häufigkeit des Missbrauchs in Abhängigkeit der Zugänglichkeit

Eine der üblichen Annahmen besagt, dass sexueller Missbrauch (insbesondere Inzest) in den Familien oder kleinen Gemeinden häufiger vorkommt, die entweder räumlich oder aufgrund der Einstellung, des Geschlechts oder der Gesellschaft im Allgemeinen in irgendeiner

Weise isoliert sind. (Dazu gehören auch die Armee oder die Kirche.) Anders gesagt: Die Auswahl an möglichen normalen Sexualpartner kann so dürftig sein, dass es die Mitglieder einer Gemeinschaft „sich nicht leisten können", eine Differenzierung nach Geschlecht und Altersgruppen vorzunehmen.

Ich habe in einer kleinen Inselgemeinde gearbeitet, die in einzelne Siedlungen aufgeteilt war, wo Inzest und andere Formen des sexuellen Missbrauchs üblich waren und natürlich niemals öffentlich erwähnt wurden.

Blickt man in die Geschichte zurück, so wird offenkundig, dass eine Voraussetzung des „sexuellen Missbrauchs von Kindern" darin besteht, das Leben in „Kindheit" und „Erwachsensein" zu trennen. Wenn man z. B. liest, wie der ganze königliche Hof den Penis von König Ludwig XIV. von Frankreich bewunderte und untersuchte, als dieser noch jünger als ein Jahr war, so fragt man sich, welche sexuellen Grenzen erst in der jüngsten Geschichte eingeführt wurden. Es kann vermutlich in Zukunft durchaus möglich sein, dass der Schutzraum der „Kindheit", sexuell gesehen, wieder verschwindet.

Hypothetisch gesehen, könnte – folgt man dem Konzept der Zugänglichkeit – die Distanz zwischen gestressten Eheleuten und die zunehmende Anzahl von Scheidungen elterlichen Missbrauch durchaus häufiger machen. In der Tat gibt es auch eine ganze Reihe von Studien, die sich mit dem Missbrauch von Kindern durch ihre Mütter befassen, und zwar auch in Familien der Mittelschicht.

Aus dem soziologischen Kontext geht klar hervor, dass sich sozioethische Normen mit der Zeit ändern. Eine erste sexuelle Erfahrung im Alter von 13 Jahren ist heute nicht unüblich. Im Jahre 1954 hätte ein solcher Fall viel Aufruhr verursacht, und die Person wäre vielleicht aus der Gesellschaft ausgeschlossen worden. Es stellt sich deshalb die Frage, wie man das Problem des „Missbrauchs" überhaupt definieren kann.

Definition des sexuellen Missbrauchs

In der allgemeinen Diskussion umfasst die Definition des sexuellen Missbrauchs eine Spannbreite, die von der Frage, ob „Sex mit Kindern normal und akzeptabel ist" bis zur Debatte darüber reicht, ob „Betreuer, Sozialarbeiter und Sportlehrer aus Angst davor, des sexuellen Missbrauchs angeklagt zu werden, einen engen Kontakt mit Kindern aufgeben sollten". In dieser Atmosphäre der Dichotomisierung ist es schwierig, eine wissenschaftliche Diskussion darüber zustande zu bringen, wie man sexuellen Missbrauch definiert.

Man kann stattdessen eine pragmatische Definition des Missbrauchs versuchen, die auf die negativen Konsequenzen für das Kind abhebt.

Die Hypothese lautet: „Sexueller Missbrauch" definiert sich durch eine Anzahl von Faktoren. Für das Kind verschlimmern sich die Folgen, je mehr Faktoren im jeweiligen Fall zusammenkommen, und dazu gehören:

A. Alter des Missbrauchs

Je geringer das Alter (oder das Entwicklungsalter) des Kindes, desto schwerwiegender sind die Folgen für die psychosoziale und körperliche Entwicklung.

B. Ausmaß des Missbrauchs und der physischen Einschüchterung

Es kann nur hörbare oder sichtbare Einschüchterungen geben (z. B. Telefonanrufe). Oder es kann zu einer ernstzunehmenden Berührung kommen (wo Haut, Mund und Genitalien aus Sicht eines „neuronalen Bindungsprogrammes" schwerwiegend betroffen sind). Das schwerste Ausmaß besteht im Eindringen in Mund, Vagina oder Anus. In Untersuchungen über Langzeitwirkungen von Kindesmissbrauch fand Fleming (1997) heraus, dass Missbrauch (inklusive Inzest) nur dann zu einer überdauernden Persönlichkeitsstörung führte, wenn die Penetration Teil des Missbrauchs war (siehe auch van der Kolk 1994).

Als Hintergrundsvariablen können Faktoren wie etwa Gewalt oder Vernachlässigung seitens der Eltern die Schwere des Vorgangs noch erhöhen.

C. Anzahl der Begebenheiten

Überdauernder Missbrauch hat sehr wahrscheinlich auch weit reichende Auswirkungen auf die Entwicklung des Kindes, und mehrfacher Missbrauch kommt häufig vor. Eine Untersuchung von Bagley (1994) ergab, dass die Hälfte der befragten erwachsenen Personen, die Missbrauch trieben, als Kinder wiederholt missbraucht worden waren.

D. Das Ausmaß der Nähe zwischen dem Kind und der missbrauchenden Person

Das Ausmaß der paradoxen Bindung des Kindes nimmt vermutlich umso mehr zu, als das Kind von der missbrauchenden Person umsorgt wird und ein Gefühl der Nähe hat. Das heißt auch, dass Kinder mit elterlichem Missbrauch am schwierigsten umgehen können, dass der Missbrauch von nahestehenden Personen (entfernte Verwandte, Lehrer, Trainer, Priester) weniger paradox erlebt wird und dass die Situation am wenigsten widersprüchlich ist, wenn die Missbrauch treibende Person dem Kind zuvor unbekannt war (das kommt, gemäß Leth, sehr selten vor).

E. Der Grad der Nähe zwischen missbrauchender Person und Eltern

Das typische Verhalten einer Missbrauch treibenden Person besteht darin, nicht nur beim Kind um Vertrauen zu werben, sondern auch bei den Personen, unter deren Obhut das Kind steht und Letzteres als Strategie zu nutzen, um das Kind zu isolieren. Erlebt das Kind, dass zwischen den Erziehungsberechtigten und der es missbrauchenden Person ein Vertrauensverhältnis besteht, so kann sich der paradoxe Konflikt verschärfen und die Gefahr, sich den Eltern nicht anzuvertrauen, wachsen.

F. Grad der Verleugnung, der Verheimlichung und der Stigmatisierung

Es kann in der Familie oder deren engen Umgebung zur Verleugnung kommen, oder es kann in der Gruppe eine allgemeine Tendenz bestehen, entweder den Tatbestand zu bestreiten oder das Opfer verantwortlich zu machen (etwa wenn Mädchen im Teenageralter vergewaltigt werden).

G. Grad der Identifikation mit dem Angreifer

Das Kind kann, psychologisch gesehen, eher weiterbestehen, wenn es annimmt, es habe den Missbrauch initiiert oder genossen und nachfolgende Schuldgefühle vermeidet, indem es die Werte und Normen der Missbrauch treibenden Person übernimmt. Das erhöht die Wahrscheinlichkeit, dass das Kind als erwachsene Person Missbrauch treibt (Briggs 1996).

Lisak (1994) schlägt vor, Missbrauch durch einen Code auszudrücken, in dem Macht und Alter zueinander in Beziehung gesetzt werden (Machtunterschied). Je größer die Differenz in Alter und Macht zwischen missbrauchender Person und Opfer, desto schwerwiegender ist der Missbrauch.

Diese Definition hat den Vorteil, dass eine angebliche „Übereinkunft" zwischen den Parteien (z. B. dem Lehrer und dem Schulmädchen) keinen Einfluss auf den Grad des Missbrauchs ausübt.

Es gibt keine wissenschaftliche Übereinkunft über eine genaue Definition des „sexuellen Missbrauchs von Kindern".

Methodische Probleme bei der Untersuchung der Häufigkeit des Auftretens

Untersucht man die Häufigkeit des Missbrauchs in verschiedenen Bevölkerungsgruppen, so wird die Validität der Aussagen durch die Zeit beeinträchtigt, die zwischen dem Missbrauch und dem retrospektiven Bericht des Opfers vergangen ist. Dies eröffnet die Möglichkeit, dass die Veränderungen, die der Missbrauch beim Opfer verursachte, dessen Aussagen beeinflussen (z. B. Schuldgefühle und nachfolgende Verleugnung jeglichen Missbrauchs). Williams (1994) vermutet, dass etwa ein Drittel aller Fälle, sogar auch wiederholter Fälle, im Erwachsenenalter nicht erinnert werden. Einige wenige Fragen in einem Interview oder einem Fragebogen müssen nicht dazu führen, dass die Vorfälle erinnert werden, denn das Wort „Missbrauch" wird bei jenen, die interviewt werden, ganz unterschiedlich ausgelegt. Eine reine Beschreibung von Missbrauchsverhalten führt möglicherweise zu den genauesten Antworten. Es gibt riesige Unterschiede in Methoden und Definitionen, und deshalb variiert die Anzahl missbrauchter Personen zwischen Studien und Ländern zwischen 5% und 28% (Lisak 1990). In einer recht verlässlichen skandinavischen Untersuchung (Leth 1998) wurde die Häufigkeit für Jungen zwischen 0 und 17 Jahren mit 7% und für Mädchen im gleichen Zeitraum mit 6% angegeben. Von diesen Fällen hatten 10% inzestuösen Charakter.

Klinische Beobachtungen von Verhaltensänderungen und verändertem körperlichen Zustand bei missbrauchten Kindern

Das Hauptresultat klinischer Beobachtungen bei missbrauchten Kindern kann in seiner Tendenz als ein paradoxes Bindungsverhalten beschrieben werden. Selbst wenn das Kind vor dem Missbrauch ein normales Bindungsverhalten entwickelt hatte, gehören dann Zurückweisung und Vermeidung zu den üblichen Veränderungen des Bindungsverhaltens (Main 1996). Dazu gehört auch, dass ein Kind versucht, sich unnahbar zu machen (indem es z. B. sich und seine Umgebung mit Fäkalien bedeckt, enge Bindungen unterläuft, Anerkennung zurückweist, explosive Gefühlsausbrüche hat, besonders wenn es berührt wird, indem es zu einer emotionalen Dissoziation kommt sowie zu einer Gleichgültigkeit gegenüber anderen Menschen).

James (1994) stellt die Beobachtungen der Reaktionen von Kindern in traumatischen Situationen zusammen. Demnach gibt es eine allgemeine Tendenz zu hyperaktivem Verhalten und der Vermeidung von Kontakt sowie einer Alexithymie (Verlust der Fähigkeit, Gefühle und Erlebnisse auszudrücken). Das Kind kann eine posttraumatische Belastungsstörung entwickeln, wobei sensorische Hinweisreize, die denen der Missbrauchssituation ähneln, emotionale Reaktionen hervorrufen, die wiederum denen gleichen, die beim entsprechenden Anlass auftraten. Eine andere Beschreibung dafür ist die Alarm- oder Betäubungsreaktion: Das Kind scheint nach außen gelassen zu sein und enthält sich seiner Emotionen, der Körper aber gerät in einen Stress- und Alarmzustand (von dem das Kind nichts weiß).

Diese Ergebnisse fügen sich alle zur Schlussfolgerung, dass sexuelle Kontakte zwischen Erwachsenen und Kindern für das Kind schädlich sind.

Auswirkungen des Kindesmissbrauchs im Erwachsenenalter

Lisak (1994) fasst die Untersuchungsergebnisse von Interviews mit Männern zusammen, die während ihrer Kindheit missbraucht wurden. In Übereinstimmung mit einer Anzahl anderer Studien ergibt sich folgendes spezifische Muster psychosozialer Symptome und Probleme:

a) Angststörung
b) Furcht
c) Beschäftigung mit Fragen der Homosexualität
d) Isolation und Entfremdung
e) Unsicherheit über die sexuelle Identität
f) Ablehnendes Verhältnis zu Eltern und Erziehern nach dem Missbrauch
g) Negative Vorstellungen über andere Menschen
h) Negatives Selbstkonzept (inklusive Selbstmordphantasie, Alkohol- und Drogenmissbrauch)

i) Selbstbezichtigung und extreme Schuldgefühle
j) Erleben von Scham und Demütigung

Die physiologische und emotionale Destabilisierung, die einem Missbrauch in der Kindheit folgt, scheint ein Korrelat in der Persönlichkeitsentwicklung und in der Entwicklung der sozialen und sexuellen Identität zu haben.

Prävention: Unterstützung des missbrauchten Kindes, damit es nicht selbst Missbrauch treibt

Nach diesem allgemeinen Überblick möchte ich die Betrachtungsperspektive wieder darauf eingrenzen, wie man dem AD-Kind helfen kann.

Es ist wichtig festzustellen, dass das AD-Kind gewissermaßen aus sich heraus von früher Kindheit an Missbrauch treibt, denn es fehlt ihm das Gespür für die Bedürfnisse und Grenzen anderer Personen, auch hat es die Tendenz, unterschiedslos jede Art von Verhalten nachzuahmen und ein impulsives ungehemmtes Verhalten zu zeigen. Viele AD-Kinder haben in frühen Jahren, und damit vor jeder Behandlung oder Überstellung in eine Einrichtung, sexuellen Missbrauch erfahren und keine normalen Begrenzungen bezüglich des Sexualverhaltens entwickelt. Der Sinn der Behandlung besteht deshalb auch darin, Kinder und andere Menschen in seiner Umgebung vor Trauma und Missbrauch zu schützen, die durch das Kind/den Jugendlichen verursacht werden. Ich habe als Mentor einer Einrichtung erlebt, dass es für das Personal im täglichen Leben sehr schwierig war, eine Gruppe von sieben bis neun Jahre alten Kindern davon abzuhalten, ziemlich extremen „Sex" miteinander zu haben, und zwar unabhängig vom Geschlecht. Ein weiteres Beispiel: Ein elf Jahre altes AD-Mädchen wurde von einem Jungen aus der Gemeinde angesprochen. Er fragt sie höflich, ob sie sich vielleicht mit ihm verabreden möchte. Und sie antwortet: „Oh gewiss doch, komm wir gehen hinüber in die Scheune und ficken." Seine Eltern waren nicht erfreut.

Da das Thema von AD und Missbrauch in der Literatur nicht beschrieben wird, stützt sich das nun Folgende auf meine begrenzte Erfahrung, wie man damit umgehen kann. Das größte Problem, dem man sich stellen muss, besteht darin, dass professionelle Betreuer oder Eltern mit dem Kind oft erst darüber reden, wenn der Missbrauch lange zurückliegt und bereits Teil der kindlichen Lebensart geworden ist.

Das AD-Kind nimmt außerdem eine Doppelrolle ein, einmal als potentiell missbrauchende Person (anderen Kindern gegenüber) und zum anderen als Missbrauchsopfer (von einem Erwachsenen). Diese Doppelrolle erwächst aus der gleichen Eigenschaft, nämlich dem Mangel an Empfindlichkeit für Grenzen gegenüber dem anderen. Aus diesem Grund werden beide, das Erleiden und die Ausübung von Missbrauch, in diesem Abschnitt besprochen. Der Unterschied ist eine Frage des Alters, da missbrauchte AD-Kinder sich oft zu Missbrauch treibenden Erwachsenen entwickeln.

Welches sind die wichtigsten Ziele, wenn man mit missbrauchten AD-Kindern arbeitet?

Möglichkeiten des Missbrauchs unterbinden

Eine ganz offensichtlich notwendige Maßnahme besteht darin, den Missbrauch zu beenden. Das ist nicht so einfach, wie es scheint: Das AD-Kind oder der AD-Jugendliche kann unter Umständen aktiv Kontakt zu missbrauchenden Personen suchen, die dafür Geld oder andere Belohnungen anbieten, und das Kind selbst missbraucht eventuell andere Kinder, sobald sich eine kleine Möglichkeit dazu bietet. Es braucht, kurz gesagt, viel Personal, um Situationen zu vermeiden, in denen Missbrauch möglich wird. Die Missbrauch treibende Person kann auch ein Elternteil sein und es deshalb zu einem Rechtsproblem werden, jeglichen Kontakt zu verbieten, der nicht von einem Sozialarbeiter oder Therapeuten beaufsichtigt wird. Dieses juristische Problem tritt oft auf, da Missbrauch häufig vermutet, aber nicht rechtswirksam nachgewiesen werden kann. Trägt man die Verantwortung für das missbrauchte AD-Kind, so liegt die eindeutige Zielsetzung darin, immer anwesend zu sein, wenn das Kind mit anderen Kindern zusammen ist. Es ist auch notwendig, andere Betreuungspersonen in offener und tatsachenorientierter Weise darüber zu informieren, dass das Kind zu Missbrauch neigt und dass Erwachsene immer präsent sein müssen. Es einzusperren mag schlussendlich die einzige Möglichkeit sein, andere Kinder zu schützen, insbesondere wenn das zum Missbrauch neigende Kind die Pubertät erreicht.

Unterstützung des Personals beim Umgang mit Problemen des Missbrauchs

Für das Personal kann es sehr frustrierend sein, von Kindern oder Jugendlichen eingeschüchtert zu werden, die sie des sexuellen Missbrauchs beschuldigen, oder Eltern an ihre Kinder zurückzugeben, wenn Missbrauchsverdacht besteht. Das kann beim Personal zu einem Klima der Paranoia und der Tendenz eines außergewöhnlich großen „Sicherheitsabstandes" führen, was der Beziehung zum Kind schadet. Eine regelmäßige externe Betreuung ist deshalb unbedingt notwendig, auch sollten mindestens immer zwei Mitarbeiter gemeinsam mit einem Kind arbeiten und regelmäßig schriftliche Berichte über jede Art Ereignis anfertigen.

Ein wichtiges Element der Bindung: Seien Sie in den Augen des Kindes stärker als die es missbrauchende Person

Eine negative Bindung (in der das Kind sich vor der Person fürchtet, an die es gebunden ist) ist unglücklicherweise ebenso wirksam wie eine positive Bindung. Diese Tatsache wird in Bindungsstudien oft übersehen. Meiner Erfahrung nach besteht die einzige wirkungsvolle Behandlung eines Kindes, das an eine es missbrauchende Person gebunden ist, darin, ihm eine noch stärkere anzubieten, und zwar eine Bindung an einen professionellen Helfer. Diese Bindung kann emotionaler Art sein, aber bei schwerer AD und einer reduzierten Fähigkeit, irgendeine Art von Band zu knüpfen, sollte das Kind den professionell arbeitenden Erzieher als stärker und deutlich mehr rund um die Uhr kontrollierend erleben, als es die missbrauchende Person erfährt. Dies erfordert auch, dass Sie diese Kontaktperson professionell überwachen.

Grenzen des Verhaltens festlegen: Wo kann man was machen?

Bei einem Missbrauch treibenden Kind sind Erklärungen und Streit von geringem Wert. Es ist notwendig, eindeutige Standards darüber vorzugeben, was man tut und was nicht erlaubt ist. In obigem Beispiel (aus einer Erziehungseinrichtung) bestand die einzig wirksame Intervention darin, den Kindern im Detail zu erklären, was erlaubt war und was nicht, und dann immer anwesend zu sein, um ihnen zu helfen, sich normal zu benehmen. Das mag als übermäßige Kontrolle erscheinen, aber das erlernte normale Verhalten half den Kindern, in anderer Umgebung nicht zurückgewiesen zu werden.

Sensorische Integrationstherapie und kontrollierte Berührung

Wie weiter oben beschrieben, kann sensorische Integrationstherapie eine Möglichkeit sein, die Fähigkeit, ohne Angst körperlichen Kontakt aufzunehmen, zu verbessern. Sensorische Integrationstherapie kann in formalisierter Umgebung (z. B. Gymnastikstunden in der Schule) durchgeführt werden, wo die Kinder lernen, dass körperliches Gewahrwerden eines anderen nicht bedrohlich ist. Später kann zwischen den Betreuern und dem Kind ein normaler Körperkontakt hergestellt werden. In Zusammenarbeit mit einem Therapeuten für sensorische Integration habe ich einige Erfolge dabei feststellen können, den Kindern ihre Freude am normalen Körperkontakt mit Betreuern und anderen Kindern wieder zurückzugeben.

Biofeedback als eine Möglichkeit

Stellt man die destabilisierende körperliche Wirkung von sexuellem Missbrauch in Rechnung, so wie er weiter oben beschrieben wurde, dann kann es durch Biofeedback möglich gemacht werden, dass die Kinder ihre beschleunigten Körperrhythmen erspüren, die aus den traumatischen Erfahrungen resultieren. Übungen, wie etwa eine intentionale Kontrolle von Puls und Atemfrequenz, können dem Kind helfen, aus Zuständen hoher chronischer Stressbelastung herauszukommen und Belastungssituationen zu kontrollieren. Diese Übungen können durch Gespräche darüber ergänzt werden, was mit dem Kind geschah, als es traumatisiert wurde, und wie das Kind lernen kann, seine Reaktionen zu kontrollieren.

Hilfsangebote bei Erkennung missbrauchsverdächtiger Situationen

Missbrauchte AD-Kinder können in einer Gruppe darüber informiert werden, was es bedeutet, missbraucht zu werden, und wie der normale Kontakt zwischen Erwachsenen und Kindern aussieht. In verschiedenen Therapiesitzungen können sie über die gewöhnlich zu beobachtenden Reaktionen von missbrauchten Kindern informiert werden, und es kann besprochen werden, ob sie solche Reaktionen bei sich selbst erlebt haben. Man kann die Strategien von erwachsenen Missbrauch treibenden Personen beschreiben, wobei es unerlässlich ist festzuhalten, dass die gesamte Verantwortung und Schuld dem Erwachsenen zukommt. Daran kann sich ein Gespräch anschließen, was mit Kindern geschieht, die traumatisiert wurden, und wie ein Kind lernen kann, seine Reaktionen zu kontrollieren.

Der Grund, warum ich diese Arbeitsweise entwickelte, um mit Informationen des Missbrauchs umzugehen, war eine Erfahrung, die ich kurz nach Beginn meiner Arbeit in einer Einrichtung für AD-

Kinder machte. Drei Jungen (9–12) wussten nicht, dass ich anwesend war. Sie führten eine Diskussion auf hohem Niveau und mit exakter Analyse, nur das Thema passte nicht ganz dazu: Zur Frage stand nämlich, ob es mehr einbringt, auf den Strich zu gehen oder Taschendiebstahl zu begehen. Anstatt dieses Gespräch zu ignorieren, begann ich, den Jungen über die Folgen sexuellen Missbrauchs zu erzählen. Zu meiner Erleichterung kamen sie zum Schluss, dass Taschendiebstähle zu bevorzugen seien, und ich gewann ein wenig Selbstvertrauen in die Bedeutung eines Psychologen für Kinder, die an AD leiden.

Schlussfolgerung

Wissenschaftliche Untersuchungen haben eindeutig dokumentiert, dass sexueller Missbrauch verheerende Konsequenzen für die Entwicklung von Kindern und Jugendlichen hat – dazu zählt nicht zuletzt das Risiko, dass das betroffene Kind als erwachsene Person selbst Missbrauch treibt. Befasst man sich mit der Therapie von missbrauchten AD-Kindern, so werden die Schwierigkeiten durch den Mangel eines kritischen emotionalen Gespürs vervielfacht. Dieses Fehlen erfordert, dass mehr Schutz seitens der Betreuer nötig ist als normal üblich, um sowohl das Kind davor zu schützen, weiterhin missbraucht zu werden als auch davor, andere Kinder zu missbrauchen. Die wirkungsvollste Methode besteht darin, eindeutige Beschreibungen von akzeptablen und inakzeptablen Verhaltensmustern zu geben und diese mit einer dauernden Aufsicht durch einen Betreuer zu verbinden. Das eigentliche Ziel der Therapie ist es, eine Entwicklung zu verhindern, bei der das Kind im Erwachsenenalter Missbrauch treibt.

TEIL III

LEITLINIEN ZUR GESTALTUNG DES THERAPEUTISCHEN MILIEUS

Emotionale, körperliche und soziale
Rahmenbedingungen

KAPITEL 14

DIE PERSÖNLICHE ENTWICKLUNG DES AD-BETREUERS

Einleitung

Der Erfolg Ihrer Bemühungen mit einem AD-Kind oder AD-Jugendlichen beruht auf Ihrer Fähigkeit, dem Druck eines frühen emotionalen „Arbeitsmodells" im Kind standzuhalten. In anderen Worten, der Klient hat kaum eine Ahnung davon, wer Sie oder er sind, verfügt über viele feindliche Vorstellungen und hat nur einen verschwommenen Sinn für persönliche Grenzen und Identität. Sie müssen also ziemlich genau wissen, wer Sie sind, was Sie wollen, wo Ihre eigenen Grenzen verlaufen und welches Ihr Ziel und Zweck ist, um diese auch zu praktizieren, und zwar unbeeindruckt vom unvermeidlichen „Auf" und „Ab" der Entwicklung und von „guten" und „schlechten" Tagen.

Fühlen Sie sich wie ein Engel, aber handeln Sie wie ein Zug, der eine schwere Last transportiert.

Das gilt für das Individuum, die Gruppe und die Institution als Ganzem. Ich habe bereits viel darüber gesagt, wie die tägliche Umgebung im Klassenzimmer und zu Hause etc. geordnet sein soll. Ich wende mich nun der Fragestellung der inneren Organisation zu, sowohl was den Therapeuten als auch was die Arbeitsgruppe angeht.

Entwicklungsphasen des einzelnen AD-Mitarbeiters, Ziele des Supervisionsprozesses

Aus meiner Erfahrung als Mentor für Menschen aus verschiedenen Berufen und für Familienmitglieder scheint es so, als gebe es einige gemeinsame Eigenschaften in der persönlichen Entwicklung derer, die lange genug bei der Problemstellung bleiben, um dadurch verändert zu werden. Gewöhnlich braucht der persönliche Entwicklungsprozess etwa zwei bis fünf Jahre. Einige Charakteristika davon werden weiter unten beschrieben.

Im Besitz des „Zauberstabs"

Sie stoßen auf ein Kind, ohne dass Sie zuvor Erfahrung mit AD gesammelt haben. Ihre Reaktionen auf die Probleme des Kindes bestehen darin, Ihre normalen Strategien der Aufnahme von Sozialkontakten zu verstärken und desgleichen Ihre Kenntnisse über die normale Persönlichkeit und die Entwicklung von Bindungsverhalten. Sie machen etwas ganz Natürliches: Sie versuchen, einen tiefer gehenden Kontakt herzustellen.

Dieser sehr natürliche Impuls stellt für die geringen emotionalen Fähigkeiten des AD-Kindes eine Herausforderung dar, und das führt zu dessen Kampf- oder Fluchtverhalten, zu Manipulation oder Rückzug. In dieser Phase sind eine Verneinung der Probleme des Kindes, die Suche nach Entschuldigungen in den Umständen (seine Eltern waren sooo schlecht!) und Vorstellungen von einer persönlichen therapeutischen Omnipotenz häufig. Etwa nach dem Motto: „Ich bin der Einzige, der ihn versteht, sonst keiner. Ich werde mit *meiner* Methode hinter der rauen Schale sein Herz finden" etc.

Ihre allgemeine Arbeitsvorstellung von „der anderen Person" schrumpft indes zusammen und Ihr Selbstkonzept ist bedroht, denn in normalen Sozialbeziehungen wahren wir unsere Identität durch normale Rückmeldung, wenn wir aber widersprüchliche Rückmeldung von einer Person erhalten, so leidet unser Selbstkonzept.

Dieser Zustand kann etwa ein Jahr dauern, falls Ihre Fähigkeit für emotionale Einlassungen und Ihre professionelle Ausrichtung ein starker Teil Ihrer Identität sind.

Sie schaffen es, mit einzelnen Begebenheiten oder Kontakten zurechtzukommen (oder überrumpelt zu werden). Alte persönliche Bindungstraumata mögen Antrieb für Ihre Anstrengungen sein, und allmählich wird die Heilung des Kindes zu einem Projekt auf „Leben und Tod", denn Sie heilen dabei auch Ihre eigenen frühen Erfahrungen. Sie sehen sich im Kind und nicht das Kind an sich. Das Kind stellt schnell fest, dass es Sie kontrollieren kann, indem es auf Ihre narzisstische Notwendigkeit für Bestätigung von außen und für Erfolg eingeht oder diese bestreitet.

Ziele des Mentors

Sind Sie Mentor für die Person, die den ersten Kontakt aufnimmt, so ist es wichtig, dem Arbeitsansatz dieser Person zunächst zuzustimmen und der Strategie, die so weit getragen hat, Respekt zu zollen. Sie können auf einem Schaubild festhalten, wie die frühen Erfahrungen aussahen und wie die Herangehensweise der Person entstanden ist. Die anzuleitende Person kann ein Tagebuch führen, wo sie das Ergebnis von verschiedenen Kontakten während des Tages mit dem Kind festhält.

Die von Ihnen zu betreuende Person handelt oft sehr projektiv, d. h., es verfolgen sie ständig die Gedanken darüber, was das Kind tut, denkt und fühlt, und es wird ihr nicht bewusst, was sie, die das beruflich macht, tut, fühlt oder denkt. Sie können auf schonende Art und Weise die Betreuungsperson dazu bringen, regelmäßig ihre eigenen Reaktionen wahrzunehmen, und ihre Zeitperspektive in der Arbeit mit dem Kind allmählich ausdehnen, indem man die Kontaktmuster des Kindes und des Betreuers aufzeigt.

Man kann darauf hinweisen, dass es ganz natürlich ist, Angst zu haben, wenn ihre Grundauffassungen ins Stocken geraten. Als einer der Verteidigungsmechanismen wird die von Ihnen betreute Person oft empfinden, dass „Sie das Kind nicht verstehen und seine Fähigkeiten nicht erkennen", was bedeutet „Ich fürchte, Sie verstehen mich nicht". Der Betreute schwankt möglicherweise hin und her zwischen Hilflosigkeit – „Sagen Sie mir, was ich tun soll, Sie sind der Experte" – und Zurückweisung des Mentors nach dem Motto „Sie haben mir gesagt, ich soll dieses oder jenes tun, aber nichts funktioniert, also sind Sie derjenige, der inkompetent ist.".

In dieser Zeit sollten Sie für die zu betreuende Person eine sehr sichere und akzeptierende Umgebung schaffen, denn sie ist während des Transformationsprozesses von Grundüberzeugungen und Selbstkonzepten sehr verletzlich.

Ein Tiefpunkt in der Realität des Lebens

Sie glauben, alle Ihre Anstrengungen seien umsonst. Es scheint tatsächlich so, als ob alles, was Sie versuchen, die Sache nur noch schlimmer macht. Sie übernehmen die Verteidigungsmechanismen des Kindes, ohne zu wissen, dass genau dies geschieht (Verleugnung, Ablehnung, Dichotomisierung, projektive Identifikation, geringe Selbstachtung, Inkompetenz, Verlassenheit). Das kann für Ihre Sozialbeziehungen schädlich sein (Kollegen, Familie, andere Personen, die für das Kind verantwortlich sind, Ehepartner etc.), und Sie fühlen sich zu sehr in der Verantwortlichkeit gefangen. Sie werden misstrauisch und weisen Unterstützung und Fürsorge zurück, weil Sie sich von anderen fallen gelassen und missverstanden fühlen. Ihre ablehnenden Gefühle gegenüber dem Kind können auf andere projiziert werden, um die Beziehung zum Kind erhalten zu können. Verschiedene Tarnungsmanöver kommen zum Tragen, damit das Grundgefühl von Selbstmitleid und Verlassenheit vermieden wird.

Es gibt hier einen Kreuzweg, an dem manche aufgeben, um nicht zusammenzubrechen. Das ist in Ordnung so. Das Kind profitiert nicht davon, wenn es zusieht, wie man untergeht. Denken Sie nur daran, dem Kind zu sagen: „Ich bin nicht stark genug, um ein Elternteil von dir oder dein Therapeut zu sein, und ich werde jemanden finden, der das ist. Erwähnen Sie nicht das Verhalten des Kindes in Ihrer Erklärung.

Eine Variante des Gefühls der Inkompetenz ist die Vorstellung, es gäbe „einen therapeutischen Gott irgendwo hier, der ihn heilen kann, wenn ich versage", und die Suche nach diesem Wunder beginnt. In dieser Phase sind Sie ein leichtes Opfer für Phantasten, die hinter Ihrem Geld her sind oder Ihrer Bewunderung und Abhängigkeit – oder beidem. Und natürlich gibt es auch noch ein paar, die einfach ihre professionelle Hilfe anbieten wollen.

Diejenigen, die in der Lage sind, diese frustrierende Periode auszuhalten, haben begonnen, die wirklichen Fähigkeiten des Kindes wahrzunehmen, und fangen erfolgreich an, ihre eigenen emotionalen Bedürfnisse von jenen des Kindes zu separieren. Sie beginnen, das Muster der Kontaktaufnahme des Kindes vorherzusehen, anstatt dem Gefühl nach drei Schritte hinterher zu sein, und Sie überwinden vielleicht den Kummer, den Sie haben, wenn Sie die Behinderungen des Kindes erkennen, durch einen Prozess aktiver Resignation. Das bedeutet auf der anderen Seite, dass die wirklichen Fähigkeiten und sinnvollen Punkte, wo man mit der Arbeit ansetzen kann, klarer zum Vorschein kommen, nämlich die, wie Sie dem Kind helfen können, sich in manchen Gebieten auf eigene Weise zu entwickeln.

Ziele des Mentors

Sie müssen der Person behilflich sein, realistisch abzuschätzen, ob sie oder er fähig ist, mit AD-Kindern zu arbeiten, und eventuell erkunden, wie die Person andere Möglichkeiten nutzen kann. Sie sollten dieser Frage umfassend nachgehen, um zu vermeiden, dass es plötzliche Verzweiflungsentscheidungen gibt, die von Schuld und Minderwertigkeitsgefühlen gefolgt sind. Wenn die Person ein Adoptiv-Elternteil oder Mitglied einer Pflegefamilie ist, kann es um die Frage gehen, ob man das Kind in ein Heim bringt, um die Familie als solche zu retten, oder es kann um Ehekonflikte gehen, die durch das Verhalten des Kindes ausgelöst wurden.

In diesem Resignationsprozess der durch einen Mentor begleiteten Person, kann Ihre Autorität auf dem Spiel stehen, denn die Person könnte sich nach anderen Fachleuten umsehen, die optimistischer in ihren Aussichten sind. Gleichzeitig sollte man der Person bewusst machen, dass sie nun anfängt, professionelle Ansichten zu entwickeln, und ihre Fähigkeit wächst, viele Situationen mit dem Kind zu meistern. Sie sollten die Person dazu bringen zusammenzustellen, wo sich Grundhaltungen der Persönlichkeit geändert haben, wie sie in die Lage versetzt wurde vorherzusehen, wie verschiedene Interaktionen mit dem Kind enden (was funktioniert und was nicht), und inwiefern der Trennungsprozess (das Kind und ich sind zwei verschiedene Personen) sowohl Erleichterung als auch Trauer auslöst.

Autoritätsgewinn und innere Reorganisation

Sie beginnen, das Kind zu verstehen und mit ihm zusammen zu sein, ohne sich mit ihm emotional zu identifizieren. Sie sind fähig, die langsame Entwicklung des Kindes zu tolerieren und zu respektieren.

Folglich sind Sie von Bedeutung, denn Sie werden zu einem Stabilitätsfaktor. Sie erkennen leicht, wer in der Umgebung des Kindes für es von Bedeutung ist und wer zu unreif erscheint. Sie beginnen, AD als ein generelles Problem zu untersuchen, und gewinnen so an Wissen. Sie wagen es, Ihrer Intuition zu folgen und stellen fest, dass Sie sich als Person verändert haben und vermutlich auch Ihr soziales Netzwerk verändert wurde. Sie arbeiten systematisch und verwenden Erfahrungen dazu, Bemühungen zu verstärken, außerdem operieren Sie mit einem größeren Zeithorizont.

Die Qualität und das Ergebnis dieser persönlichen Entwicklungsprozesse hängen natürlich von Ihrem Zugang zu einem sozialen Netzwerk, von der Supervision und den Gesprächen ab, die zwischendurch geführt werden. Jedoch verändert sich dadurch die Zeit, die der ganze Prozess benötigt, nicht sehr, denn eine persönliche professionelle Entfaltung braucht ohnehin Zeit zur persönlichen Entwicklung und Zeit für Erfahrung durch Arbeit.

Ziele des Mentors

Aufgrund des vorausgegangenen Reifeprozesses der professionell angeleiteten Person können Sie sich nun direkt auf deren berufliche Entwicklung konzentrieren, ohne durch zugrunde liegende emotionale Konflikte aufgehalten zu werden. Sie können der Person behilflich sein, ihre oder seine berufliche und emotionale Ausdrucksform zu entdecken, d. h. verschiedene Therapiemöglichkeiten und eine persönliche Einbindung in verschiedene theoretische und praktische Methoden herauszufinden. Es kann auch eine gute Idee sein, dass die Person ihre Erfahrungen zusammenstellt und auf einem Forum für Fachleute vorstellt. Sie sollten die Kompetenz der von Ihnen betreuten Person anerkennen und ihr helfen, sich von Ihnen zu trennen, indem Sie, ohne weitere Kommentierungen, zu eigenen professionellen Beurteilungen ermutigen.

In der Adoptiv- oder Pflegefamilie können Sie die Entstehung einer „Entwicklungsgeschichte als eine Adoptiv-/Pflegefamilie" unterstützen. Man kann z. B. fragen, was geschah in der Familie, ehe wir das Kind trafen, was passierte mit uns, kurz nachdem es hier war, wie veränderten sich die Rollen, das Netzwerk der Beziehungen und die persönlichen Werthaltungen in diesem Prozess? Wer sind wir heute und was haben wir über Bindung und soziale Interaktion gelernt? In diesen Sitzungen sollten auch Geschwister dabei sein, und man sollte besonders darauf achten, dass sie zum Ausdruck bringen können, wie das Leben mit einem AD-Kind als Bruder oder Schwester ihr Leben veränderte und welche Bewältigungsstrategien sie entwickelt haben.

Dies sind einige Möglichkeiten, die persönliche Entwicklung und die Wahrnehmung der eigenen Identität der jeweiligen Person zu fördern, die mit dem AD-Kind arbeitet. Im Folgenden wird diese Frage unter dem Blickwinkel der Betreuung eines professionellen Teams betrachtet.

Kapitel 15

Die Entwicklung eines professionell arbeitenden AD-Teams

Entwicklungsphasen des AD-Teams und Führungsqualität

Das Wort „Team" ist aus dem mittelalterlichen englischen Wort für „Familie" abgeleitet. Ein Team zusammenzustellen, bedeutet somit, ein System interpersoneller Relationen aufzubauen, das stark genug ist, um einen Gemeinsinn für professionelle Identität zu entwickeln, und stark genug ist, trotz Unterschiede in Einstellung, Rolle und Befugnis innerhalb der Gruppe, sich auf eine bestimmte Arbeit zu konzentrieren. Die Gruppe muss auch fähig sein, ein emotionales Klima der Toleranz gegenüber unterschiedlichen Bedürfnissen und unterschiedlicher Aufgeschlossenheit der einzelnen Mitglieder zu entwickeln. Die Gruppe kann nur dann wirkungsvoll und auf das Wesentliche konzentriert arbeiten, wenn diese Aufgaben der inneren Organisation gelöst sind.

Das Hauptziel besteht darin, den emotionalen Druck der AD-Klienten lange Zeit auf beständige Weise aufzufangen. Das ist besonders schwierig, wenn es sich bei der Gruppe um eine Pflegefamilie oder eine Adoptivfamilie handelt, in der das fragliche Kind auch ein Mitglied der Gruppe ist.

Es ist naturgemäß sehr schwierig, eine bestimmte Gruppenidentität herzustellen, wenn man es mit Klienten zu tun hat, deren Identität durcheinander gebracht oder gestört ist und die an einem Mangel leiden, interpersonelle Grenzen zu ziehen.

Ich möchte hier den Unterschied zwischen *Produktion* („etwas vorwärtsbringen, etwas auf den Markt bringen") und *Organisation* („organ" bedeutet Werkzeug, organisieren heißt demnach, für jedes Mitglied Rollen und emotionale Einstellungen zu finden, die der Sache dienlich sind) in den Vordergrund stellen. Wenn Sie anfangen, eine angemessene AD-Umgebung zu erzeugen, so kann es gut sein, dass Sie sich schließlich vielen Schwierigkeiten gegenübersehen, oder zumindest viel Energie für Kooperationsfragen, Autoritätskonflikte und Enttäuschungen aufbringen müssen. Das ist umso mehr der Fall, als der Klient an Problemen leidet, die sozialer und emotionaler Natur sind. Diese können sich für die Beteiligten unwissentlich auf die Beziehungen des Fachpersonals ausdehnen, zu wiederholten Konflikten, zu einem Verlust der gemeinsamen Ausrichtung der Arbeit führen. Sie können auch die Fähigkeit der Gruppe herabsetzen, den Druck aufzufangen, der aus Eifersucht, Hass, Wutausbrüchen, aus Manipulation und emotionaler Übersteigerung etc. resultiert. Man muss also das Augenmerk zuerst auf Organisation und Vorbereitung der schwierigen Arbeit lenken.

Die nachfolgenden Abschnitte basieren auf den Arbeiten von William Schutz, der sich der Untersuchung und Bildung eines leistungsfähigen Teamaufbaus gewidmet hat. Sie beziehen sich auch auf Wilfred Bion, einen englischen Psychoanalytiker der Tavistock Klinik, der die Probleme von Autorität und Verteidigungsmechanismen in der Gruppe untersucht hat. Meiner Ansicht nach waren die Vorstellungen beider von höchster Bedeutung als Bezugsrahmen für Mentorenteams, die mit AD-Klienten arbeiten. Die Beschreibung der Gruppenentwicklung stellt eine Abwandlung dar, die vom Autor und einer Gruppe Psychologen vorgenommen wurde. Sie sollten die Arbeit von Schutz lesen, wenn Sie an der Originalversion interessiert sind. Sie ist eine wertvolle Stütze, um die Entwicklung in einer Gruppe verstehen und damit umgehen zu können.

Folgt man Schutz (1958), so gibt es drei Grunddimensionen interpersoneller Beziehungen: Aufnahme, Kontrolle und Aufrichtigkeit/Zuneigung. Sie müssen in Arbeitsgruppen der Reihe nach erarbeitet werden, um als soziale Plattform für die spätere, oben angesprochene Produktion zu dienen. Gewöhnlich werden sie in der Reihenfolge beschrieben, die auch hier eingehalten wird: Aufnahme, Kontrolle und Offenheit/Zuneigung.

1. Aufnahme – Schaffung einer gesicherten Grundlage und Identität

Der Begriff der Aufnahme (Inclusion) bezieht sich auf den Vorgang, durch den ein Mitglied des Fachpersonals als dazugehörig bezeichnet wird. Die Gruppe muss zunächst entscheiden, „wer sie ist" und was der Zweck der Gruppenbildung ist. In dieser Phase sind die Unterschiede zwischen den Mitgliedern etwas verwischt, denn sie suchen nach gemeinsamen Interessengebieten. Die Mitglieder entscheiden, wie sie zur Gruppennorm passen, und passen ihr Verhalten entsprechend an.

In dieser Phase müssen die einzelnen Mitglieder das schwierige Problem lösen, ihr Engagement in anderen Gruppen zu vermindern, um eine Verpflichtung in der neuen, bislang unbekannten und vermutlich unsicher definierten Gruppe eingehen zu können. So empfindet z. B. eine Adoptivmutter, dass sie sich mehr um das neue Familienmitglied kümmert als ihr Ehemann, und daraus können Konflikte entstehen. In einer Gruppe aus Fachleuten mag es sein, dass manche mehr Pflichteifer an den Tag legen als andere, und das kann in der Gruppe Zweifel über ihre gemeinsame Verpflichtung aufkommen lassen, so etwa nach dem Motto „Wie ernst nehmen wir das?"

Ein weiterer Sachverhalt, der behandelt werden muss, ist das sog. Hintergrundproblem. Das bedeutet, wir sind alle auch Mitglieder von anderen Gruppen und wir können uns diesen mehr verpflichtet fühlen als der gerade entstehenden Gruppe. Das erhebt die Frage nach dem verschiedenen beruflichen Hintergrund. Besteht die Gruppe z. B. aus Lehrern, Ärzten, Studenten und Mitgliedern religiöser Organisationen etc., so fürchten manche Mitglieder, dass ein Beruf oder eine Werthaltung zum Grundprogramm der ganzen Gruppe wird und dass diese eine „feindliche Übernahme" einer anderen Gruppe zu vergegenwärtigen hat, die ihrerseits den Hintergrund eines der anderen Gruppenmitglieder bildet. In einer Pflegefamilie kann dieses Problem in der Frage auftreten, ob das AD-Kind in erster Linie der Familie als ganzer zuzurechnen ist oder ob eher männlichkeitsorientierte oder weiblichkeitsbezogene Vorstellungen der Erziehung gelten sollten. Oder aber es taucht die Frage auf, ob man sich als ganz normale Familie fühlt oder als eine Familie und ein Kind, das ganz anders ist. So versuchen Adoptivfamilien oft den Eindruck aufrechtzuerhalten, als sei das Adoptivkind „einfach ein weiteres Familienmitglied, das gemäß der gleichen Regeln und Normen leben sollte", um einen hohen Grad an Aufnahmebereitschaft zu erzielen. Dies kann natürliche verheerende Auswirkungen haben, und zwar sowohl auf die Familie als auch auf das AD-Kind, welches einen ganz anderen Hintergrund hat und über ganz andere Kompetenzen verfügt.

Wenn es der Gruppe gelingt, dergestalt Zugeständnisse zu schaffen, dann wächst bei den Mitgliedern allmählich ein grundlegendes gegenseitiges Vertrauen zueinander, und ein Klima des „wir sind genau so gut, wenn nicht noch besser als andere Gruppen" kann eine

Zeit lang bestehen bleiben. Es bildet sich eine Anzahl mehr oder weniger ausgesprochener Verhaltensregeln heraus, und die Mitglieder beziehen sich auf ihre Gruppe als „wir". Es besteht eine ziemlich ausgeglichene Gruppenstruktur, da sich jeder „so sehr verantwortlich" fühlt und kaum das Bedürfnis nach Führung besteht.

In dieser Phase die *Führung* zu übernehmen, bedeutet, den „guten Geist" zu spielen bzw. Gastgeber zu sein, so etwa indem man wichtige (und nur die wichtigen) Fachleute einlädt, an der Gruppe zu partizipieren. Dazu gehört auch, dass man jedem Mitglied den Eindruck vermittelt, geachtet und in die Gruppe aufgenommen zu sein, dass man offen darüber spricht, auch Mitglied einer anderen Gruppe zu sein und darüber diskutiert, wie jeder Einzelne mit diesem Problem umgehen kann, dass man bestehende Unterschiede im Engagement legalisiert und dessen untere Grenze für die Norm in der Gruppe definiert und schließlich auch, dass man festhält, was bedeutsam ist und was nicht.

Wird der emotionale Druck der AD-Problematik des Kindes oder der Kinder zu groß, kann es sein, dass die Gruppe weiterarbeitet ohne eine gemeinsame Grundlage und ohne Grundvertrauen oder dass sie sich einfach auflöst. Die Gruppe kann sich auch in Gänze auf eine Defensivposition zurückziehen, indem sie das „wir" zu weit auslegt (die Normen zu rigide gestaltet) oder die Mitglieder sich gegenseitig immer wieder bestätigen, „wie phantastisch sie sind", und die ganze Zeit neue Projekte diskutieren, ohne dass es jedoch Anzeichen herausragender praktischer Arbeit oder Offenheit gegenüber der Umgebung gibt. Die Gruppe kann in eine Abhängigkeit von ihrem Leiter geraten und persönliche Verantwortung dadurch zu umgehen versuchen, dass sie auf eine „übernatürliche und starke Persönlichkeit" zurückgreift.

2. Kontrolle: Sich bewusst werden, dass wir unterschiedlich sind

Nachdem eine Grundlage geschaffen wurde, kann sich die Gruppe der Kontrollproblematik annehmen und das heißt den Fragen nach Einfluss, Macht, Entscheidungsfindung, Autorität, Kompetenz und Arbeitsverteilung.

Die Gruppe arbeitet daran, einen allgemein anerkannten Weg zur Bildung einer vertikalen Struktur zu finden, denn manche Mitarbeiter gewinnen mehr Einfluss als andere, manche sind aktiv, manche passiv, manche reden und manche teilen sich durch Schweigen mit.

Die Unterschiede zwischen den Mitgliedern treten zunehmend in den Vordergrund und beschäftigen die Geister: So sind wir nicht alle gleich in Werthaltung, Alter, Erfahrung, Geschlecht, methodischem Vorgehen, Einstellung gegenüber der Arbeit, Machtwillen etc. Die Frage ist, ob wir es wagen, darüber in der Öffentlichkeit zu reden. Häufig verschwinden in Gruppen die Vorstellungen von Grundvertrauen, wenn Differenzen und Konflikte aufkommen. Es gibt viele Diskussionen über die Grenzbereiche, also darüber, wer was tun sollte, wer was entscheiden kann, wie man überhaupt entscheidet und ob dies oder jenes Aufgabe der einen oder anderen Person ist. Frühere unbewusst gemachte Erfahrungen von Machtmissbrauch oder der Unfähigkeit, andere beeinflussen zu können, können hier hochkommen.

Untergruppen oder Allianzen können sich bilden, um Einfluss zu gewinnen oder andere auszuschließen.

Wenn die Gruppe in der Lage ist, Differenzen offen zu diskutieren, gibt es eine Reihe von Konfrontationen, worauf die Mitglieder verschiedene Positionen und Rollen bezüglich der Arbeit einnehmen werden.

Allmählich finden die Mitglieder ihre bevorzugte Position bei der Arbeit, verbringen viel Energie damit, diese zu verteidigen und dafür zu sorgen, dass andere diese akzeptieren. Grundsätzlich kann man folgende Rollen unterscheiden:

Führungsperson, die für die Strukturen eines Vorhabens verantwortlich ist („Die Sache muss getan werden!"): Die Person, die diese Position einnimmt, erkennt, wie und wann etwas gemacht werden soll. Sie macht Pläne und erarbeitet Zeitvorgaben und achtet darauf, dass Arbeitsabläufe zur Routine werden. Gewöhnlich hat diese Person Sorge, dass andere sie wegen emotionaler Inkompetenz ablehnen.

Führungsperson im Hinblick auf emotionale Aspekte („Was haben Sie für ein Gefühl bei dieser Sache?"): Die Person befasst sich mit emotionalen Fragestellungen, mit Fragen der Aufgeschlossenheit, und reagiert sensibel auf Konflikte und Machtspiele in der Gruppe. Es kann möglich sein, dass diese Person fürchtet, abgelehnt zu werden, weil sie zu sehr von der Sache gefangen ist, die Kontrolle und die Fähigkeit verliert, etwas zu überschauen und zu planen, und die in den Augen der anderen „zu viel des Guten" tut.

Führungsperson der Opposition („Ich glaube im Gegensatz dazu ..."): Diese Person zweifelt Entscheidungen an, schlägt Alternativen vor und versucht Methoden und Einstellungen von anderen Gruppen einzubringen. Diese Person kann fürchten, dass sie zurückgewiesen wird, weil sie den anderen Gruppenmitgliedern zu stur erscheint und zu empfindlich ist.

Auf Stabilität achtende Führungsperson („Oh, ja, nun gut, aber ..."): Diese Person ist ziemlich unbeeindruckt und möchte auch, indem sie sich auf die Vergangenheit bezieht, nichts verändern. Diese Person stellt die Bedeutung von allem Neuen in Frage oder betrachtet dies als eine Variation des bereits Bekannten. Diese Person fürchtet, dass sie in der Gruppe zu sehr aufgeht und ihre persönliche Unabhängigkeit verliert.

Der Wächtertyp als Führungsperson („Ich habe Ihnen gesagt, dass das schief geht."): Diese Person versucht, die Gruppe zu schützen, indem sie jede Form von Gefahr oder Kontrollverlust antizipiert und sich andauernd um die Folgen von etwas Sorgen macht. Die Person fürchtet, zurückgewiesen zu werden, weil sie unfähig ist, sich zu entspannen und weil ihre Einstellung den anderen Gruppenmitgliedern gegenüber als zu kritisch betrachtet wird.

Diese Rollen sind gleichzeitig Stärke und Bedrohung einer Gruppe, bis diese herausgefunden hat, wie damit umzugehen ist. Dann sind sie der Ausdruck der Aussicht auf Vielseitigkeit in Entscheidungen und Kontakt mit Klienten.

Der Begriff der Führung ist in dieser Phase doppelt zu verstehen: Er dient dazu, die negativen Emotionen und Ängste auszuhalten und „im Sattel" zu bleiben, da die Gruppe interne Konflikte als solche zwischen Team und Führung betrachtet und alle Entscheidungen von Führungspersonen in Frage gestellt, ignoriert und angezweifelt werden. Die Führungsperson wird oft als „zu weich/zu hart und unsensibel" gesehen. Die Aufgabe besteht darin herauszufinden, was bei Differenzen als Tatsache anzusehen ist und wie man damit umgeht, offen zu sein gegenüber Konflikten in der Gruppe und bei Entscheidungen zu bleiben, die bereits angenommen wurden. Wenn die Führungsperson nachgibt, Kritik zu persönlich nimmt oder sich als „Unterhändler" betätigt, verliert die Gruppe das Vertrauen in sie und hält sie für unfähig, gruppeninterne Ängste zu kontrollieren.

Der vorherrschende Verteidigungsmechanismus in dieser Phase besteht in der Dichotomisierung, also der Überzeichnung emotionaler Bewertungen, d. h., die Gruppe reduziert sich auf Flucht- bzw. Angriffsverhalten. Man muss hier nicht erwähnen, dass das AD-Kind in dieser Phase eine große Störung des Gruppenprozesses verursachen kann, denn es benutzt dieselben Verteidigungsmechanismen. Der Leiter der Gruppe muss dieser also helfen, ein wechselseitiges und effektiv arbeitendes Kommunikationssystem zu bilden („was hat das Kind wem gesagt?"). Manche AD-Kinder sind, wenn auch auf negative Weise, Meister als Gruppenberater.

Es kann auch sein, dass die Gruppe vermeidet, Differenzen auszutragen, und sich zu einer „Es-ist-so-schön-zusammen-zu-sein-Gruppe" entwickelt und dabei viel Wert auf das Einbinden von Mitgliedern und Vertrautheit legt, aber wenig auf Entscheidungsfindung, Zeitpläne und inhaltliche Ausrichtung. Wenn das der Fall ist, sollte der Leiter akzeptieren, dass sie oder er als Einzige für die o. g. strukturellen Maßnahmen verantwortlich ist.

In dieser Phase ist die Gruppe sehr produktiv, aber die Mitglieder haben die Tendenz, gleichzeitig in verschiedene Richtungen zu arbeiten (egozentrische Rollenverteilung).

3. Offenheit/Zuneigung – wechselseitiger Austausch von Gedanken

Dank vorausgegangener Arbeit bei Fragen des Konfliktes und der Konfrontation, verfügt die Gruppe nun über einen internen Organisationsplan: Jedes Mitglied weiß, wie die anderen emotional und konkret auf eine neue Aufgabe ansprechen, und die Mitglieder kennen ihre eigenen Grenzen, die ihrer Kompetenz und die ihres Aufgabenbereichs.

Nun ist die Gruppe bereit dazu, sich näher damit zu befassen, wie offen sie untereinander sein sollte und wie viel sinnvoller Weise an formalem, persönlichem und vertrautem Umgang miteinander geteilt werden soll.

Um diesen Fragenkomplex werden sich Konflikte drehen, denn manche denken, dass andere zu verschlossen sind und sich nicht genug der Gruppe mitteilen, während sich andere unangenehm berührt fühlen, wenn sie gefordert sind, sich offener zu geben, als sie sind. Das Thema der Empfindlichkeit wird dann die offene Frage sein.

Mit AD-Kindern zu arbeiten, ist häufig eine ganz persönliche Angelegenheit, und dieser Umstand kann die Empfindlichkeit gegenüber Kritik (ist sie nun persönlich oder beruflich gemeint?) erhöhen und Grundmuster der Bindung zum Ausdruck bringen.

Wie durch Untersuchungen von Hazan und Shaver (1987) gezeigt wurde, scheint unsere grundlegende Art, sich zu binden, ein Leben lang ziemlich stabil zu bleiben und somit unsere Art und Weise der Sozialisation als Erwachsene beträchtlich zu beeinflussen. In dieser Phase der Gruppenorganisation kommen folglich elementare Lebensstile und Gefühle jedes Mitglieds zum Ausdruck. Es kommt zu Mischungen von Abhängigkeit und Vermeidung, d. h., manche Personen sind auf ganz bestimmte Beziehungen konzentriert, manche fühlen sich in der Gruppe geborgen, manche abgewiesen, andere sind furchtsam.

Die Gruppe sucht nach Wegen, diese Unterschiede in der Lebensart zu erkennen und zu akzeptieren. Wenn ihr das gelingt, dann bilden sich persönliche Beziehungen und Untergruppen, aber sie erwecken dann nicht den Eindruck einer ablehnenden Allianz, sondern werden als legal zustande gekommene „Interessensgruppen" bezeichnet. Die Gruppenmitglieder nehmen unter Umständen eine eher humorvolle und verzeihende Haltung gegenüber ihren eigenen Grenzen und Eigenschaften ein, der Umgangston ist nicht sarkastisch, sondern warm und zustimmend.

Führungsfunktion: Unterstützen Sie die Mitglieder bei ihren verschiedenen Bedürfnissen nach Nähe. Erkennen Sie verschiedene Bindungsstile und Bindungsprobleme in der Gruppe, und definieren Sie diese als Ressourcen und wertvolles fachliches Wissen zum Verständnis von AD-Klienten. Verringern Sie die Intensität der Beziehungen, die das Maß an Vertrautheit in einer Arbeitsgruppe übersteigt, und lassen Sie den beruflichen Aspekt über dem persönlichen stehen. Seien Sie den Mitgliedern behilflich, sich emotional nicht so sehr in ihre Arbeit oder die Beziehung zu ihren Kollegen zu involvieren, dass sie darüber ihr Privatleben vergessen.

Wird die persönliche Distanz zu einem Problem, dann können vom Leiter Fragen der Offenheit, der persönlichen Probleme und der Vertraulichkeit thematisiert werden.

Unterstützen Sie dann die Bildung von Rückmeldesystemen in der Gruppe, wenn die Trennlinie zwischen persönlicher und beruflicher Rückmeldung für alle klar erkennbar ist.

KAPITEL 16

METHODEN FÜR DIE AD-TEAMARBEIT

Einige Hilfsmittel für die Team-Entwicklung

Das tägliche Leben muss so geplant werden, dass den Mitarbeitern Raum und Zeit bleibt, um über ihre Erfahrungen mit dem Verhalten der AD-Kinder zu sprechen und sich auszutauschen. Dass kann durch professionelle Betreuung eines externen Psychologen geschehen, basiert aber im Grunde auf dem eigenen Willen der Gruppe, ein gutes Arbeitsklima zu schaffen. Zu Ihrer Anregung sind hier einige Übungen zusammengestellt, die Sie verwenden können, um die Aufgeschlossenheit in der Gruppe zu erhöhen. Verwenden Sie davon diese, die Ihren aktuellen Bedürfnissen am ehesten zu entsprechen scheinen.

„Aufzeichnung" des „Bindungsproblems" im Team

Ein Interview ist eine gute Möglichkeit für Mitarbeiter des Teams, damit Sie sich durch eine systematische Erfassung ihrer Ressourcen mit dem Bindungsproblem vertraut zu machen. Sie können das jeweils mit zwei Personen durchführen und dann ihre Erkenntnisse im Plenum mitteilen, falls die Gruppe insgesamt zu groß ist, oder es in Gesprächsrunden von sechs oder weniger Personen erörtern. Es ist sinnvoll, einen ganzen Tag mit dieser Aufgabe zu verbringen.

Der Zweck dieses Interviews besteht darin, jedem Mitglied die Möglichkeit zu geben, sowohl auszudrücken als auch zu entdecken, was ihre oder seine Grundannahmen des Verständnisses von AD-Kindern sind. Das kann nur geschehen, indem man auf seine eigenen „frühen Arbeitsmodelle", d. h. die eigene frühe Erfahrung, zurückblickt. Mögliche traumatische Erlebnisse sind eine Ressource, denn sie bilden sowohl einen Schlüssel der Anteilnahme für das AD-Kind als auch einen, um die eigene Antriebskraft für diese Art von Arbeit zu verstehen. Je mehr man sich klar darüber wird, wie eigene frühe Erfahrungen und Reaktionen die Persönlichkeit formten, desto besser ist das für die jeweilige Arbeit.

Möglicherweise können Sie nicht alle Fragen beantworten. Und wenn das der Fall ist, dann legen Sie dar, wie es sich Ihrer Meinung nach vermutlich verhält.

1. Wie war die generelle Situation während der Zeit, da Ihre Mutter mit Ihnen schwanger war? Kennen Sie die Haltung Ihrer Eltern angesichts eines zu erwartenden Kindes? Wie alt waren Ihre Eltern damals? Welche Möglichkeiten standen Ihnen offen?
2. Wie hoch war Ihr Geburtsgewicht und wie ging der Geburtsvorgang voran? War es eine schwierige Geburt?
3. Wie war Ihr allgemein beschriebenes Reaktionsmuster nach der Geburt, d. h., wie war Ihr Temperament, und wie haben Sie sich entwickelt? Welche Geschichten kennen Sie darüber, was für ein Mensch Sie waren?
4. Wissen Sie, ob Sie vor dem Alter von drei Jahren von Ihrer Mutter physisch getrennt wurden? (Waren Sie z. B. in einem Inkubator, war die Mutter krank oder nicht anwesend, war Sie im Krankenhaus?) Wenn das der Fall war, wissen Sie dann, wie Sie darauf reagiert haben?
5. Welches ist Ihre erste Erinnerung an eine Trennung/einen Verlust Ihrer Eltern oder anderer geliebter Menschen? Wie hat diese Erfahrung grundlegende Werte beeinflusst, so wie etwa Vertrauen, Ärger, Kummer oder Unabhängigkeit?
6. Welches ist Ihre erste Erinnerung daran, jemandem nahe zu stehen, von jemandem geliebt oder akzeptiert zu werden bzw. mit jemandem verbunden zu sein? Wie hat diese Erfahrung grundlegende Werte beeinflusst, so wie etwa Selbstvertrauen, Glaube, Hoffnung, Vertrauen, Frustration und Toleranz?
7. Nach welchem Muster bewältigen Sie Probleme?
8. Wobei machten diese frühen Erfahrungen Sie stärker und robuster, wobei anfälliger?
9. Bitte fassen Sie zusammen, aus welchen Quellen (aus der Bewältigung von Trennungen in Ihrer eigenen frühen Kindheit) Sie zu schöpfen glauben, die es Ihnen ermöglichen, ein AD-Kind zu verstehen?
10. Wie können Sie Ihre frühen Erfahrungen für Ihre Arbeit nutzen, ohne Ihr eigenes Leben und dessen Lösungsansätze einem AD-Kind aufzudrängen?

Nachdem diese Interviews in Sitzungen mit einer kleinen Gruppe durchgeführt wurden, können die Teilnehmer ihre Erfahrungen und ihre Reaktionsmuster auf einer Tafel zusammenfassend darstellen, um ihren „persönlichen Wissensfundus" der Gruppe mitzuteilen. Damit soll zum Ausdruck kommen: Das haben wir selbst über Verlust und Trennung in unserem eigenen Leben erfahren. Diskussionen können über Themen geführt werden, wie z. B.

- Wie können wir diesen Fundus an Wissen sinnvoll in unsere tägliche Arbeit mit AD-Kindern einbringen?
- Wo erkennen wir unsere eigenen Reaktionsmuster in denen unserer Klienten?
- Wie können aus diesen Erfahrungen Lern- und Sozialprobleme resultieren, und inwiefern veranlassten sie uns, neue Fähigkeiten und Stärken zu entwickeln? Wie können wir dieses Wissen auf unsere Arbeit übertragen?

Die Ohren „offen halten"

Ein- oder zweimal die Woche praktiziert die Gruppe die Übung des „offenen Ohres". Eine Person wird ausgewählt, die Zeit zu messen, und jeder Teilnehmer hat genau fünf Minuten zur Verfügung, um über jedwede Gefühle, Reaktionen oder Gedanken zu sprechen, die ihm während der Arbeit mit dem Kind oder den Kindern in den Sinn gekommen sind. Die restlichen Teilnehmer hören aufmerksam und bedachtsam zu, ohne etwas zu sagen oder in irgendeiner anderen Weise Zustimmung oder Ablehnung zu signalisieren. Wenn die Person nach zwei Minuten schweigt, verbleiben ihr noch die restlichen drei Minuten, in denen ihr vielleicht noch etwas einfällt. Die nächste Person hat wieder fünf Minuten zur Verfügung usw. Nach diesem Sitzungsteil des Zuhörens ist eine offene Diskussion in der Gruppe vorgesehen, wobei jedem der folgenden Themen von der die Zeit messenden Person fünf Minuten gewidmet werden:

1. *Wenn wir uns vergegenwärtigen, was in der Runde gesagt wurde, in welchem Zustand befindet sich dann die Gruppe im Allgemeinen?* Wichtig ist, dass jede persönliche Erklärung als Ausdruck eines *Gruppenprozesses* verstanden wird. Hat jemand Ärger zum Ausdruck gebracht, so gibt es Ärger in der Gruppe als solcher. Die Teilnehmer müssen lernen, Verantwortung für alle Gefühle zu übernehmen, die in der Gruppe aufkommen. Es ist von nachgeordneter Bedeutung, wer sie aussprach.
2. *Was geschah zwischen uns und dem Kind/den Kindern, das diese Gefühle/Gedanken entstehen ließ? Welche Erfahrungen und Re-*

aktionen unserer eigenen Kindheit wurden wiederbelebt? Diese Interpretation kann nur der einzelne Teilnehmer vornehmen, die Auffassung anderer sollte nicht interpretiert werden. Verzichten Sie auf Beiträge von „Alleswissern".
3. *Auf welche Weise können wir jetzt beschreiben, was in der Gruppe vorgeht?*
Versuchen Sie nicht, „Lösungen" aufzutischen, sondern haben Sie ein Interesse daran, zu beschreiben, was augenblicklich in der Gruppe vorgeht – auch wenn dies im ersten Augenblick nachteilig sein sollte.

Wenn die Person, die die Zeit misst, den Eindruck hat, sie werde wegen der Angaben von Zeitgrenzen nicht respektiert, dann sollte sie das sofort ansprechen. Die Organisationsstruktur der Zeitbegrenzung reduziert Ängste. Deshalb sollten die Teilnehmer einander unterstützten, die jeweilige Zeitgrenze einzuhalten.

Ein Interview zur „gegenseitigen Supervision"

Wenn das Problem eines Kindes viele emotionale Probleme beim Betreuer auslöst, so kann man das nachfolgend dargestellte Interview (zwei oder drei Teilnehmer) durchführen. Der Interviewer stellt nur Fragen und hört sich die Antworten unkommentiert an, er lässt nach jeder Frage viel Zeit, macht sich Notizen und gibt diese nachher der interviewten Person. Nach Ende des Interviews (etwa nach 45 Minuten) werden die Rollen vertauscht und ein neues Interview beginnt.

1. Über welches Kind oder welches Ereignis mit welchem Kind möchten Sie sprechen?
2. Welche Gefühle kommen in Ihnen hoch, wenn Sie darüber reden – beschreiben Sie eines nach dem anderen, sie können einander auch widersprechen (Bedauern, Ärger, Groll, Irritation oder was auch immer). Vermeiden Sie ablehnende Gefühle nicht.
3. Inwiefern können Sie sich, bezogen auf Ihre eigenen Kindheitserfahrungen, mit dem Kind identifizieren?
4. Inwiefern wiederholen Sie eigene Verhaltensmuster und Reaktionen Ihrer eigenen Kindheit, wenn Sie mit dem Kind zusammen sind? Was fühlten Sie einst, oder was fühlten Ihre Eltern oder andere Erwachsene?
5. Wie bestimmt dieses Verhalten von Ihnen das Verhalten des Kindes?
6. Wie können Sie Ihr eigenes Verhalten ändern, um das Reaktionsmuster zwischen Ihnen und dem Kind aufzubrechen?

7. Wenn Sie versuchen, das Kind von „innen" zu sehen, wie würden Sie dann die Erwachsenen um Sie herum beschreiben? Versuchen Sie die Wortwahl und den Tonfall zu treffen, den das Kind wählen würde.
8. Wenn Sie das Kind aus der Distanz und ohne Emotion beschreiben würden, wie würden Sie es dann beschreiben?
9. Wobei ist es folglich für Sie schwierig, sowohl vom Kind losgelöst als ihm auch zugeneigt zu sein?
10. Was macht das Kind, um Sie zu einer negativen Reaktion zu veranlassen?
11. Wo fallen Sie darauf herein? (gehen Ihrer eigenen Intention oder Ihres emotionalen Zustandes verlustig)
12. Wie fühlen Sie sich dann?
13. Inwiefern ähneln diese Gefühle jenen des Kindes?
14. Wem erlauben Sie, Ihnen zu helfen, wenn die Arbeit schwierig ist?
15. Welche Gedanken/Assoziationen sind Ihnen während dieses Interviews gekommen?

Wird dieses Interview in schwierigen Situationen regelmäßig geführt, so kann es allmählich dazu beitragen, dass sich die Teilnehmer emotional vom Kind trennen und dadurch frei werden, mehr fachbezogene Haltungen und Reaktionen einzunehmen bzw. zu zeigen, statt sich unbewusst von den Kontaktbedingungen leiten zu lassen, die das Kind vorgibt.

Handeln lernen – ein Hilfsmittel für die Verhaltensanalyse und für die Entwicklung von alternativen Lösungsansätzen

Diese Methode ist zur Problemlösung für aussichtslose Situationen und ähnliche Probleme gedacht (s. u.).

Es wird jemand ausgewählt, dem sich die Probleme stellen, und jemand, der über die Zeit wacht. Derjenige, der die Probleme hat, der „Problembesitzer", sitzt – ohne Tisch zwischen sich und den anderen – vor einem Gremium, das aus vier bis sechs Personen besteht.

1. Der „Problembesitzer" hat fünf Minuten Zeit, seine oder ihre Probleme mit dem Kind zu beschreiben. Die anderen hören zu, schweigen und machen Notizen.
2. Die Mitglieder des Gremiums haben fünf Minuten Zeit, um aufzuschreiben, was ihrer Meinung nach das Problem ist. (Sie

sollten sich nicht die Ansicht des „Problembesitzers" zu eigen machen.)
3. Jedes Mitglied des Gremiums hat zwei Minuten Zeit, der Gruppe zu beschreiben, was seiner Ansicht nach das Hauptproblem ist, so dass vier bis sechs unterschiedliche Beschreibungen zustande kommen. In dieser Runde ist es nicht erlaubt, irgendwelche Vorschläge oder Hinweise für Lösungen zu machen. Es handelt sich um eine reine Problemanalyse. Der „Problembesitzer" hört während der Präsentation schweigend zu.
4. Jedes Mitglied hat nun fünf Minuten Zeit, einen Vorschlag aufzuschreiben, was der „Problembesitzer" tun kann, um das Problem zu lösen.
5. Jedes Mitglied hat nun zwei Minuten Zeit, um seine Vorschläge zur Problembewältigung des „Problembesitzers" vorzustellen. Der „Problembesitzer" schweigt, macht Notizen und hört zu.
6. Der „Problembesitzer" sagt der Gruppe, was er gehört hat und inwiefern dieses seine Vorstellung davon beeinflusst hat, was getan werden könnte.

Es gibt zwei Bedingungen, die erfüllt sein müssen, damit es durch diese Übung zu neuen Ideen und Handlungen kommt: Die Teilnehmer müssen darauf achten, in ihrer Problemanalyse unterschiedlich zu agieren und nicht von der Version des „Problembesitzers" gefangen sein. Außerdem dürfen in den Schritten 1. bis 3. keine Vorschläge dafür enthalten sein, was zu tun ist; sie dienen nur der Analyse. Werden diese Bedingungen eingehalten, so kommt es durch diese Übung oft zu einer Fülle von neuen Blickwinkeln und guten Ideen.

Schlussfolgerung bezüglich der Organisation des therapeutischen Milieus

Bei einer vernünftigen Organisation für AD-Klienten wird der Schwerpunkt auf der Schaffung eines gesunden individuellen und kollektiven Klimas liegen, und zwar sowohl die Betreuer als auch die Klienten betreffend. In der Milieutherapie geht es darum, ein Umfeld aufrechtzuerhalten, das verständige und anpassungsfähige psychologische Verhaltensfunktionen vermittelt und das Kind befähigt, das Alltagsleben zu meistern und sich weiterzuentwickeln. Um dieses Ziel erreichen zu können, muss die Institution sich bemühen, ein hohes Maß an emotionaler und organisatorischer Selbstwahrnehmung zu erreichen.

POST SKRIPTUM UND DANKSAGUNGEN

In der komplexesten aller Aufgaben, nämlich der Arbeit mit anderen Menschen, gibt es weder absolut gültige Wahrheiten noch Methoden. Mein Ziel ist es gewesen, als Ratgeber zu fungieren, und das heißt nichts anderes zu sein, als ein wissensdurstiger weiterer Studierender. Die einzige Qualifikation eines Ratgebers besteht darin, dass er oder sie vor den anderen an einem Ort war und eine, wenn auch unvollständige Karte erstellt hat. Ich hoffe, dass dieses Kartenmaterial Ihnen hilfreich sein kann auf Ihrer Reise durch die Rätsel der Bindungsfähigkeit und ihrer Begleiter, der Bindungsstörungen.

Ich selbst hatte so viele Ratgeber, dass ich nicht weiß, wem ich zuerst danken soll.

Ich danke dem Kollegium und den Leitern des Pflegheims Himmelbjerggaarden, die mir zehn Jahre lang die Bedeutung von unermüdlicher Hingabe und Professionalität vorgelebt haben, und den Eltern von 48 Kindern, auf die meine Studie aufbaut und die mir sehr vertrauliche Details über ihr Leben anvertrauten.

Ich danke Gunnar Hjelholt, einem Sozialpsychologen und Mitbegründer der EIT (The European Institute for Trans-National Studies in Group and Organizational Development), der seine Erfahrungen aus den Konzentrationslagern der Nazis zeitlebens dazu benutzte, menschenfreundliche professionelle Einrichtungen zu schaffen. Als Mentor lehrte er mich die enge Beziehung zwischen persönlicher und sozialer Organisation.

Ich danke der internationalen Gesellschaft zur Untersuchung von Persönlichkeitsstörungen, ISSPD, (International Society for the Study of Personality Disorders) für ihr außerordentlich anregendes transkulturelles Verständnis von diagnostischen Problemen. Besonders danke ich Herrn Professor Erik Simonsen, dem ehemaligen Präsident der ISSPD, der mich ermutigte, meine Ergebnisse zu veröffentlichen.

Ich danke Dr. Francoise Hallet, Mitbegründerin von PETALES (Parent d'Enfants présentant des Troubles de l'Attachement Ligue d'Entraide et de Soutien), die auf eigene Initiative hin das Manuskript ins Französische übertrug. Ich bin tief beeindruckt von ihrer professionellen Haltung und ihrem Wissen.

Ich danke meinem dänischen Kollegen, Helgi Rasmussen, für seine kompromisslose Suche nach Aufrichtigkeit und seine Fähigkeit im Rahmen der Tavistock Tradition, sowie Nikolaj Lunoe für seine Einführung und Ausarbeitung der Arbeiten von William Schutz.

Im privaten Bereich danke ich meiner früheren Frau, Susanne Siggaard, Gestalttherapeutin und Organisationsberaterin, für ihr tief gehendes intuitives Verständnis der kleinen Wesen (wie auch von größeren) und meinen beiden Goldstücken, Johanne und Jacob, die gezeigt haben, dass Liebe alles besiegen kann.

LITERATUR

Ainsworth M (1969) Object relations, dependency and attachment: a theoretical review of the infant-mother relationship. Child Development 40: 969–1025

Ainsworth M, Blehar M, Waters I, Wall S (1978) Patterns of attachment – a psychological study of the strange situation. Lawrence Erlbaum Associates, Hillsdale, NJ, U.S.

Amtsraadsforeningen (2000) The public school special need classes 1985–1999. Amtsraadsforeningen, Denmark

Ayres J (1979) Sensory integration and the child. Western Psychological Services, Los Angeles, CA

Barnard KE, Brazelton TB (1990) Touch – the foundation of experience. International Universities Press, Madison, Conn.

Berman AJ, Berman D, Prescott JW (1974) The effect of cerebellar lesions on emotional behavior in the rhesus monkey. In: Cooper IS, Riklon MV, Snider RS (eds) The cerebellum, epilepsy and behavior. Plenum, NY

Bion WR (2000) Experiences in groups and other papers. Routledge, London

Blatt SJ (1988) A cognitive morphology of psychopathology. In: Plenary lecture at the ISSPD congress on personality disorders. Rigshospitalet, Copenhagen

Blatt SJ (1988) Interpersonal relatedness and self-definition. In: Singer JL (ed) Defense mechanism and personality style. University of Chicago Press, Chicago

Bowlby J (1969) Attachment and loss. Attachment, vol 1. Hogarth Press, London; Basic Books, New York; Penguin, Harmondsworth

Bowlby J (1973) Attachment and loss. Separation: anxiety & anger, vol 2. Hogarth Press, London; Basic Books, New York; Penguin, Harmondsworth

Bowlby J (1988) A secure base: clinical applications of attachment theory. Routledge, London

Briggs F, Hawkins RMF (1996) A comparison of the childhood experiences of convicted male child molesters and men who were sexually abused in childhood and claimed to be non-offenders. Child Abuse and Neglect 20: 221–233

Bryan GK, Riesen AH (1989) Deprived somatosensory-motor experience in stumptailed monkey neocortex: dendritic spine density and dendritic branching of layer IIIB pyramidal cells. J Comp Neurol 286: 208–217

Coleman M (1971) Platelet serotonin in disturbed monkeys and children. Clinical Proceedings of the Children's Hospital 27 (7): 187–194

Deutch AY, Roth RH (1990) The determinants of stress induced activation of the prefrontal cortical dopamine system. Progr Brain Res 85: 367–404

Dokecki PR (1973) When the bough breaks ... what will happen to baby. Review of: Rock-a-bye baby. Time Life Films (Lothar Woff, Ex. Prod.) Contemporary Psychology 18: 64

Doren DM (1987) Understanding and treating the psychopath. Wiley & Sons, New York

Essman WB (1971) Neurochemical changes associated with isolation and environmental stimulation. Biological Psychiatry 3: 141

Field T, Hernandez-Reif M, Seligman S, Krasnegor J, Sunshine W, Ricas-Chacon R, Schanberg S, Kuhn C (1997) Juvenile rheumatoid arthritis: benefits from massage therapy. J Pediatr Psychol 22: 607–617

Finkelhor D, et al (1990) Sexual abuse in a national survey of adult men and women: prevalence, characteristics, and risk factors. Child Abuse and Neglect 14: 19–28

Fleming J, et al (1997) The long term impact of sexual abuse in Australian women. Child Abuse and Neglect 21 (1): 49–58

Fonagy P (1999) Pathological attachments and therapeutic action. Paper to the Developmental and Psychoanalytic Discussion Group, American Psychoanalytic Association Meeting, 13 May 1999, Washington, DC

Gallahue DL (1997) Understanding motor development: infants, children, adolescents, adults, 5th edn. WCB Brown & Benchmark, Madison

Green A, et al (1981) Neurological impairment in maltreated children. Child Abuse and Neglect 5: 129–134

Hansen N (1977) Cerebro-organic pathogenesis in 110 children followed up subsequent to admission to a child psychiatric ward. Acta Psychiatrica Scandinavica 46: 399–412

Hare RD (1985) The psychopathy checklist. University of British Columbia, Vancouver

Hare RD (1988) Psychopathy and language. In: Moffit TE, Mednick SA (eds) Biological contributions to crime causation. Nijhoff, Dordrecht, The Netherlands

Hare RD (1993) Without conscience: the disturbing world of the psychopaths among us. Simon & Schuster, New York, NY. Paperback published in 1995 (reissued in 1999 by Guilford Press. Dt.: Gewissenlos – Die Psychopathen unter uns, Springer, Wien 2005)

Hare RD, Forth AE, Strachan KE (1992) Psychopathy and crime across the lifespan. In: Peters R, McMahon R, Quinsey V (eds) Aggression and violence across the lifespan. Sage Publications, Inc., Newbury Park, CA, pp 285–300

Hart SD, Cox DN, Hare RD (1995) The Hare psychopathy checklist: screening version. Multi-Health Systems, Toronto, ON

Heath RG (1972) Electroencephalographic studies in isolation raised monkeys with behavioral impairment. Dis Nervous Systems 33: 157–163

Heath RG (1975) Maternal-social deprivation and abnormal brain development: disorders of emotional and social behavior. In: Prescott JW, Read MS, Coursin DB (eds) Brain function and malnutrition. Neuropsychological methods of assessment. John Wiley, New York

Higley JD, Suomi SJ, Linnoila M (1990) Parallels in aggression and serotonin: consideration of development, rearing history, and sex differences. In: van Praag H, Plutchik R, Apter A (eds) Violence and suicidality: perspectives in clinical and psychobiological research. Brunner/Mazel, New York

Hoksbergen RAC, Rijk JK (2004) Effects of deprivation. An example: children adopted from Romania. Utrecht University, Department Adoption/Non-Genetic Parenthood, Heidelberglaan 2, 3584 CS Utrecht, The Netherlands

James B (1994) Handbook for treatment of attachment – trauma problems in children. The Free Press, New York

Kernberg O (1996) Personality development and psychopathology. Video recording: lecture at the Psychiatric Dpt. of Roskilde Hospital, Denmark

van der Kolk B, Greenberg MS (1987) The psychobiology of the trauma response: hyperarousal, constriction, and addiction to traumatic re-exposure. In: van der Kolk B (ed) Psychological trauma. American Psychiatric Press, Washington, DC, pp 63–87

van der Kolk B (1994) Trauma and the development of borderline personality disorder. Psychiatr Clin North Am 17 (4): 715–730

Kruuse E (1984) Skoleforloebet for boern med lav foedselsvægt (Learning disabilities and education in children with low birth weight). Skolepsykologisk Forlag, Copenhagen

Laudenslager ML, Reits M, Harbeck R (1982) Suppressed immune response in infant monkeys associated with maternal separation. Behav Neural Biol 36: 40–48

Leth I (1999) Seksuelle overgreb mod børn, karakteristika og psykiske skadevirkninger (Sexual assault towards children, characteristics and psychological damage). In: Psykiatrifonden (ed) Psykiske sygdomme og problemer hos børn og unge (Psychiatric Disease and Problems in Children and Juveniles). Psykiatrifondens Forlag, Copenhagen, pp 205–218

Lier M, Gammeltoft M, Knudsen IJ (1995) Early mother-child relationship: the Copenhagen model of early preventive intervention towards mother-infant relationship disturbances. Arc Medical Res 54 [Suppl 1]: 15–23

Lisak D (1994) The psychological impact of sexual abuse: content analysis of interviews with male survivors. J Traumatic Stress 7: 507–523

Madsen SA (1996) Baand, der binder – baand, der brister (Bonds that tie, bonds that break). Reitzel, Copenhagen

Main M (1996) Introduction to the special section on attachment and psychopathology: 2. Overview of the field of attachment. J Consult Clin Psychol 64 (2): 237–243

Mason WA (1968) Early social deprivation in the non-human primates: implications for human behavior. In: Glass DE (ed) Environmental influences. The Rockefeller University Press/Russell Sage Foundation, New York

Mason WA, Berkson G (1975) Effects of maternal mobility on the development of rocking and other behaviors in Rhesus monkeys: a study with artificial mothers. Dev Psychobiol 8: 197–221

McCord W (1982) The psychopath and milieu therapy: a longitudinal study. Academic Press, New York

Meloy JR (1988) The psychopathic mind. Jason Aronson, London

Melzack R, Burns SK (1965) Neurophysiological effects of early sensory restriction. Exp Neurol 13: 163–175

Montagu A (1986) Touching – the human significance of the skin. Harper and Row, New York

Neal M (1967) Vestibular stimulation and developmental behavior in the small premature infant. Nurs Res Report 3: 1–4

NICHD (National Institute of Child Health and Human Development) (2003) Child care linked to assertive, noncompliant and aggressive behaviors – vast majority of children within normal range. www.nichd.nih.gov/new/releases/child_care.cfm

Piaget J (1936/1953) Origins of intelligence in the child. Routledge & Kegan Paul, London

Prescott JW (1971) Early somatosensory deprivation as an ontogenetic process in the abnormal development of the brain and behavior. In: Goldsmith IE, Moor-Jankowski J (eds) Medical primatology 1970. Karger, Basel New York

Prescott JW (1975) Body pleasure and the origins of violence. The futurist April. The Bulletin of the Atomic Scientists, Nov 1975

Prescott JW (1977) Phylogenetic and ontogenetic aspects of human affectional development. In: Gemme R, Wheeler CC (eds) Progress in sexology. Proceedings of the 1976 International Congress of Sexology. Plenum Press, New York

Prescott JW (1979) Deprivation of physical affection as a primary process in the development of physical violence. In: Gil DG (ed) Child abuse and violence. AMS Press, New York, pp 66–137

Prescott JW (1980) Somatosensory affectional deprivation (SAD) theory of drug and alcohol use. In: Lettieri DJ, Sayers M, Wallenstien Pearson H (eds) Theories on drug abuse: selected contemporary perspectives (NIDA Research Monograph 30, March 1980). National Institute on Drug Abuse, Department of Health and Human Services, Rockville, MD

Prescott JW (1990) Affectional bonding for the prevention of violent behaviors: neurobiological, psychological and religious/spiritual determinants. In: Hertzberg LJ, et al (eds) Violent behavior, vol I: assessment and intervention. PMA Publishing, New York, pp 110–142

Reid WH, Dorr D, Walker J, Bonner J (1986) Unmasking the psychopath: antisocial personality disorder and related syndromes. Norton, New York

Reite M, Capitanio JP (1985) On the nature of social separation and social attachment. In: Reite M, Field T (eds) The psychobiology of attachment. Academic Press, New York

Riordan D, Appleby L, Faragher B (1999) Mother-infant interaction in postpartum women with schizophrenia and affective disorders. Psychol Med 29: 991–995

Rosenzweig MR (1971) Effects of environment on development of brain and of behavior. In: Tobach E, Aronson LR, Shaw E (eds) The biopsychology of development. Academic Press, New York, pp 303–342

Rutter M (1995) Relations between mental disorders in childhood and adulthood. Acta Psychiatrica Scandinavica 91: 73–85

Rygaard NP (1998) Psychopathic children: Indicators of organic dysfunction. In: Millon T, et al (eds) Psychopathy. Antisocial, criminal and violent behavior. Guilford Press, New York, pp 247–259

Rygaard NP (2004) A systemic approach to cross-scientific terms in the diagnostic Babylon (unpublished)

Salk L, Lipsitt LP, Sturner WQ, Reilly BM, Levat RH (1985) Relationship of maternal and perinatal conditions to eventual adolescent suicide. The Lancet Mar 16, 1 (8429): 624–627

Schalling D (1988) Personality self-report scales and biological markers for aggressivity and lack of behavioral constraints. Plenary lecture at: First

Congress of the International Society for the Study of Personality Disorders, Copenhagen
Schore AN (1994/1998) Affect regulation and the origin of the self: the neurobiology of emotional development. Lawrence Erlbaum, Hillsdale, New Jersey
Schulsinger F (1972) Nogle undersøgelser til belysning af sammenhængen mellem arv og miljø i psykiatrien (Some studies concerning the link between hereditary and milieu factors in psychiatry). Foreningen af danske laegestuderende, Copenhagen
Schutz WC (1958) FIRO: A three-dimensional theory of interpersonal behavior. Holt & Rhinehart, New York (re-issued in 1966 as: The interpersonal underworld, Science and Behavior Books, Palo Alto, CA)
Shaver PR, Cassidy J (eds) (1999) Handbook of attachment – theory, research, and clinical applications. Guilford Press, New York
Siegel DJ (1999) The developing mind – toward a neurobiology of interpersonal experience. Guilford Press, New York
Struble RG, Riesen AH (1978) Changes in cortical dendritic branching subsequent to partial social isolation in stumptail monkeys. Dev Psychobiol 11 (5): 479–486
Tassinari CA (1968) Suppression of focal spikes by somatosensory stimuli. Electroenceph Clin Neurophysiol 25: 574–578
Teicher MH, et al (1987) Preliminary evidence for abnormal cortical development in physically and sexually abused children using EEG coherence and MRI. In: van der Kolk B, Greenberg MS (eds) The psychobiology of the trauma response: hyperarousal, constriction an addiction to traumatic re-exposure. American Psychiatric Press, Washington, DC, pp 63–87
Teicher MH, et al (1994) Early abuse, limbic system dysfunction, and borderline personality disorder. In: Silk K (ed) Biological and neurobiological studies of borderline personality disorder. American Psychiatric Association Press, Washington, DC, pp 177–207
Turnbull CM (1987) The mountain people. Simon & Schuster, New York
Vanggaard T (1968) Neurose og Psykopati (Neurosis and psychopathy). Nordisk Psykiatrisk Tidsskrift 4: 22–30
White W (1959) Motivation reconsidered – the concept of competence. Psych Rev 66 (5): 592–597
Williams LM (1994) Recall of childhood trauma: a prospective study of women's memories of child sexual abuse. J Consult Clin Psychol 62: 1167–1176
Williamson SE, Harpur TJ, Hare RD (1991) Abnormal processing of affective words by psychopaths. Psychophysiology 28 (3): 260–273
Zachau-Christiansen B (1975) Babies: human development during the first year. Wiley, Chichester, England

SpringerMedizin

Hannes Brandau

Das ADHS-Puzzle

Systemisch-evolutionäre Aspekte, Unfallrisiko
und klinische Perspektiven

2004. 314 Seiten. Zahlreiche, zum Teil farbige Abbildungen.
Broschiert **EUR 54,80**, sFr 90,50
ISBN 3-211-22165-4

Die Aufmerksamkeitsdefizit-Hyperaktivitätsstörung (ADHS) ist eine sehr häufige psychiatrische Störung im Kindesalter, die derzeit primär neurobiologisch und genetisch erklärt wird. Der Autor liefert einerseits einen umfassenden Überblick zu Geschichte, Definition und Diagnose, Ätiologie, Begleitstörungen und Modellen, andererseits geht er erstmals der Frage nach, ob diese Erkrankung auch auf Basis systemischer und evolutionärer Hypothesen differenzierter analysiert und erklärt werden kann. Insbesondere geht er der Frage nach, ob innerhalb des breiten Spektrums von ADHS ein bestimmter Subtyp ein erhöhtes Unfallrisiko aufweist. Neben den empirischen Ergebnissen können aus dieser Arbeit auch klinisch-sozialpädagogische Konsequenzen gezogen werden. Durch ein maßgeschneidertes Bündeln von fördernden und fordernden Komponenten – im Sinne eines ganzheitlichen Behandlungskonzepts – wird zukünftig der Sozialpädagogik besonders in der Risikoprävention eine größere Bedeutung zukommen.

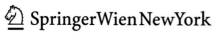

P.O.Box 89, Sachsenplatz 4–6, 1201 Wien, Österreich, Fax +43.1.330 24 26, books@springer.at, **springer.at**
Haberstraße 7, 69126 Heidelberg, Deutschland, Fax +49.6221.345-4229, SDC-bookorder@springer.com, springer.com
P.O. Box 2485, Secaucus, NJ 07096-2485, USA, Fax +1.201.348-4505, service@springer-ny.com, springer.com
Preisänderungen und Irrtümer vorbehalten.

SpringerMedizin

Manfred Gerlach, Andreas Warnke, Christoph Wewetzer (Hrsg.)

Neuro-Psychopharmaka im Kindes- und Jugendalter

Grundlagen und Therapie

2004. XVIII, 356 Seiten. 27 zum Teil farbige Abbildungen.
Gebunden **EUR 59,80**, sFr 99,–
ISBN 3-211-00825-X

Dieses Buch vermittelt einen umfassenden Überblick über das aktuelle Wissen auf dem Gebiet der Neuropsychopharmakologie im Kindes- und Jugendalter. Im ersten Teil werden die Grundlagen der Neuro-Psychopharmakologie dargelegt, um ein tieferes Verständnis der Therapieprinzipien sowie der Besonderheiten der Neuro-Psychopharmakologie bei Kindern- und Jugendlichen zu erhalten. Rechtliche und ethische Fragen im Praxisalltag werden eingehend erörtert.

Im speziellen Teil werden die verschiedenen Arzneistoffgruppen ausführlich behandelt. Im dritten Teil wird die störungsspezifische und symptomorientierte Medikation praxisorientiert beschrieben und kritisch bewertet, so dass der Arzt über eine klare Handlungsanleitung verfügt.

Das Lehrbuch und Nachschlagewerk besticht durch die komprimierte und einheitliche Darstellung mit vielen zweifarbigen Tabellen, Schemata und Abbildungen. Es wendet sich an Kinder- und Jugendpsychiater und -psychotherapeuten, Pädiater, Allgemeinmediziner, Psychologen, Pflegekräfte und Lehrer.

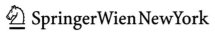

P.O. Box 89, Sachsenplatz 4–6, 1201 Wien, Österreich, Fax +43.1.330 24 26, books@springer.at, **springer.at**
Haberstraße 7, 69126 Heidelberg, Deutschland, Fax +49.6221.345-4229, SDC-bookorder@springer-sbm.com, springeronline.com
P.O. Box 2485, Secaucus, NJ 07096-2485, USA, Fax +1.201.348-4505, orders@springer-ny.com, springeronline.com
Eastern Book Service, 3–13, Hongo 3-chome, Bunkyo-ku, Tokyo 113, Japan, Fax +81.3.38 18 08 64, orders@svt-ebs.co.jp
Preisänderungen und Irrtümer vorbehalten.

SpringerPsychology

Wie Pippa wieder lachen lernte
Illustrationen von Christiane Nöstlinger.

Katharina Pal-Handl, Regina Lackner,
Brigitte Lueger-Schuster
Ein Bilderbuch für Kinder

2004. 39 Seiten. Zahlreiche farbige Abbildungen. Format: 20 x 24 cm.
Gebunden **EUR 9,90,** sFr 14,–
ISBN 3-211-22415-7

Brigitte Lueger-Schuster,
Katharina Pal-Handl
Elternratgeber für traumatisierte Kinder

2004. XII, 123 Seiten. Zahlreiche Abbildungen. Format: 20 x 24 cm.
Broschiert **EUR 19,90,** sFr 27,50
ISBN 3-211-22416-5

Regina Lackner
Fachliche Hilfe für traumatisierte Kinder

2004. XII, 123 Seiten. Zahlreiche Abbildungen. Format: 20 x 24 cm.
Broschiert **EUR 19,90,** sFr 27,50
ISBN 3-211-22416-5

Gesamtset
2005. 293 Seiten. Zahlreiche farbige Abbildungen.
Set-Preis: Gebunden **EUR 39,90,** sFr 68,–
Sie sparen 20 % gegenüber den Einzelbandpreisen.
ISBN 3-211-22413-0

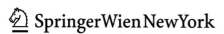

P.O.Box 89, Sachsenplatz 4–6, 1201 Wien, Österreich, Fax +43.1.330 24 26, books@springer.at, **springer.at**
Haberstraße 7, 69126 Heidelberg, Deutschland, Fax +49.6221.345-4229, SDC-bookorder@springer.com, springer.com
P.O. Box 2485, Secaucus, NJ 07096-2485, USA, Fax +1.201.348-4505, service@springer-ny.com, springer.com
Preisänderungen und Irrtümer vorbehalten.

SpringerMedizin

Ingrid Pirker-Binder

Biofeedback in der Praxis

Band 1: Kinder

2006. XVIII, 182 Seiten. 34 Abbildungen.
Broschiert **EUR 29,90,** sFr 51,–
ISBN 3-211-29190-3

Biofeedback zeigt, wie der Körper auf verschiedene Situationen des täglichen Lebens, wie etwa Stress, Angst oder Freude durch Veränderung der Herzrate, Atmung, Muskelspannung, Fingertemperatur, Hautleitwert reagiert. Es fördert die Selbstwahrnehmung und fördert ein tiefes Verständnis für die eigenen Reaktionsweisen und Handlungsmuster. Kinder haben einen sehr guten Zugang zu dieser Methode und lernen schnell. Erstmalig werden in diesem Buch die Einsatzmöglichkeiten aus der täglichen Praxis von multimodalem Biofeedback und Neurofeedback für die Bedürfnisse der Kinder besprochen, wie z.B. Stressmanagement im Kindergarten, in der Schule, in der Behandlung von Traumatisierungen, in der Psychosomatik, bei ADHD und ADD. Das Therapiekonzept ASTI ® – für multimodales Biofeedback wird vorgestellt und Schritt für Schritt erklärt. Zahlreiche Übungsgeschichten runden das Werk gelungen ab. Ein Praxisbuch für Therapeuten, Trainer, Ärzte, Lehrer und Eltern.

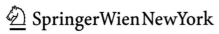

P.O.Box 89, Sachsenplatz 4–6, 1201 Wien, Österreich, Fax +43.1.330 24 26, books@springer.at, **springer.at**
Haberstraße 7, 69126 Heidelberg, Deutschland, Fax +49.6221.345-4229, SDC-bookorder@springer.com, springer.com
P.O. Box 2485, Secaucus, NJ 07096-2485, USA, Fax +1.201.348-4505, service@springer-ny.com, springer.com
Preisänderungen und Irrtümer vorbehalten.

Springer und Umwelt

ALS INTERNATIONALER WISSENSCHAFTLICHER VERLAG sind wir uns unserer besonderen Verpflichtung der Umwelt gegenüber bewusst und beziehen umweltorientierte Grundsätze in Unternehmensentscheidungen mit ein.

VON UNSEREN GESCHÄFTSPARTNERN (DRUCKEREIEN, Papierfabriken, Verpackungsherstellern usw.) verlangen wir, dass sie sowohl beim Herstellungsprozess selbst als auch beim Einsatz der zur Verwendung kommenden Materialien ökologische Gesichtspunkte berücksichtigen.

DAS FÜR DIESES BUCH VERWENDETE PAPIER IST AUS chlorfrei hergestelltem Zellstoff gefertigt und im pH-Wert neutral.

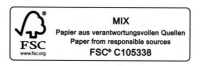

Printed by Books on Demand, Germany